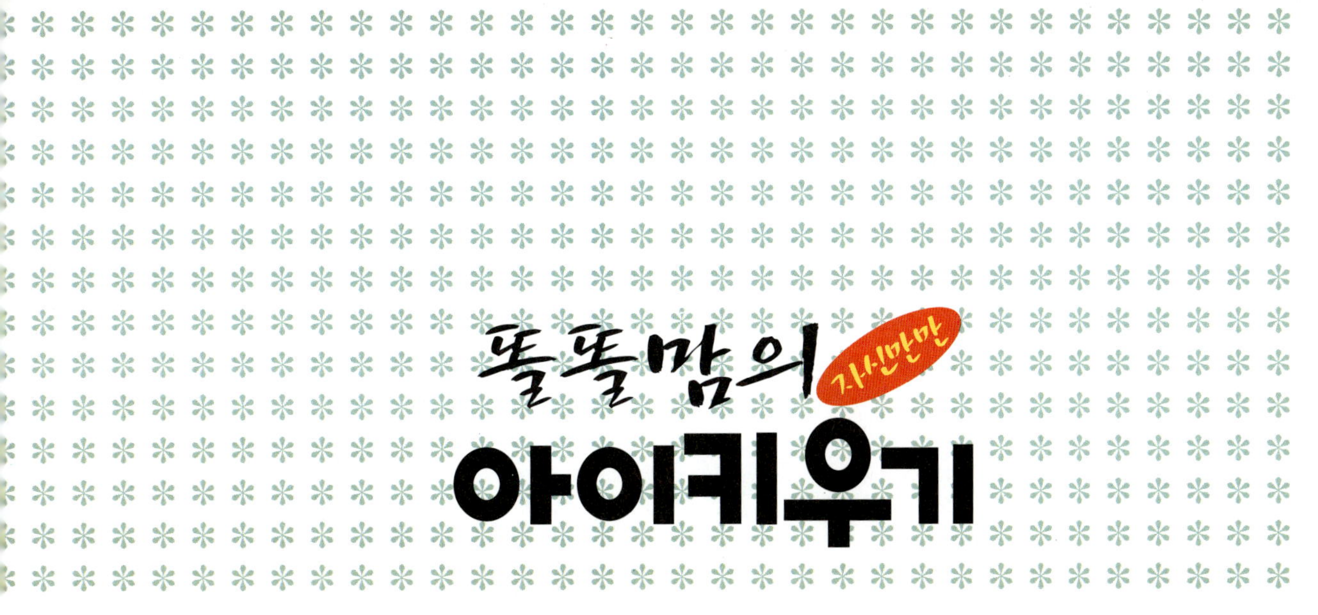

똑똑맘의 아이 키우기

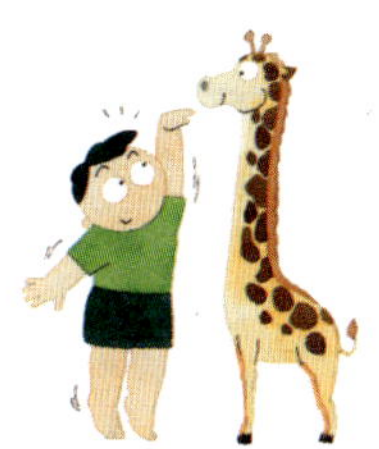

이광연 지음 / 신재용 감수

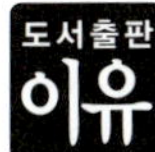

도서출판 이유

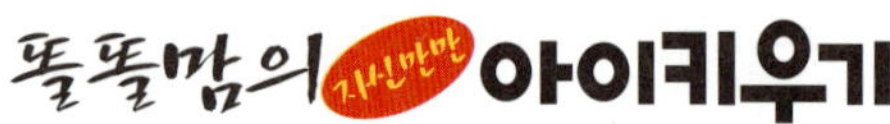

ⓒ 이광연, 2005

지은이 / 이광연
펴낸이 / 김래수

초판 인쇄 / 2005년 8월 5일
초판 발행 / 2005년 8월 10일

기획 / 정숙미
편집 / 김성수, 송윤희
마케팅 / 이만석
북디자인 / N.com
분해 · 제판 / 성광사(02-2272-6810)
인쇄 / 청송문화인쇄사(02-2676-4573)
제본 / 유림문화사(02-3458-4546)

펴낸 곳 / 도서출판 이유
주소 / 서울시 동작구 상도1동 780-2 종현빌딩 3층
전화 / 02-812-7217 팩스 / 02-812-7218
E-mail / eupub@hanafos.com
출판등록 / 2000. 1. 4 제20-358호

ISBN 89-89703-67-0 03510

똘똘맘의 자신만만 아이키우기

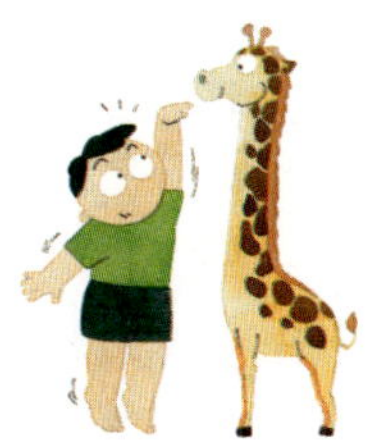

똑똑하고 건강한 아이 키우기의 지혜를 여는 책

먼저 진료와 연구로 바쁜 가운데 책을 출간하는 저자 이광연 박사님께 존경의 마음을 올리며, 나날이 눈을 부릅뜨도록 괄목(刮目)·발전하시고 이 책의 출간을 시작으로 더 좋은 책들을 계속 속간하기를 바라면서 거듭 경이경하(敬而慶賀) 드립니다.

빗줄기가 수그러들 줄 모르는 일요일 밤. 그 밤, 온통 빗물과 땀방울에 젖은 저자가 이 책의 가편집본을 내 앞에 펼쳐 놓는 순간 나는 몇 가지 충격을 받았다.

첫째, 너무나 곱고도 빈틈없이 아기자기한 편집에 그만 충격을 받았다. 그래서 한 페이지, 한 페이지를 서둘러 펼쳐 보고 싶은 강한 충동을 느꼈다.

그렇다! 신세대 엄마의 호기심을 자아낼 만큼 신세대의 기호에 부응하는 육아법을 세련된 문체로 꼭꼭 짚어 정리해 주면서 이해하기도 쉽고 당장 쉽게 실천할 수 있도록 꾸며진, 참으로 마력적인 흡인력이 페이지마다 담겨 있는 것이 이 책의 특징이다.

둘째, 아이들에게 흔하지만, 또 그와 유사한 질병을 감별할 수 있도록 한 데 그만 충격을 받았다.

그렇다! 감기, 기침부터 소화 장애 등 어린이에게서 흔히 볼 수 있는 각종 질환을 총망라하면서 비만·아토피·성장 장애·행동 장애 등 신세대 엄마들이 가장 걱정하는 것까지를 모두 다루면서 또한, '감기보다 무서운 감기 합병증', '열을 동반하는 대표적인 아이 질병 5가지', '성장통과 비슷한 다리 통증을 동반하는 질병' 등의 내용을 덧붙여서 경각심을 일깨움과 함께 유사한 질병을 감별할 줄 아는 지혜의 길을 열어주고 있다는 것이 이 책의 신선한 특징이다.

셋째, 조화(調和), 바로 이것이 이 책의 남다른 주제라는 것에 그만 충격을 받았다.

그렇다! 이 책은 전통의학이지만 잊혀져 가는 전통이 아니라 이 순간에도 우리의 삶과 함께 살아 숨을 쉬며 오늘도 우리 건강에 없어서는 안 되는 생활 속의 의학으로서의 전통의학을 바탕으로, 새로운 신과학 정보와 함께 민간요법 등 여러 의학적 상식을 두루 만끽할 수 있도록 꾸민 '조화'의 책이 바로 이 책이다.

넷째, 어린이의 건강을 먹을거리를 중심으로 관리하자고 권유·강조하고 있다는 점에 그만 충격을 받았다.

그렇다! '모유, 분유 먹이기' 요령으로부터 '일상에서 먹는 식품과 영양소의 역할'을 비롯하여 〈Special Page〉에서는 '아이와 함께, 온가족이 즐기는 밥상보약'이라 하여 밥상 위에서 건강을 찾는 일상성을 강조하고 있을 뿐 아니라 '어린이 보약, 이렇게 먹이세요'라는 내용을 다룸으로써 어린이의 건강을 여러 측면에서 접근하고 있는 것이 이 책의 특징이다.

각별히 별미별찬마다 쿠킹 포인트를 일목요연하게 밝힘으로써 새내기 엄마 역시 손쉽게 영양가나 맛도 뛰어난 건강 별미를 만들 수 있도록 귀한 자료가 고스란히 담겨져 있다.

이렇게 귀하고 유용하고 예쁜 책이 발간된다니 오로지 감사를 드릴 뿐이다. 많은 어린이들이 이 책으로 건강을 지키고 보다 활기찬 삶을 이루어, 나라의 동량으로 성장하는 데 큰 도움이 될 것으로 믿기 때문에 이 책을 '가정상비약'처럼 가까이 두시고 애용해 주기 바란다.

2005년 8월 5일
사단법인 동의난달 이사장 신재용

진정, 건강한 아이들의 세상을 꿈꾸며……

　책을 출간한다는 것이 쉽지 않음을 알고는 있었지만, 이번에 원고를 직접 다루면서 느낀 것은 '역시 어렵다' 였습니다. 그럼에도 불구하고 용기를 내어 책을 출간하는 이유는 오랫동안 마음 속에 두었던, 그리고 지금도 진료실에서 느끼고 있는 상황들이 있기 때문입니다.

　한의사가 된 이후 줄곧, 어떻게 하면 체계적이고 정확한 육아 상담과 진료로 아이를 총명하게 키우려는 엄마들의 바람에 도움이 될까 고민했습니다. 그러다가 수년 전부터, 경험을 바탕으로 한 자료들을 조금씩 모아 책을 내려고 준비해 왔습니다. 진료실에서 짧은 시간 진료를 받고 돌아간 이후로 아이들이 건강하게 잘 자라는지, 아이의 건강을 위해 주의사항과 필요사항들을 엄마가 잘 기억하고 있는지 등등이 궁금하기도 하고 잔소리 같지만 요모조모 더 해주고 싶은 이야기들도 많았기 때문입니다. 아이 키우기가 어디 그리 만만하던가요?

　이 책은 아이들에게 흔히 나타나는 감기, 기침부터 설사 등 각종 질환을 알기 쉽게 다루면서 비만·아토피·성장 및 행동 장애 등 신세대 엄마들이 가장 걱정하는 것까지 모두 담아 보았습니다. 더불어 '감기보다 무서운 감기 합병증', '열을 동반하는 대표적인 아이 질병 5가지', '성장통과 비슷한 다리 통증을 동반하는 질병' 등을 각 주제마다 덧붙여서 엄마들이 어떤 증세와 유사한 질병을 보다 더 자세하게 구별할 수 있도록 하였습니다. 더불어 약보다는 먹거리로 아이 건강을 지킬 수 있도록 설명했으며, 전통의학을 토대로 신과학과 새로운 정보들을 함께 실어 실생활에서 유용하게 이용할 수 있도록 하였습니다. 미력하지만 이 책이 건강하고 총명하게 자녀들을 키우려는 모든 엄마들의 바람에 조금이라도 도움이 되었으면 좋겠습니다.

　항상 큰나무가 되어 많은 사람들에게 휴식 같은 그늘을 만들라고 깊은 가르치심을 주신 신재용 스승님, 늘 부족한 남편에게 물심양면 힘이 되어주는 나의 아내, 지난 2년 반 동안 자료 정리를 해주신 최명숙 부원장님과 한의원 가족들, 책이 나오기까지 많은 수고를 해주신 이유출판사 김래수 사장님을 비롯한 임직원들께 진심으로 깊은 감사를 드립니다.

2005년 8월 5일

더욱 큰 학문적 발전을 기원하며……

김병묵 · 경희대학교 총장

　성실과 노력 속에 열정적인 학자적 자세로 학문 연구에 몰두하던 이광연 박사가 진료를 통한 임상 결과를 집대성한 한의학적 측면에서 본 건강에 관한 필독서를 출간하게 됨을 진심으로 축한한다.

　이광연 박사는 가장 애쓰고도 내세우지 않고 가장 땀을 흘렸어도 자랑하지 않고 오직 겸허한 자세와 헌신적인 봉사의 삶으로 살아온 사람으로 떠오르게 한다.

　특히 이 박사는 한의사로서 또한 변함없는 의욕과 심도 있는 연구에 열중해 온 학자로서 학문 연구와 진료 경험을 살려 집필한 책을 내놓게 되었다.

　인간의 생명과 건강을 위한 한의학적 예방과 치료법을 독자들이 알기 쉽게 익힐 수 있도록 설명해 주고 있을 뿐 아니라, 가정의학의 지침서로서 우리의 일상생활에도 큰 도움이 되리라 생각한다. 아울러 한의학의 발전에도 크게 기여하리라 믿는다.

　이광연 박사의 더욱 큰 학문적 발전이 있길 기원하며, 독자들로부터 널리 읽혀지길 기대한다.

사랑과 정성이 깃든 〈어린이 건강보감〉

홍무창 · 경희대학교 한의대 교수, 교무처장

21세기를 살고 있는 우리 시대의 화두는 아마도 웰빙(Well-being)이 아닌가 싶습니다. 모든 사람들이 하나같이 '잘 먹고 잘 사는 것'을 지향합니다. 그러나 정작 무엇을……, 어떻게…… 해야 잘 먹고 잘 사는 것인지를 명쾌하게 알고 있는 사람은 드문 것 같습니다.

맛있고 기름진 음식을 풍성하게 차려놓고 먹는 것만이 정말 잘 사는 것일까요? 진정한 웰빙은 가족의 몸과 마음이 모두 건강해야 하는 것 아닐까요?

이번에 '어린이 건강'에 대한 저서를 출간하는 이광연 박사님의 원고를 읽어내려 가면서, 참으로 깊고 큰 생각을 하고 있음을 알 수 있었습니다. '건강한 삶', '행복한 삶'이 되려면 애초에 건강을 지켜야 하고, 병이 난 후에 치료를 위해 동분서주하는 것보다 미리미리 예방을 할 수 있도록 알려주는 이 책이, 정말 귀한 〈어린이 건강보감〉이라는 것을 알았습니다.

이광연 원장님은 특히 어린이와 수험생, 그리고 직장인부터 노인들까지 두루두루 관심을 가지고 진료중에 놓치기 쉬운 부분들까지 일일이 챙기는 세심함을 가진 분입니다. 그 결과로 이리도 훌륭한 책을 출간함에 스승으로서 너무나도 기쁨을 누리고 있습니다. 그리고 자랑스럽습니다. 노력의 땀방울로 출간해 내는 이 경사를 진심으로 축하합니다.

이광연 원장님!

무슨 일을 하든 오래 하면 쉬워질 것 같지만 시간이 지날수록 어려운 일이 더 많습니다. 경륜과 지혜로 가득찬, 나이 많은 인디언 추장처럼 늘 살피고 또 살펴서 아픔을 치유받을 손길을 찾는 이들에게 사명과 긍지로 임하셔서 더욱 큰 뜻을 이루길 바랍니다.

다시 한 번 출간을 축하드립니다.

c o n t e n t s

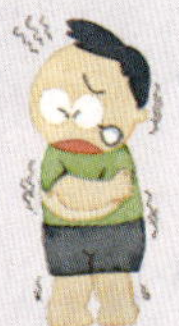

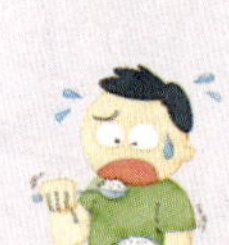

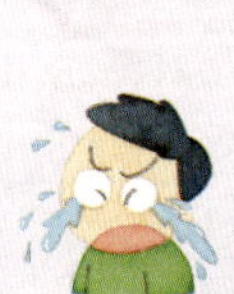

아이들에게 꼭 필요한
영양소

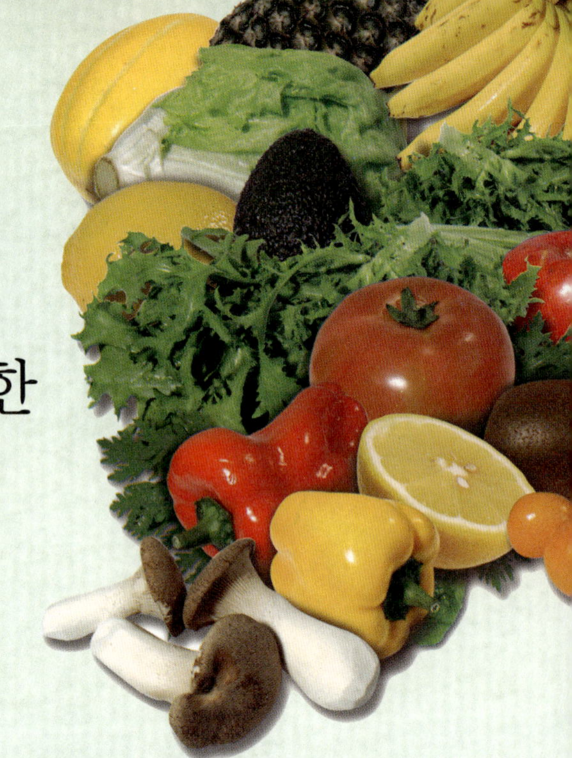

당질 · 뇌에 필요한 에너지를 공급한다

뇌에는 당이 저장되어 있지 않기 때문에 원활한 뇌 활동을 위해서는 혈액을 통해 포도당을 공급해 에너지를 만들어야 합니다. 오전중에 두뇌를 활발하게 움직이고 싶다면 포도당이 부족한 상태인 아침에 식사를 거르면 안 됩니다.

당질이 풍부한 식품 : 쌀, 보리, 감자, 고구마, 메밀, 흑설탕, 조청, 꿀 등.

단백질 · 뇌 성장, 민첩한 두뇌 회전의 밑거름이다

단백질은 세포 생산의 주재료로써, 뇌 세포 발달을 위해서도 필수적입니다. 또한, 사고와 자극에 대한 반응 속도를 높이고 집중력을 높여줍니다. 단백질이 부족하면 뇌 세포의 성장이 방해되고, 기억력 · 사고력 · 자극에 대한 반응 능력이 떨어지게 됩니다.

단백질이 풍부한 식품 : 육류의 살코기, 콩류, 우유, 조개류, 흰살생선, 해조류, 달걀 등.

지방 · 뇌막을 만드는 데 필요하다

빠르게 성장하는 아이들은 충분한 양의 필수지방산이 필요합니다. 이것이 결핍되면 성장이 제대로 되지 않고 피부가 상하며, 뇌를 포함한 많은 기관에 부분적 기능 저하를 가져올 수 있습니다.

필수지방산이 풍부한 식품 : 땅콩, 잣, 아몬드, 씨앗류, 참기름, 식물성 기름 등.

레시틴   기억력을 높여준다

레시틴은 뇌 세포나 신경 세포의 주성분으로 뇌 전체의 20%나 차지하며, 뇌 세포에 활력을 주어 그 기능을 높이고 뇌의 노화를 막아줍니다. 레시틴 속의 콜린이 신경 전달 물질을 증가시켜, 레시틴을 많이 섭취하면 기억력은 물론 집중력과 학습력도 증대됩니다.

레시틴이 풍부한 식품 : 콩, 비지, 두유, 청국장, 된장, 두부, 참기름, 쇠간, 생선살 등.

칼슘   집중력과 기억력을 강화한다

칼슘은 뇌 세포의 흥분을 가라앉혀서 숙면을 취하게 하고, 정서적으로 안정될 수 있게 합니다. 따라서 칼슘이 부족하면 성격이 예민해지고 신경질적이 되며, 숙면을 취하지 못해 기억력과 집중력이 떨어지게 됩니다.

칼슘이 풍부한 식품 : 참깨, 멸치, 뱅어포, 미역, 호두, 우유, 콩, 두부, 두유 등.

비타민 B   사고력 · 기억력을 향상시킨다

비타민 B군은 뇌의 피로를 감소시키고 신경조직을 활성화시키며, 빈혈을 예방하는 역할을 합니다. 만약에 비타민 B군이 결핍되면 성격이 급해지고, 기억력 · 판단력 · 집중력이 떨어지므로 머리를 많이 쓰는 수험생이나 두뇌 성장이 빠른 성장기 아이들은 비타민 B_1을 충분히 섭취해야 합니다.

비타민 B가 풍부한 식품 : 현미, 콩, 녹황색 채소, 돼지고기, 쌀눈 등.

DHA & EPA   두뇌 기능을 강화시킨다

DHA는 사람의 뇌를 구성하는 주요 물질로, 외지질의 약 10%를 이루고 뇌신경 돌기와 뇌 세포막을 구성합니다. 따라서 충분히 섭취하면 뇌를 충실하게 하며 두뇌 회전을 빠르게 합니다. EPA는 혈관에 콜레스테롤이나 지방이 쌓이는 것을 예방하는 효과가 있어 혈액순환을 원활하게 해줍니다.

DHA · EPA가 풍부한 식품 : 고등어, 꽁치, 정어리, 참치 등.

아이와 함께 온가족이 즐기는,
밥상보약!

곡류 — 오장육부를 튼튼하게 한다

곡류에는 일반적으로 단백질이 10%, 지방질이 2~3%, 탄수화물이 75% 정도로 대부분 전분으로 되어 있습니다. 무기질은 인과 칼슘은 많은 반면 칼륨은 적은 편이며, 비타민도 A · C · D는 대부분 들어 있지 않아 신선한 야채와 과일을 함께 먹는 것이 좋습니다. 특히 인체에 꼭 필요한 필수아미노산이 부족하므로 우유나 달걀, 육류 등과 함께 섭취하는 것이 좋습니다.

콩 — 혈관을 부드럽게 한다

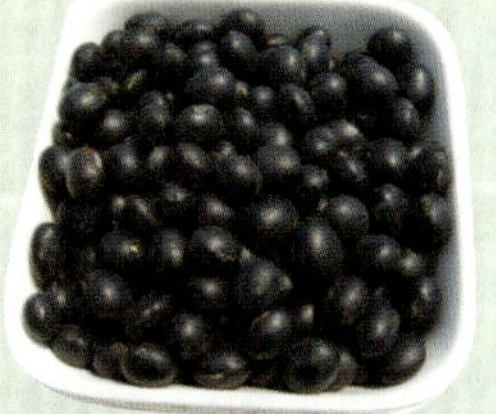

흰콩이나 검정콩 등 콩류는 단백질이 가장 많으며, 필수아미노산도 균형 있게 배합되어 있습니다. 콩의 지방질에 있는 불포화지방산은 콜레스테롤을 제거하고 혈관을 부드럽게 해 성장기 어린이의 비만을 방지합니다. 그리고 콩의 불포화지방산은 체내의 중요한 에너지원이 되는데, 특히 리놀레산은 체내에서 세포막을 형성하는 재료 중의 하나인 인지질로 변해 성장을 돕습니다. 가장 주목해야 할 것은, 콩에 뇌 세포 성분인 레시틴이 가장 많이 함유되어 있어 아이들의 두뇌 발달에 밑거름이 됩니다.

참깨

두뇌 활동을 돕는다

참깨의 지방질은 혈액 속의 콜레스테롤을 정상으로 유지시켜 주는 불포화지방산입니다. 리그닌계 물질은 종양이나 바이러스의 활동을 억제합니다. 또한 참깨에 들어 있는 비타민 B는 한창 자라나는 아이들의 피부와 머리카락의 탄력과 윤기를 유지해 주며, 미네랄은 체력을 증진시킵니다. 또한 뇌 세포의 한 성분인 레시틴과 뇌 세포의 노폐물을 배설시켜 주는 비타민 E가 풍부하여, 기억력과 창의력을 높여주는 역할을 합니다.

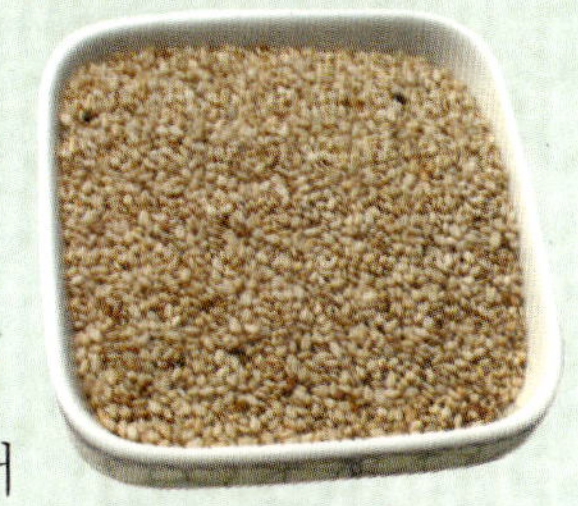

현미

위장의 기능을 활발하게 한다

현미는 각종 비타민이나 미네랄·유기물이 풍부하게 들어 있고, 비타민 B_1은 쌀의 당질을 에너지로 변화시키는 작용을 해 피로를 회복시킵니다. 또한 섬유질이 풍부하여 비만과 변비를 예방할 수 있습니다. 《본초강목》에는 '현미가 원기를 북돋워 얼굴이 달아오르는 것과 소갈증을 해소하고, 배를 따뜻하게 해 위와 장의 기능을 활발하게 한다.' 고 나와 있습니다.

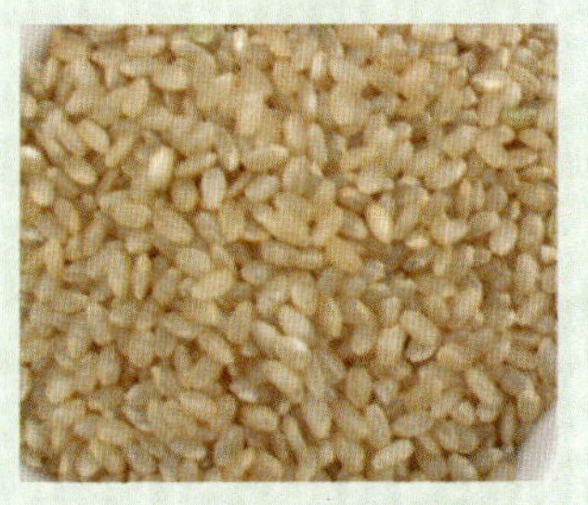

보리

비만 예방에 효과적이다

보리는 쌀보다 탄수화물이 적어서 당뇨병 환자나 비만 어린이, 임신중독증이 있는 임산부에게 적합합니다. 보리에 풍부한 비타민 B군은 당질 대사에 큰 도움을 줘 체력을 보강해 주며 각기병을 예방합니다. 또한 쌀에 비해 섬유질이 5배나 많아 변비를 예방해 주고, 특히 섬유질은 위장에서 당질이 흡수되는 속도를 늦춰 당뇨병을 예방해 줍니다. 하지만 섬유질이 너무 많아 소화율을 떨어뜨리므로 쌀과 혼식하는 것이 바람직합니다.

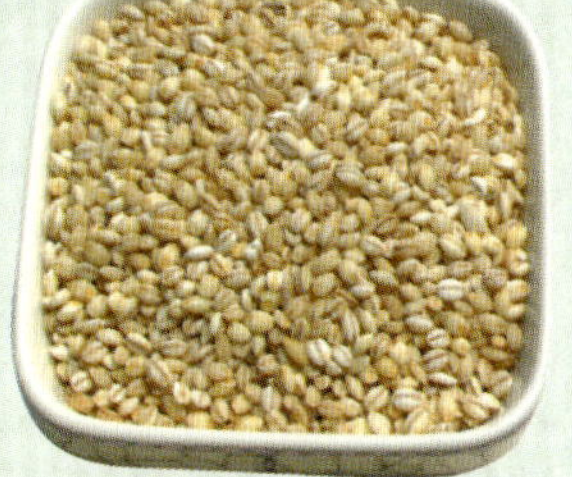

비타민과 무기질의 풍부한 공급원!

잎채소나 싹채소는 비타민과 무기질의 좋은 공급원이 됩니다. 뿌리채소는 수분은 적지만 당질의 함량이 높은 식품입니다. 열매채소의 경우 수분 함량이 80~92% 정도로 높으며, 당질도 15% 가량 들어 있고, 비타민과 무기질이 많은 알칼리성 식품입니다. 맛과 향이 독특한 버섯은 영양가가 높고 저칼로리 식품으로 식용과 약용으로 널리 애용되고 있습니다.

팽이버섯 · 표고버섯

몸의 저항력을 높이고 체력을 증진시킨다

팽이버섯에는 체내 저항력을 높이는 효과가 있어서, 장기간 섭취하면 면역력이 높아져 병을 이겨내는 힘이 길러집니다.

표고버섯은 음식의 맛을 좋게 해 식욕을 돋우고, 감기를 낫게 하고, 담을 없애는 효과가 큽니다. 표고버섯의 맛과 향은 담백한 음식과 기름진 음식 모두에 잘 어울리고, 식욕을 돋우어 체력을 증진시킵니다. 또한, 대부분의 버섯류는 섬유질과 수분이 풍부한 대신 열량은 아주 낮아 훌륭한 비만 예방 식품이 됩니다.

무   소화를 촉진한다

무의 비타민 A와 C는 감기를 낫게 하고, 해열 작용을 합니다. 또 기침이나 가래를 없애고, 과식이나 소화불량, 식중독, 각기병, 부종에도 효과를 발휘합니다. 무에 들어 있는 리그닌이라는 식물성 섬유는 소화 기능을 활발하게 해 변비 예방에도 좋아요.

당근

비타민 A가 풍부하다

하루에 당근을 1/3개만 먹어도 필요한 비타민 A를 충분히 섭취할 수 있습니다. 당근에 들어 있는 비타민 A는 눈의 피로를 덜고 시력을 보호해 주며, 혈액의 흐름을 좋게 해 빈혈, 피로회복, 혈압강하에 도움을 줍니다. 또 당근의 식물성 섬유는 변비를 예방해 줍니다.

고구마

대장 활동을 돕는다

채소 중에서 칼륨이 가장 많이 들어 있고 (100g당 460mg), 셀룰로오스라는 식물성 섬유도 많습니다. 칼륨은 이뇨 작용을 통해 체내에 있는 식염 배설을 촉진하여 혈압상승을 억제하는 기능이 있습니다. 고구마에 풍부한 셀룰로오스는 장 운동을 활발하게 하며, 고구마의 하얀 진 성분인 세라핀은 대장의 윤활유 기능을 하여 배변을 좋게 합니다.

시금치

칼슘과 비타민이 풍부하다

시금치는 채소 중에서 가장 많은 비타민 A를 함유하고 있습니다. 또 비타민 C도 풍부하고 철분, 칼슘도 많습니다. 성인인 경우 하루 600mg의 칼슘이 필요한데 시금치 한 접시에는 180mg 정도의 칼슘이 함유되어 있으므로, 매일 시금치 한 접시와 우유 2잔(우유 1잔에 칼슘 200mg)을 마시면 칼슘을 충분히 섭취할 수 있습니다. 칼슘은 신경을 안정시키는 작용이 있어 흥분을 잘 하는 사람이나 스트레스를 많이 받는 사람은 특히 시금치를 많이 섭취해야 합니다.

토마토
혈압강하제 역할을 한다

주요 성분은 탄수화물로 과당과 포도당이 많습니다. 토마토의 신맛이 나는 사과산과 구연산, 카로틴, 비타민 B_1 · B_2 · C 등이 피로회복제의 역할을 합니다. 여름철에 먹는 토마토는 가을과 겨울에 걸쳐 혈압이 많이 오르는 고혈압 환자의 혈압을 내리는 작용을 합니다.

브로콜리
피부를 건강하게 한다

브로콜리는 당질이나 단백질, 미네랄, 섬유질 등 신진대사를 좋게 하는 영양소가 균형을 이루고 있습니다. 브로콜리는 귤 6~7개에 해당하는 비타민 C(100g당 약 160mg)를 함유하고 있어 기미나 주근깨, 거칠어진 피부에 좋아요. 그리고 카로틴은 체내에서 비타민 A로 변해 피부를 촉촉하게 하는 중요한 기능을 합니다. 특히 브로콜리는 발암 성분을 해독시키는 작용이 뛰어나, 최근 항암 식품으로도 많은 사랑을 받고 있습니다.

감자
스트레스 해소로 심신을 안정시킨다

감자는 녹말이 주성분인 알칼리성 식품으로, 인체에서 신진대사 후 산화된 노폐물을 중화시키는 역할을 하므로 피로회복에 아주 좋습니다. 전분이 차지하는 비율은 65~80%에 달하고, 신선한 감자에는 비타민 C가 26mg이나 함유되어 있습니다. 감자에는 상처를 치료하는 기능이 있으며, 위벽에 피막을 만들어 위를 보호하기도 합니다. 따라서 감자생즙은 위궤양의 치료 · 예방에 효과적이고, 만성적인 스트레스에 시달리는 사람에게도 매우 좋습니다.

콩나물

비타민 C가 풍부하다

콩나물은 콩에서 싹이 돋는 사이에 성분의 변화가 생겨 콩에는 부족한 비타민 C가 풍부한 식품입니다. 콩나물에는 간장에 쌓이는 독소를 제거하고, 피로회복에 효과가 있는 유리아미노산이 많습니다. 그리고 조리에 의한 영양의 손실도 적은 식품입니다. 콩나물 뿌리에 많은 아스파라긴산은 숙취와 피로회복에 뛰어난 효과가 있습니다.

양배추

손상된 위장의 조직을 회복시킨다

양배추에는 포도당과 자당(sucrose)이 많고, 비타민 C의 좋은 공급원이 됩니다. 칼륨이나 칼슘·인·철·망간 등의 무기질 중에서 특히 칼륨이 많은데, 칼륨은 나트륨의 배출을 촉진하고 혈관의 수축을 완만하게 하여 혈압상승을 막는 작용을 합니다. 항궤양성 물질인 비타민 U도 많아 위궤양의 치료와 예방에도 효과가 있습니다. 발암물질을 해독시키는 작용이 있으며, 특히 위암 예방에 좋은 식품입니다.

달래

봄철, 피로·스트레스를 이긴다

달래는 입맛을 잃기 쉬운 봄철에, 피로·스트레스가 쌓일 때 식욕을 돋우고, 기력을 보충해 주는 보약입니다. 파보다 비타민 A·C가 풍부하며, 비타민 C는 세포와 세포를 연결해 주는 결합조직의 생성과 유지에 관계합니다. 또 피부 저항력을 높여 피부를 건강하게 하는 역할도 합니다. 달래는 무침으로 먹어도 좋고, 된장을 풀어 찌개로 먹어도 좋아요. 아이들의 입맛을 돋우기 위해서는 달래부침개도 좋습니다.

색 · 향 · 맛 · 영양의 4중주

과일은 대체로 단백질과 지방은 적고 수분과 당분이 많습니다. 하지만 곡류나 육류에 부족한 무기질과 비타민이 풍부하여 다른 식품과 함께 어우러져 영양가의 균형을 맞춰주는 필수적인 식품입니다. 특히 비타민 C가 많고, 산의 함량이 많아 맛이 좋을 뿐만 아니라 색과 향이 뛰어나고 특이한 효능이 많아 민간요법에도 자주 쓰입니다.

밤

위장의 기능을 강화한다

밤에는 칼슘이나 철, 나트륨 등 인체의 뼈와 피를 구성하는 무기질과 5대 영양소가 골고루 들어 있는 식품입니다. 비타민 B_1은 쌀의 4배 가량 되며, 피부미용 · 피로회복 · 감기 예방에 좋은 비타민 C가 과일을 제외한 나무 열매 중에서 가장 많습니다. 그리고 밤의 당질은 소화가 잘 되고 위장의 기능을 강하게 하는 작용을 합니다. 카로티노이드라는 색소는 체내에 흡수되어 비타민 A로 바뀌기 때문에 영양 효과가 아주 큽니다. 밤 껍질에 있는 타닌 성분은 설사를 멎게 하는 효과가 있어, 설사 · 복통에 생강과 함께 달여 먹으면 좋습니다.

잣

성장기 어린이에게 철분을 공급한다

잣은 호두나 땅콩보다 많은 철분을 가지고 있기 때문에, 성장기 어린이의 빈혈 예방에 좋습니다. 양질의 단백질 · 불포화지방산과 함께 회춘의 비타민이라 불리는 비타민 E가 풍부하여 자양 강장은 물론 스태미너에도 도움이 됩니다.

호두

뇌 기능을 활발하게 돕는다

호두에는 피를 맑게 하는 불포화지방산과 단백질, 당분, 칼슘, 인, 철, 카로틴, 비타민 B_1 · B_2 · C · E 등과 무기질이 풍부합니다. 때문에 매일 조금씩 먹으면 피부가 윤택해지고, 성장이 촉진되며 빈혈도 예방됩니다. 특히 머리를 좋게 하는 레시틴이 풍부하여 아이들의 두뇌 발달과 기억력 증진에 도움이 됩니다.

포도

피로회복에 좋다

포도의 주성분은 당질로, 그 중 포도의 독특한 맛을 내는 것은 포도당과 과당입니다. 이들은 쉽게 소화 · 흡수되어 피로회복에 좋습니다. 씨째 먹을 경우 포도당의 섭취를 두 배로 늘릴 수 있으며, 유리산이나 주석산, 사과산도 많아 여름철 더위를 식히고 식욕을 돋우어 체력을 증진시킬 수 있습니다. 또한 포도씨에 들어 있는 정유 성분은 통변을 도와 변비를 예방해 주는 효과가 있습니다.

딸기

호르몬을 조절한다

딸기의 비타민 C는 여러 가지 호르몬을 조절하는 부신피질의 기능을 활발하게 해 체력을 증진시킬 수 있습니다. 딸기를 영양가 손실 없이 먹기 위해서는 설탕보다 꿀이나 우유, 유산 음료, 요구르트와 함께 먹는 것이 좋습니다. 설탕이 딸기에 들어 있는 비타민 B_1과 사과산, 구연산을 소모해 영양 효율을 낮추기 때문입니다.

단백질과 무기질을 공급하는 바다 식품

곡물이 주식인 우리의 식생활에서 부족되기 쉬운 리신을 섭취하기 위해서는 어패류를 먹는 것이 좋습니다. 그리고 해조류는 칼슘과 요드가 풍부하게 함유되어 있어 무기질의 공급원으로서 이로운 작용을 많이 합니다.

오징어

혈액을 보충해 준다

오징어는 질 좋은 단백질을 많이 함유하고 있습니다. 쇠고기의 3배 이상이나 되는 단백질을 많이 함유하고 있어 영양가가 뛰어난데, 특히 마른 오징어는 단백질 함량이 더 풍부합니다. 쌀이나 밀가루 등의 곡류 단백질에 적은 리신이나 트레오닌, 트립토판 등 중요한 아미노산도 많아요. 오징어의 이런 성분이 혈액을 보충해 주고, 혈액을 정상으로 흐르게 해 체력을 증진시키는 것입니다.

멸치

골격과 치아 형성에 도움을 준다

멸치는 단백질과 칼슘 등 무기질이 풍부해 임산부나 발육기의 어린이에게 좋은 식품이 됩니다. 멸치에 있는 영양소들은 세포조직을 구성하는 역할을 하며, 체액의 중요한 성분을 이루어 여러 가지 조절 작용도 합니다. 무기질도 많아 골격과 치아를 형성하는 데도 도움이 됩니다.

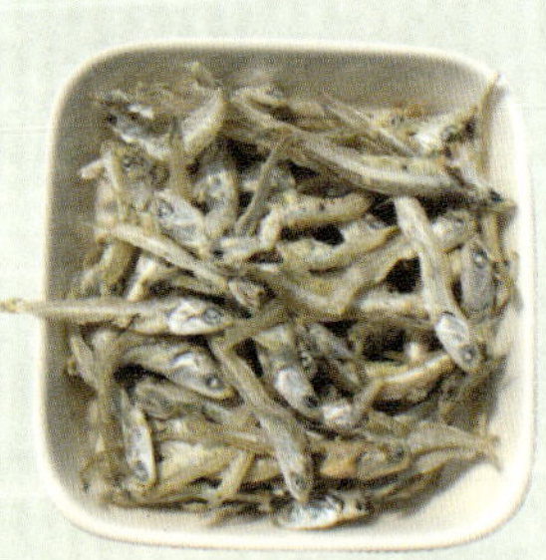

게

성장 · 발육을 촉진한다

게는 단백질이 많고 지방의 함량이 적기 때문에 맛이 담백하고 소화가 뛰어납니다. 류신이나 아르기닌 · 리신 · 이소류신 · 메티오닌 등 필수아미노산이 많

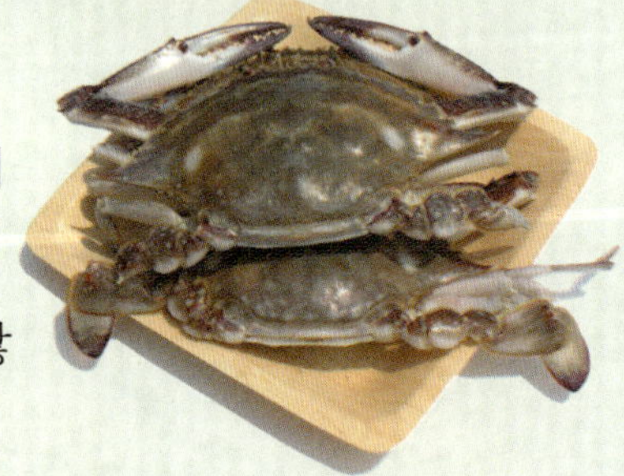

아 성장기 어린이나 허약체질, 비만, 고혈압, 당뇨인 사람에게 좋아요. 저지방·고단백 식품이지만 산성 식품이기 때문에 알칼리성 식품인 야채와 함께 먹어야 효과를 높일 수 있습니다.

고등어

DHA·EPA가 가장 많이 들어 있다

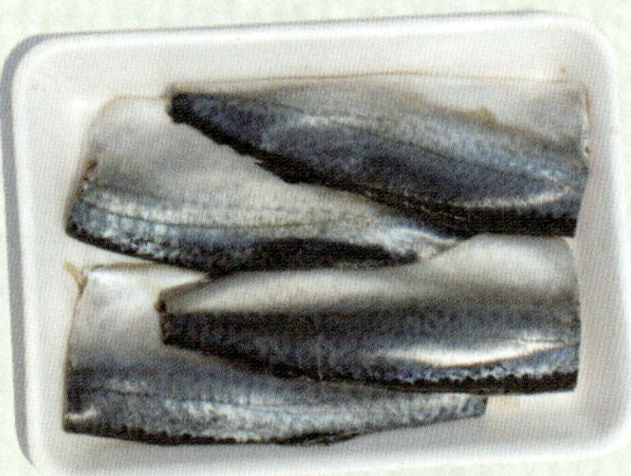

등푸른 생선의 대표인 고등어는 DHA와 EPA(에이코신펜타엔산)가 어류 중에서 가장 많이 들어 있습니다. EPA는 혈관에서 콜레스테롤과 포화지방산의 축적을 예방하는 효과가 있어 혈액순환을 원활히 해줍니다. DHA는 사람의 뇌를 구성하는 주요 물질입니다. DHA를 충분히 섭취하면 뇌를 충실히 하여 두뇌회전을 빠르게 하고, 머리를 총명하게 합니다. 특히 뇌의 성장이 한창 이루어지는 유아나 어린이 그리고 임산부가 먹으면 효과가 더 큽니다.

다시마

뼈와 치아를 튼튼하게 한다

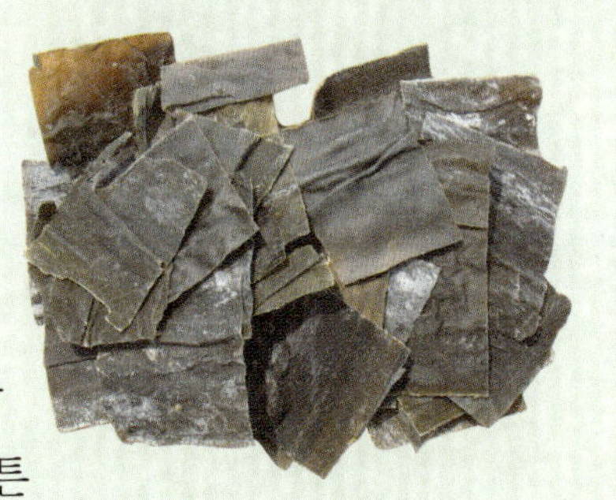

해조류 중에서 다시마는 요드를 가장 많이 가지고 있습니다. 요드는 갑상선 호르몬의 생성을 도와 신진대사를 원활하게 하며, 몸의 에너지를 만들어 내는 중요한 역할을 합니다. 또한 다시마에는 칼슘도 풍부하여 뼈와 치아를 튼튼하게 합니다. 그리고 칼륨이 많아 혈압이 오르는 것을 막아주며 염기성 아미노산인 라미나린이라는 성분도 혈압을 내려주므로 다시마는 고혈압 환자에게 아주 좋은 식품입니다. 알칼리성 식품인 다시마는 칼로리가 거의 없어 훌륭한 다이어트 식품이 됩니다.

동물의 간

빈혈을 예방한다

간에는 비타민 A · B₁ · C · D와 철분 등이 풍부하며, 특히 비타민 A가 많은 식품입니다. 비타민 A의 효력은 기력을 회복시키고, 스트레스를 해소하는 작용을 합니다. 그밖에 간은 빈혈을 예방하고, 피부를 윤택하게 하고, 간장의 기능을 도와주는 역할도 합니다. 특히 눈의 피로를 덜어주고 시력을 보호하는 역할을 하므로, 아이의 시력 보호를 위해 한 달에 한 번 정도는 꼭 먹이는 것이 좋아요. 간은 적자색으로 선명하고, 윤기가 있으며, 탄력이 있는 것이 신선합니다.

돼지고기

장을 튼튼하게 한다

영양가 높은 돼지고기에는 100g당 20% 정도의 단백질과 7~15%의 지방이 함유되어 있습니다. 쇠고기의 지방에 비해 스테아르산이 적고, 올레산이나 리놀레산 등 불포화지방산이 많습니다. 붉은 살에는 쇠고기보다 10배나 많은 비타민 B₁이 들어 있습니다.

비타민 B₁은 내장을 튼튼하게 하며 피부를

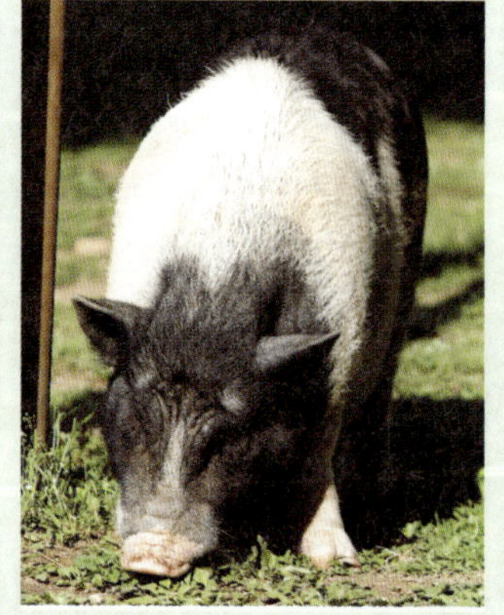

윤택하게 하는 작용을 합니다. 쇠고기에 비해 녹는점이 낮아 금방 익으므로, 살이 부드러워 먹기에도 좋아요.

닭고기

피를 보충해 체력을 회복시킨다

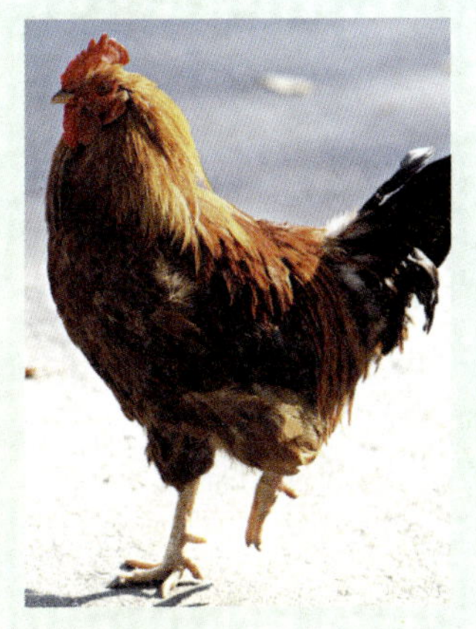

쇠고기보다 메티오닌을 비롯한 필수아미노산과 소화·흡수가 좋은 단백질을 많이 함유하고 있는 영양식품으로, 체력을 회복시키는 효과가 큽니다. 단백질과 지방, 회분, 칼슘, 인, 티아민, 리보플라민, 니아신 등의 영양소와 체내에서 비타민 A로 바뀌는 레티놀도 많이 함유되어 있습니다. 지방에는 동맥경화나 심장병 등의 예방 효과를 가지는 리놀산이 많이 함유되어 있습니다.

쇠고기

성장을 돕는다

쇠고기는 성장에 필요한 필수아미노산이 골고루 들어 있는 우수한 단백질 식품입니다. 근육의 주요 성분인 미오신이나 알부민, 미오글로빈 등의 우수한 단백질은 체력을 증진시키는 작용도 합니다. 특히 돼지고기에 비해 철분이 훨씬 많아, 빈혈 예방에 도움이 됩니다. 인의 함량이 높은 산성 식품이므로 알칼리성인 식물성 기름(참기름, 들기름 등)과 채소를 함께 섭취해야 합니다. 질이 좋은 쇠고기는 썰어 놓은 절단면의 결이 곱고, 윤기가 있으며 선홍색입니다. 또 살코기 속에 얇은 지방층이 있는 것이 비육이 잘 된 것으로, 이 지방층은 고기의 맛과 식욕을 돋우는 역할을 합니다. 쇠고기의 지방은 유백색이고 탄력이 있으며 광택이 있는 것이 좋습니다.

어린이 보약,
이렇게 먹이세요!

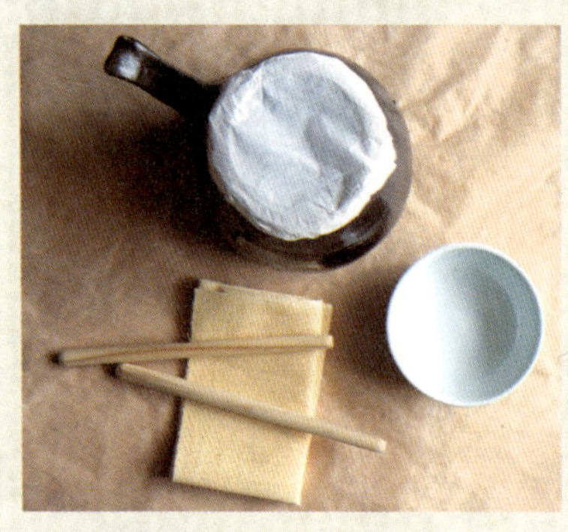

보약, 어떤 아이에게 먹여야 하나요?

한방은 여러 가지 치료법 중에서도 특히 몸을 보(補)하는 치료 방법에 탁월한 강점이 있습니다. 보(補)라는 것은 부족한 것을 채워준다는 뜻입니다. 따라서 보약은 몸의 한 부분이나 전체가 약해졌을 때 먹어서 기운을 내게 하고 건강을 유지하도록 도와주는 약입니다. 또는 몸의 이상을 미리 대비하여 예방하는 의미에서 보약을 먹기도 합니다. 그렇지만 모든 보약이 허한 것을 보충하는 것만은 아닙니다. 병이 없을 때는 예방약이, 병이 있을 때는 탁월한 치료약이 됩니다.

일반적으로 다음 몇 가지의 경우 아이에게 보약을 먹일 수 있습니다.

1. 선천적으로 허약한 체질을 타고난 경우

엄마가 임신 중에 병을 앓았거나 심한 입덧으로 충분하게 영양을 섭취하지 못하였거나 조기 출산 또는 저체중아로 태어난 경우에는, 선천적으로 허약 체질을 타고나게 되는 수가 많습니다.

선천적으로 허약한 아이는 다른 아이들보다 성장·발육 속도가 느리고 걸음마나 말을 늦게 배우는 경향이 있으며, 왜소하고 잔병치레가 잦습니다. 이

런 아이들에게 보약으로 엄마에게서 받지 못한 부족한 기운이나 면역력을
보충해 주면 다른 아이들과 같이 정상적으로 성장할 수 있습니다.

2. 영양 공급이 부족하여 몸이 부실한 경우

자주 체하는 아이, 장염에 자주 걸리는 아이, 과자나 기름진 음식을 자주 먹
어 밥을 잘 먹지 않는 아이, 잦은 감기 후 밥을 잘 먹지 않는 아이는 비(脾)·
위장(胃腸)이 허약해져 음식을 먹어도 그것을 제대로 흡수하지 못하기 때문
에 부실하게 되는 수가 많습니다.

이처럼 후천적인 문제로 인해 허약해진 아이에게는 우선 문제가 되는 부분
을 치료한 다음 비(脾)·위장(胃腸)의 기능을 강화시켜 섭취한 영양분이 충
분히 흡수될 수 있도록 도와주어야 합니다.

3. 영양 공급이 필요 이상으로 많아서 몸에 계속 축적된 경우

쉽게 말해 비만한 경우입니다. 잘 먹고 잘 크는데 무슨 한약이냐고 하시는
분들도 있지만, 다른 아이에 비해 유난히 살이 많이 찌는 것도 몸에 이상이
있다는 증거입니다. 에너지를 축적시키는 흡수력은 아주 강한 반면, 에너지
를 발산시키는 기운은 부족하기 때문에 똑같이 먹어도 살이 더 많이 찌는 것
입니다. 통통한 아이들이 유난히 땀을 많이 흘리고, 숨이 차서 운동을 오래
하지 못하며, 쉽게 피로해 하는 것도 기운이 부족하기 때문입니다.

이런 아이에게는 부족한
기운을 보충해 주는 한약을
먹여, 몸에 쌓여 있는 지방
을 활동 에너지로 바꾸도록
도와주고 과다하게 쌓여 있
는 노폐물을 배설시켜 줄 필
요가 있습니다.

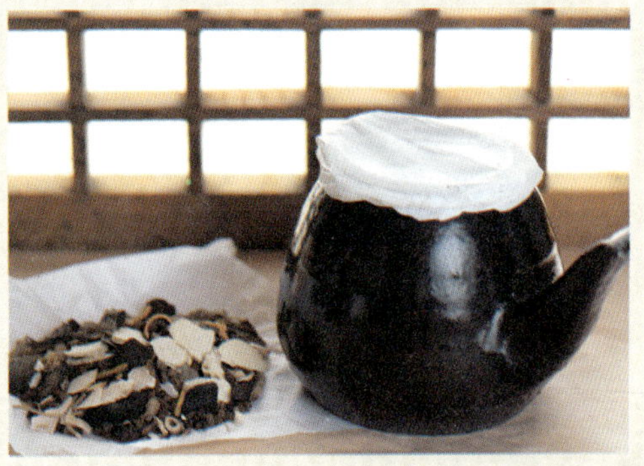

보약을 먹이면,
어떤 효과가 있나요?

보약이라고 모두 다 똑같은 효과가 있는 것이 아니라, 처방과 구성 약재에 따라 각기 효능이 다릅니다. 아이의 보약을 처방할 때는 아이의 체질과 함께 특별히 성장기 아이의 특성을 고려하여 성장과 면역력, 두뇌 발달에 특별히 신경을 써서 처방하게 됩니다.

그렇다면 아이에게 보약을 먹이면 특별히 어떤 효과를 얻을 수 있을까요?

1. 아이의 성장과 발육에 도움을 줄 수 있어요

부모님이 키가 작아 아이의 키가 걱정되는 경우, 유난히 또래보다 성장 · 발육이 부진한 경우에는 보약을 먹이면 성장에 큰 도움이 됩니다.

부모님의 작은 키를 물려받은 아이는 선천적으로 신장(腎臟)의 기운이 허약하기 때문에 신장(腎臟)을 보강하는 보약을 꾸준히 먹이면 키가 좀 더 잘

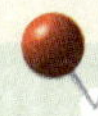

반드시 아이와 함께 가서 한약을 짓도록 하세요

어른과 달리 아이는 스스로의 의사표현을 정확히 하기가 어려우므로 한약을 지을 때는 엄마가 아이의 평상시 건강 상태를 꼼꼼히 살펴보고 한의사에게 정확하게 알려드려야 합니다. 그렇다고 해서 아이의 한약을 지을 때 엄마 혼자 한의원에 와서는 안 됩니다. 어떤 엄마들은 혼자 한의원에 와서 아이 한약을 지어 달라고 하시는 경우가 종종 있는데, 엄마가 아이의 상태를 모두 설명할 수 없을 뿐더러 표현 방법에 따라 전달이 제대로 되지 않아 오진을 할 수 있습니다.

일반인들은 한약은 다 같은 것인 줄 알고 대충 말하면 처방이 가능하다고 생각하는데, 만약 오진에 의해 체질에 맞지 않는 한약을 먹으면 그 부작용이 크다는 것을 아셔야 합니다. 따라서 아이를 위해 한약을 지을 때는 반드시 아이를 한의원에 데려와서 오장육부(五臟六腑) 중 어디가 허약한지를 진찰한 다음, 그 아이의 체질에 맞는 처방을 받도록 하세요.

자랄 수 있어요.

그 대표적인 처방인 『성장탕(成長湯)』은 신장(腎臟)을 보강하는 『육미지황탕(六味地黃湯)』에 뼈와 근육의 성장을 도와주는 약재들을 가미하여 만든 것입니다.

실제로 한의원에서 아이들에게 『성장탕』을 먹였을 때 부모님 키로 평균을 내어 계산한 예상 최종키보다 더 크게 자라는 경우를 흔히 볼 수 있습니다.

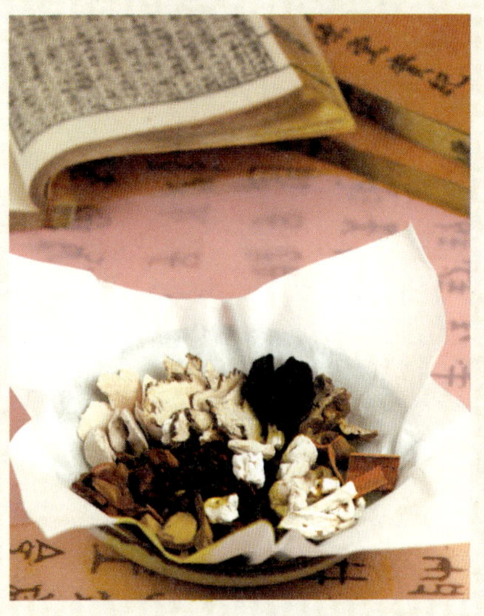

그리고 키에 비해 유난히 깡마른 아이의 경우에는 비위 기능을 강화하는 『향사육군자탕(香砂六君子湯)』이나 『태화환(太和丸)』으로 입맛을 돋우고 영양분의 소화흡수를 도와 살이 포동포동 오르게 할 수도 있습니다.

2. 아이의 두뇌 발달에 도움을 줄 수 있어요

녹용, 구기자, 오미자 등의 한약재는 뇌의 신경 세포 분열을 왕성하게 하여 두뇌 성장 단계에 있는 아이들의 두뇌 발달에 도움을 준다는 연구 결과가 있습니다. 특히 녹용은 뇌수(腦髓)를 충만하게 하여 뇌신경 세포에 영양분을 공급해 주며, 또한 성장 호르몬의 분비를 활성화시키므로 성장기 어린이의 신체·지능 발달이라는 두 마리 토끼를 모두 잡을 수 있게 해주는 뛰어난 약재입니다.

따라서 이러한 약재를 가미하여 아이에게 보약을 지어 먹이면 소위 '머리 좋은 아이'로 만들 수도 있는 것이죠. 《동의보감》에서도 '총명탕을 먹이면 건망증을 치료하고 오랫동안 먹으면 하루에 천 마디의 문장을 외울 수 있다'고 하였을 정도로, 기억력을 증진시키는 보약도 있습니다.

녹용의 감별 상식

① 녹용을 부위에 따라 분류하면 뿔의 끝에서 밑둥까지 분골·상대·중대·하대로 나뉘는데, 그 효능과 가격도 분골·상대·중대·하대 순입니다. 녹용은 분골(10%), 상대(20%), 중대(30~40%), 하대(30~40%)로 구성되어 있습니다.

분골 녹용 중 세포 활동이 가장 활발히 일어나는 부분으로 녹용의 약효 성분인 '판토크린'이 가장 많이 함유되어 있습니다. 그래서 아이들의 성장을 위해 약을 지을 때는 가장 많이 씁니다.

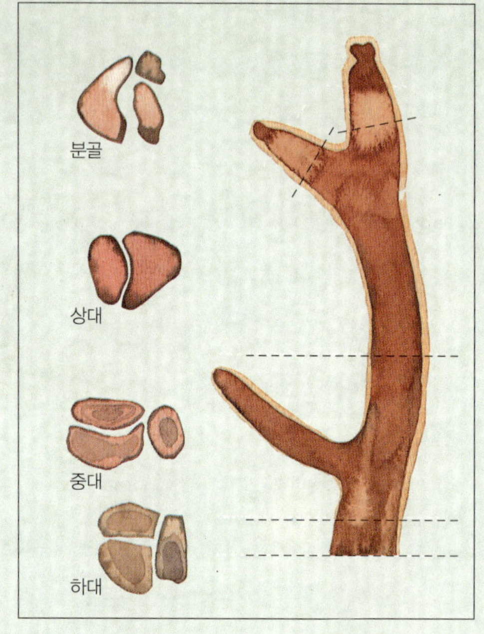

상대 분골 다음으로 판토크린이 많은 부분입니다.

중대 딱딱해지기 시작하는 부분으로 혈관과 세포가 굳기 시작하는 부분입니다.

하대 녹용 중 판토크린이 가장 적은 부분입니다. 하지만 칼슘이 많아서 여성이나 노인의 골다공증 예방을 위해 자주 쓰이는 부분입니다.

② 채취 시기에 따라 분류하면, 약효는 뿔에 혈액이 가장 많이 오른 4~5월 봄에 채취한 녹용이 가장 좋고, 그 다음이 녹각, 낙각 순입니다. 녹각과 낙각은 녹용에 비하여 위로 뻗는 상승의 기운은 부족하지만, 칼슘이 침착되어 석회화된 것이므로 칼슘은 아주 풍부합니다.

혈용 4~5월에 막 돋아난 사슴의 뿔로, 이 뿔에는 사슴의 혈액이 가득차 있습니다.

녹용 5~6월 막 돋아난 사슴의 뿔에서 갓 자란 뿔로 성장이 빠르고 혈관과 신경이 가득차 있으며, 연하고 털이 고루 덮여 있습니다.

녹각 녹용의 채취 시기를 놓치고 난 후 8월쯤 되었을 때, 뿔에 칼슘이 침착되어 단단해지고 털이 없어져 번들거리게 되는 것입니다.

낙각 가을이 되어 뿔이 완전히 뼈로 바뀌어 탄력성이 아주 없어지고, 사슴의 머리에서 저절로 떨어져 나간 것입니다.

3. 면역력을 강화하여 질병에 대한 저항력을 길러줄 수 있어요

유난히 감기를 달고 사는 아이가 있는가 하면, 여행을 가서 물만 바꿔 먹어도 금방 배탈이 나고, 유행성 전염병에도 잘 걸리는 아이가 있어요. 이런 아이들은 몸 속의 저항력이 약해 기회만 생겼다 하면 병균이 쉽게 침입할 수 있는 상태여서, 무엇보다 저항력을 길러주는 것이 우선입니다.

한방에서는 고전적으로 治未病 (병이 걸리지 않을 때 미리 예방한다) 즉, 병이 났을 때 치료하는 것보다는 병에 걸리지 않았을 때 인체의 저항력을 길러 병에 걸리지 않도록 미연에 방지하는 것을 더욱 중시해 왔습니다.

일반적으로는 만 한 살이 될 때부터 매년 꾸준히 보약을 먹여주면, 잔병치레를 줄여줄 수 있을 뿐만 아니라 장기적으로는 건강한 아이로 자랄 수 있도록 해줍니다.

특히 요즘 들어서는 아토피 · 알레르기 비염 · 천식 등 면역계통 질환에 걸려 오랫동안 고생하는 아이들이 워낙 많기 때문에, 혹시 우리 아이도 이런 질병에 걸리지 않을까 두려워하는 부모들이 많으세요. 과거에는 이런 질환의 원인을 유전에 큰 비중을 두었으나, 현대에는 유전보다는 환경오염과 인스턴트 식품의 과다 섭취로 인해 인체 면역계통이 균형을 잃어 이런 질병에 걸린다고 보고 있습니다.

보약은 인체의 불균형을 바로잡아 주는 기능이 있기 때문에, 항진된 면역 기능은 낮춰주고 떨어져 있는 면역 기능은 올려주어 이러한 알레르기 질환을 예방 · 치료하도록 도와줄 수 있습니다.

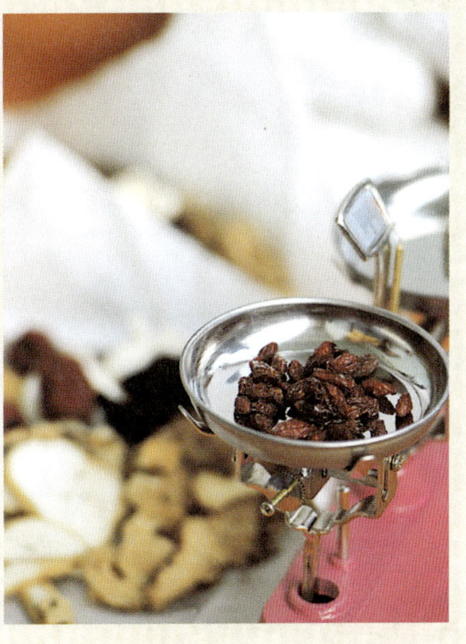

아이들 보약은,
언제부터 먹이면 좋을까요?

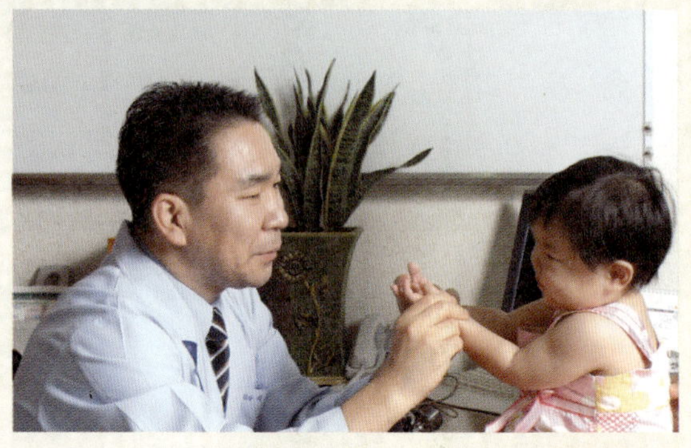

　한방에서는 예로부터 아이가 태어나자마자 태독(胎毒)을 없애기 위해 감초 달인 물이나 황련 달인 물을 먹였습니다. 하지만 요즘은 병원에서 출산을 하기 때문에 굳이 그런 한약재를 먹일 필요가 없어졌습니다. 또한 신생아의 경우에는 아직 장기 발달이 미숙하기 때문에 태어나서 바로 약을 먹이는 것은 무리가 있을 수 있습니다. 따라서 일반적으로 첫돌이 되면 한의원에 데려가서 진찰을 하고 그 때부터 매년 규칙적으로 보약을 먹이는 것이 좋습니다. 그러나 아이가 돌 이전에 병을 앓거나 발육이 좋지 않은 경우에는 백일 때부터 먹일 수도 있습니다.

　한약을 언제까지 먹여야 하는지 궁금해 하시는 엄마들도 많으실 텐데요. 첫돌부터 최소한 3년 이상은 꾸준히 먹이는 것이 좋으며, 가장 좋은 방법은 성장이 이루어지는 중학교 때까지 계속 먹여주는 것이 도움이 되며 면역력을 강화시켜 잔병치레를 예방하고 또한 두뇌 발달에도 도움이 됩니다.

보약을 먹이는
횟수와 용량은 어떻게 되나요?

　일반적으로 아이들의 보약은 계절에는 상관없이 6개월 단위로 1년에 2회 정도 먹이는 것이 원칙이지만, 허약한 아이들이나 병이 있는 아이들은 계절이 바뀔 때마다 먹이는 것이 좋습니다. 그런데 엄마들은 매번 약을 먹일 때마

어린이 보약 복용기준(계절은 상관 없습니다)

회수	6개월 단위로 1년에 2회 정도 복용하는 것이 좋습니다. 1회는 녹용이 들어간 보약 1회는 녹용이 들어가지 않은 일반 보약

첩수	녹용이 들어간 보약	녹용이 들어가지 않은 일반 보약
	나이의 반이나 그 이상	나이와 같은 수나 그 이상
	예) 4살 : 2~3첩	예) 4살 : 4~6첩

다 녹용을 먹여야 하는지에 대해서 궁금해 하시는 분들이 있는데요, 일반적으로는 1년에 한 번은 녹용이 들어간 보약을 먹이고 다음 번에는 녹용이 들어가지 않은 보약으로 먹여도 괜찮습니다.

한약 먹일 때 음식을 반드시 가려먹어야 하나요?

흔히 보약을 먹을 때는 무 · 돼지고기 · 닭고기 · 녹두 · 밀가루 음식 등을 같이 먹지 않아야 한다고 알려져 있어서, 엄마들이 아이들 한약을 먹일 때 이런 음식을 못 먹게 하느라 진땀을 뺀다고 하는 경우가 많아요. 예로부터 보약에 들어간 한약재에 따라 함께 먹으면 안 되는 금기음식이 있었는데, 이러한 금기음식의 대부분이 일상생활에서 쉽게 접할 수 있으며 특히 아이들이 좋아하는 음식이어서 약을 챙겨 먹이는 것보다 음식을 가려먹이는 것이 더욱 어려울 때가 많습니다.

환자의 증세와 약재에 따라 금해야 하는 음식의 종류는 매번 달라집니다. 그러나 일반적으로 지나치게 찬 음식, 익히지 않은 날 것, 기름진 음식, 지나치게 맵거나 자극성이 강한 음식, 과음 등은 공통적인 금기입니다. 이 금기는 오랜 세월을 거치는 동안 한방이론과 한의사의 경험에 의해 이루어져 온 것이므로 한의사의 지시에 따르는 것이 좋습니다.

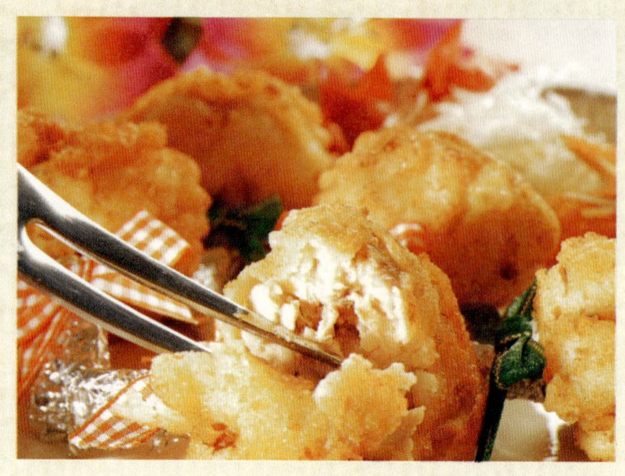

그런데 유치원이나 학교에서 단체 급식을 하는 아이들이 이러한 사항을 잘 챙기기 어려운 것이 현실입니다. 어떤 엄마들은 아이가 밀가루 음식을 먹었다고 하면 겁을 내고 아예 한약을 먹이지 않고 건너뛰라고 하며 주객이 전도되는 경우가 있어요. 그러나 금기음식을 먹었더라도 한약은 제때 챙겨먹는 것이 좋습니다. 한약은 그 사람의 상태에 따라 처방된 것이므로, 금기음식을 먹었더라도 한약이 그 상황을 좀더 개선시켜줄 것이므로 보약을 제때 챙겨먹는 것이 더욱 현명합니다.

보약을 먹으면 밥을 잘 먹을 수 있을까요?

'아이가 밥을 잘 먹지 않아 걱정이에요.' 라고 하는 아이들을 보면, 실제로 몸에 이상이 있는 경우는 드물고 군것질을 많이 하거나 편식을 하거나 규칙적으로 밥을 먹지 않는 경우가 대부분입니다. 즉 2~3살 무렵 밥 먹는 것을 배울 때 식사습관을 제대로 들이지 않아 잘못된 식습관이 계속 반복되는 것인데, 어른들 눈에는 밥을 잘 먹지 않는 것으로 보이는 것입니다. 이런 경우에는 무엇보다도 규칙적인 식사 습관을 만들어 주는 것이 가장 중요합니다.

그러나 '잘 먹지 않는 아이' 중에도 치료가 필요한 경우가 있습니다. 통 음식을 먹지 않아서 또래보다 성장이 느리고 체중도 늘지 않고, 잔병치레가 잦은 아이는 빨리 치료를 해 주어야 해요. 식욕이 없을 뿐만 아이라, 음식을 먹으면 잘 토하고 구역질도 하며, 배가 자주 아프고 설사나 무른 변을 봅니다. 이런 아이는 얼굴에 핏기가 없고, 눈에 광채가 없이 눈물이 어려있는 듯하며, 목소리에 힘이 없고 매사 의욕이 없어 보입니다.

이런 아이들은 두 가지 경우로 나눌 수 있습니다. 첫째는 선천적으로 비위(脾胃) 기능이 약해 신생아 때부터 젖을 빠는 힘이 부족하고 젖을 먹으면 구토를 했던 경우, 둘째는 후천적으로 모유 수유를 하지 않았거나 영양 관리를 제대로 해주지 못해 잔병치레로 비위(脾胃)가 약해진 경우입니다.

이런 아이들은 대개 약해진 비위(脾胃)를 보강하는 보약을 먹여 소화·흡수 기능을 증진시키면 식욕이 생겨 밥도 잘 먹고, 또한 섭취한 영양분이 몸으로 충분히 흡수가 되니 몸에 살도 붙고 잔병치레도 덜하게 됩니다. 확실한 치료를 위해서는 한의사에게 진찰을 하여 정확한 원인을 파악한 후 아이의 증세에 따라 보약을 먹이는 것이 바람직합니다.

보약을 잘못 먹이면 아이라도 흰머리가 생기나요?

엄마들이 아이들 약을 지어가면서 '원장님, 어렸을 때 보약을 잘못 먹어 새치가 생겼다고 하는 사람들이 있던데요?' 라고 묻는 경우가 있어요. 이는 '한약을 먹을 때 무를 먹으면 흰머리가 생긴다.' 라고 하는 속설 때문입니다.

이 속설은 한약재 중 숙지황과 나복자(무씨)의 나쁜 궁합에서 비롯된 것입니다. 숙지황은 보혈(補血) 작용이 매우 뛰어난 약재인데, 소화가 잘 안 된다는 단점이 있습니다. 그래서 숙지황이 들어가는 처방에 소화를 도와주는 나복자를 배합했더니, 오히려 숙지황의 효능이 떨어지는 것이었습니다. 그로부터 숙지황은 무씨인 나복자와 상극관계라는 것을 알고, 숙지황이 들어간 한약을 먹을 때는 무를 같이 먹지 말라고 한 것입니다. 그 금기사항을 강조하기 위해 '한약을 먹을 때 무를 먹으면 흰머리가 난다' 고 겁을 주던 것이 속설로 남아 있는 것입니다.

따라서 '한약을 먹을 때 무를 먹으면 흰머리가 생긴다' 는 말은 전혀 과학적으로 근거 없는 이야기이므로 안심을 해도 좋습니다.

생활 속에서 아이를 건강하게 키우는 법

1. 너무 두꺼운 옷은 입히지 않는다

어린아이들은 피부가 견실하지 못하기 때문에, 너무 두꺼운 옷을 입혀서 몸이 뜨거워지면 혈액순환로가 손상되어 종창이 유발되기 쉽습니다. 또한 열로 인해 땀구멍이 열려 외부로부터 병이 침범하기 쉽습니다.

2. 날씨가 온화할 때는 안고 나가서 바람과 햇볕을 쐰다

이렇게 하면 면역에 관계된 물질의 생성이 활발해져 병을 이기는 힘이 강해지고, 뼈의 성장에 도움이 되는 비타민 D가 생성되어 키가 쑥쑥 자랄 수 있게 됩니다.

3. 콩으로 속을 넣은 베개를 1~2개 만들어 사용한다

팔베개를 해주는 것은 아이의 뼈 성장에 불균형을 초래하고 엄마와 아이의 피부 사이에 땀이 차서 피부에 트러블을 일으킬 수 있습니다. 콩은 특히 아이들의 태열 증세를 예방하는 데 효과가 있어, 수유기의 아이들에게는 반드시 콩베개를 해주는 것이 좋습니다. 요령은 '백편두' 라고 하는 누런 콩을 사다가 베갯속에 넣어 만들면 되고, 3개 정도를 만들어 하나는 아이가 베고 자도록 하고 나머지 2개는 아이의 좌우 귀밑머리에 붙여주어 아이가 잠들 때 자세를 고정시켜 주는 역할을 하도록 합니다.

4. 등과 배와 발은 따스하게 하고 머리와 가슴 부위는 시원하게 한다

머리는 몸의 양기가 모이는 곳이어서 열이 오르기 쉬우며, 가슴에 있는 심장 또한 화(火)의 기운을 가지고 있어 열이 생기기 쉬우므로, 머리와 가슴은 두꺼운 이불을 덮지 않도록 하세요. 대신 외부의 사기가 들어오기 쉬운 등, 소화기가 모여 있는 배, 차가운 기운이 머물기 쉬운 발은 항상 따뜻하게 유지해 주도록 하세요.

5. 울음을 그치기 전에는 젖을 주지 않는다

아이가 울음을 멈추지 않았는데 젖을 먹이면 기도로 들어가 질식할 우려가 있으므로 울음이 그치고 나서 젖을 먹이도록 하세요.

감기를 달고 살아요

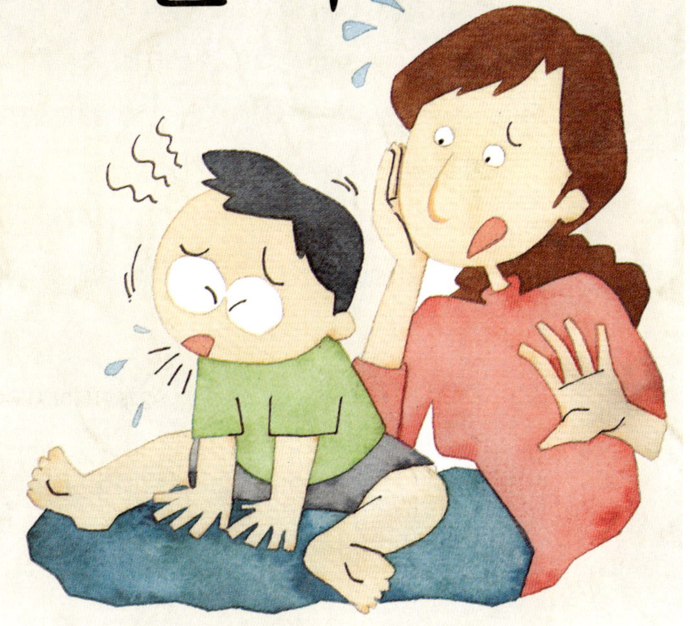

만병의 근원인 감기는 **감기** 바이러스가 입, 코, 목구멍을 침범하여 염증을 일으키는 질환입니다. 어린아이들은 **면역력이** 약해 중이염·비염·축농증·폐렴과 같이 더 심한 합병증으로 진행하여 엄마의 심장을 철렁 내려앉게 만드는 일이 잦으므로, **가벼운** 감기라도 절대 만만히 넘겨서는 안 됩니다.

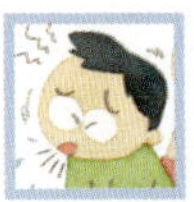

왜, 유독 우리 아이만
감기에 잘 걸리는 걸까요?

아이를 키우다 보면, 유독 사시사철 감기를 달고 사는 아이가 있습니다. 똑같은 감기 바이러스가 들어와도 아이의 체력에 따라 감기에 걸리기도, 걸리지 않기도 합니다. 즉, 정기(正氣)가 강한 아이는 감기 바이러스가 들어와도 이를 물리칠 수 있는 저항력이 강하기 때문에 증세 없이 그냥 지나가거나 증세가 살짝 나타났다가도 곧 낫게 되고, 반면 정기(正氣)가 약한 아이는 바이러스를 이기지 못해 감기를 심하게 앓는 것입니다.

일반적으로 영아의 경우 태아 때 엄마에게서 받은 면역성 덕분에 감기에 잘 걸리지 않지만, 생후 6개월부터는 모체로부터 받은 면역성이 떨어지기 때문에 감기에 자주 걸립니다. 그러나 감기를 자주 앓는 아이도 만 2세가 지나면 체내에서 면역력이 생기기 때문에 감기에 걸리는 횟수가 줄어듭니다.

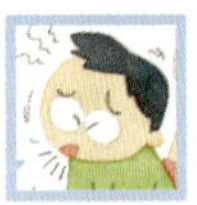

감기,
초기에 잡아야 해요!

감기 바이러스는 코 · 목 · 기관지 등을 침범하여 염증을 일으키는 질환입니다. 감기에 걸리면 '콧물이 흐른다, 코가 막혀 입을 벌리고 숨을 쉰다, 코를 곤다, 숨소리가 거칠다, 기침이나 재채기를 한다, 숨을 쉴 때 가래 끓는 소리가 난다' 는 등의 증세가 있습니다. 이러한 증세는 비염이나 축농증, 기관지염 등의 증세와 비슷하여 때로 감기인지 아닌지 애매한 경우가 있어요.

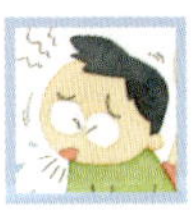

감기일 때는
특징적인 증세가 있어요

'추위를 싫어하거나 몸을 오들오들 떠는 오한 증세를 보인다, 몸이나 머리

에 열이 펄펄 끓는다, 머리가 아프다, 땀이 난
다' 등의 전신 증세입니다. 이러한 전신적 증세에 콧물,
기침, 가래 등의 증세가 있다면 확실하게 감기를 의심
할 수 있습니다.

　그런데 아이들은 감기에 걸려도 '배가 아프다' 고 하면
서 밥을 먹기 싫어하고, 보채거나 짜증을 내는 식으로
표현하여 엄마를 더욱 안절부절못하게 하는 경우가
많으므로, 엄마는 아이가 하는 말만 믿기보다는 아이의
증세나 행동을 유심히 관찰할 필요가 있습니다. 어떤 아
이들은 낮에는 잘 놀다가도 밤이 되면 증세가 심해져서
울며 보채는 경우도 있습니다.

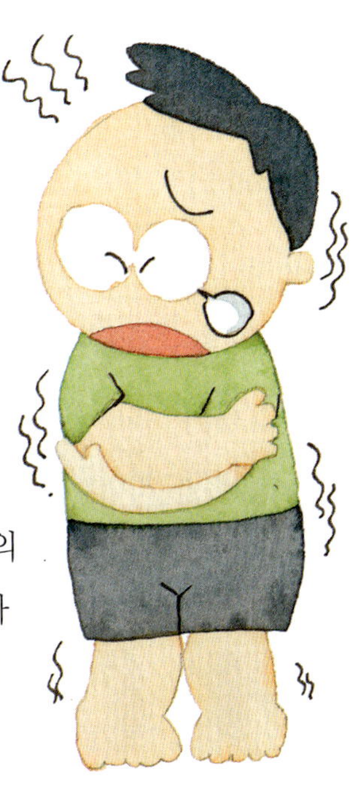

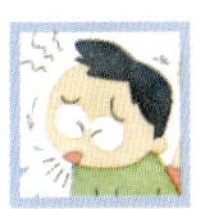 감기라고 해서 증세가 모두 똑같지는 않아요

　그런데 감기라는 것이 어떤 때는 코감기가 유행하는가 하면 어떤 때는 목
감기, 몸살 감기 등이 유행하기 때문에 나타나는 주요 증세가 매번 똑같지는
않습니다. 감기 바이러스의 종류는 200여 종 이상이나 되기 때문에, 각 바이
러스의 특징에 따라 증세가 달라질 수밖에 없는 것입니다.

　간혹 어떤 감기 바이러스는 위나 장에서 염증을 일으켜 설사나 묽은 변, 녹
색 변, 구토 등을 일으키는 배 감기(위장형 감기)도 있으므로, 엄마가 확인하
기 어려운 경우에는 병원에 가서 진찰을 받아보는 것이 안전합니다.

　특히 아이들은 감기가 기관지염, 폐렴, 중이염, 비염 등으로 발전하기 쉬우
므로 아이가 귀 뒤를 자주 긁적거린다거나 재채기나 기침을 계속하거나 갑
자기 고열이 오르는 등의 이상 증세를 보이면 바로 전문의의 진단을 받는 것
이 좋습니다.

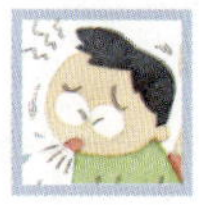 # 아이가
감기에 걸렸을 때는……

1. 감기에 가장 좋은 약, 휴식과 안정!

대부분의 엄마들은 아이가 아프더라도 입원할 정도가 아닌 이상 유치원이나 학교에 꼭 보내려는 의지를 보입니다. 하지만 감기는 '휴식을 취하라'는 몸의 신호이기 때문에, 휴식과 안정을 취하는 것이 치료의 열쇠입니다.

또한 아이가 갖고 놀았던 장난감이나 재채기, 콧물, 손잡기 등을 통해 같은 반 아이들에게 전염될 수도 있으므로, 친구들을 위해서는 유치원이나 학교를 쉬게 하는 것이 바람직합니다.

2. 감기로 열이 날 때는……

아이의 체온이 38℃ 이상이면 응급처치를 해야 합니다. 우선 아이의 옷을 얇게 입히고, 방을 서늘하게 해줍니다.

그래도 열이 나서 힘들어하면 물수건으로 닦아주고, 물수건을 해주어도 효과가 없으면 해열제를 사용하도록 합니다.

3. 맑은 콧물이 흐를 때는……

콧물이 흐른다고 해서 코의 양쪽을 같이 풀거나 한꺼번에 심하게 풀면 귓속의 고막이 다칠 수 있어요. 감기로 콧물을 흘릴 때는 아이에게 한쪽 콧구멍을 막고 양쪽을 번갈아 가면서 살살 풀도록 방법을 가르쳐 주세요.

또한 화장지는 코를 헐게 만들고 먼지가 많아 재채기나 기침증세를 더욱 심하게 하므로, 부드러운 가제 수건으로 코를 닦게 하는 것이 좋습니다. 코를 풀 수 없을 정도

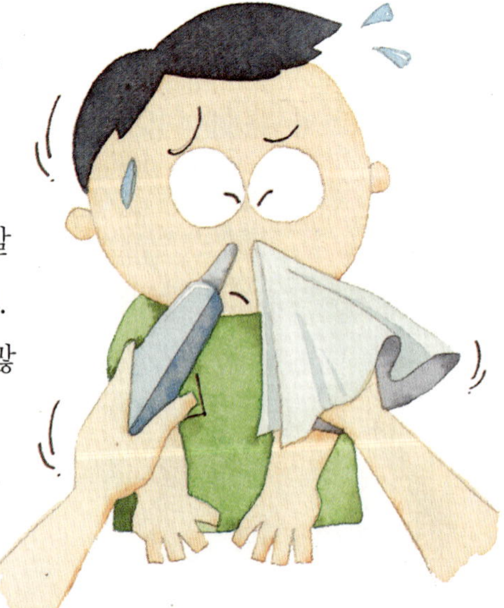

로 코가 많이 아픈 아이는 한쪽 콧구멍에 흡입기를 대고 다른 쪽 콧구멍을 막고서 양쪽을 번갈아 가며 흐르는 콧물을 닦아주세요.

4. 기침을 심하게 할 때는……

감기에 걸리면 미지근한 물을 자주 먹이도록 하세요. 특히 기침이 심한 아이는 기관지가 건조해지지 않도록 미지근한 물을 자주 마시게 하고, 돌이 지난 아이는 물 대신 꿀물을 묽게 타서 먹이는 것도 좋습니다. 기침을 하면 우리 몸은 괴롭지만, 사실 기침은 기관지에 들어온 나쁜 물질을 밖으로 배출하는 우리 몸의 훌륭한 방어 수단입니다.

때에 따라서는 처음부터 기침억제제나 기관지확장제를 먹이면 병균이 배출되지 못하고 우리 몸에서 번식하여 감기를 더 오래 끌 수도 있습니다. 그러므로 초기에 기침을 잡겠다고 약을 먹이는 것보다는, 물을 조금씩 자주 먹이면서 실내의 온도와 습도를 적절히 유지시켜 주는 것도 좋은 방법입니다.

5. 감기로 눈곱이 많이 낄 때는……

눈곱을 무리하게 떼지 말고, 깨끗한 거즈에 식염수를 묻혀서 조금씩 녹이면서 닦아주세요. 간혹 아이의 눈곱을 닦을 때 쓰다 남은 안약을 이용하는 경우가 있는데, 안약은 일단 개봉하면 세균이 번식하여 눈병을 일으킬 수도 있으므로 절대 다시 사용하지 않도록 합니다.

6. 실내 온도와 습도를 적정하게……

아이가 감기에 걸렸을 때는 실내 온도를 따뜻하게 유지하되, 1~2시간에 한 번씩 환기를 시켜서 맑은 공기를 마시게 하는 것도 중요합니다. 또한 감기에 걸렸을 때는 방이 건조해지지 않도록 각별히 신경써야 합니다. 실내에 가습기를 켜거나 젖은 빨래를 널어 놓아 실내 습도를 60% 정도로 유지하는 것도 좋은 방법입니다.

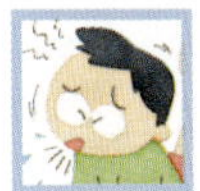

감기일 때,
민간요법으로 먹일 수 있는 것은?

① 열감기로 두통·오한·고열·콧물이 날 때는, 칡 10~15g을 600cc의 물에 달여 양이 반으로 줄면 하루 2~3번으로 나누어 먹입니다.

② 기침을 하거나 목감기로 고생할 때는, 은행 5개, 맥문동 5~8g을 600cc의 물에 달여 양이 반으로 줄면 수시로 먹입니다.

③ 기침과 함께 끈적이는 가래가 있을 때는, 배의 껍질을 벗기고 중탕한 다음 으깨어 3큰술씩 먹입니다. 또는 도라지와 감초를 같은 분량으로 달여서 먹이는 것도 좋습니다.

④ 감기로 두통·사지 전신통증이 있을 때는, 계피 15g·대추 5~10개·생강 3쪽을 진하게 달여 먹입니다.

⑤ 감기로 식욕이 없어 음식을 먹지 못하고 자꾸 토하려 할 때는, 박하·차조기 각각 10~15g을 600cc의 물에 달여 반으로 줄면 수시로 먹입니다.

⑥ 감기를 예방하려고 할 때는, 평소에 맥문동·오미자·인삼을 2:1:1의 비율로 끓여 먹이면 좋습니다.

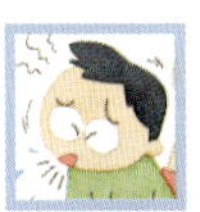

아이들 감기를
물리치는 약죽, 5가지

1. 은행죽 : 기침을 멎게 해줘요

기관지 계통의 질병을 앓고 있는 아이들, 예를 들어 어린이 기관지 천식이나 급·만성 기관지염 등을 앓고 있는 아이들에게 먹이면 좋습니다. 은행은 기침을 멎게 하고 천식을 가라앉히는 성질이 강하며, 오줌싸개를 치료하는 역할까지 해줍니다. 은행죽을 하루 2번씩 아침·저녁 공복에 먹이면 기침, 가래, 야뇨증, 소변을 자주 보느라 화장실을 자주 들락거리는 아이들에게도 효과가 좋습니다.

> **재료** 은행 6~8g, 멥쌀 40~50g.
>
> **만드는 법** 은행의 겉껍질과 속껍질을 벗긴 다음 짓찧어서, 물을 충분히 붓고 멥쌀과 함께 묽게 끓이세요.
>
> **주의하세요** 아이가 열이 심하거나 끈적한 가래가 목에 붙어 잘 떨어지지 않는 경우에는 피하도록 하세요. 은행에는 청산이라는 독성 물질이 소량 함유되어 있으므로, 아이에게 2주일 이상은 먹이지 마세요.

2. 생강죽 : 초기 감기를 없애줘요

아이가 감기에 걸렸을 때 몸에서 열은 펄펄 끓는데, 춥다고 오들오들 떠는 경우가 종종 있습니다. 이렇게 오한이 심한 열감기에 기침·가래가 심한 감기를 앓아 메스껍고 구토가 자주 일어나는 증세를 보일 때 따뜻하게 끓인 생강죽을 먹여보세요. 생강은 구토 중추를 진정시켜 토하는 것을 가라앉게 하는 효과가 있기 때문에 좋습니다. 특히 초기 감기에 먹이면 감기를 빨리 떨어지게 할 수 있습니다.

> **재료** 생강 10~15g, 멥쌀 40~50g, 엿 적당량.
>
> **만드는 법** 생강은 껍질을 벗겨서 젖은 창호지로 7겹을 싸고, 다시 은박지로 겉을 잘 싼 다음 센 불에 구우세요. 생강이 구워지면 아주 잘게 썰어 멥쌀과 함께 죽을 쑵니다. 또는 잘게 썬 생강과 쌀을 넣고 처음부터 죽을 쑤어도 됩니다. 엿 대신 흑설탕을 알맞게 가미해도 좋습니다.
>
> **주의하세요** 감기가 떨어지면 그만 먹이도록 하세요. 생강은 열성 식품이기 때문에, 아이가 땀과 열이 많거나 출혈, 급성 복통 등의 증세를 보이면 삼가도록 합니다.

3. 배죽 : 목감기에 좋아요

감기로 열이 많이 나면 갈증이 나게 마련입니다. 배는 수분이 풍부하고, 기관지를 오랫동안 촉촉하게 적셔주어 갈증이 생기는 것을 줄여줍니다. 목이 마르다고 물을 자꾸 들이키는 아이, 가래 끓는 기침을 하거나 노랗고 끈끈한 가래를 뱉어내는 아이에게 하루 3번씩, 식전에 먹여보세요. 열이 많은 체질의 아이에게 변비가 있을 때 먹여도 좋습니다.

재료 배 1개, 멥쌀 30~40g.

만드는 법 껍질 벗긴 배를 잘게 썰어 먼저 물 1컵을 붓고 달여 즙이 우러나오면 찌꺼기를 건져내고, 미리 불려둔 쌀을 넣고 푹 퍼질 때까지 끓이세요.

주의하세요 배죽은 몸에 열이 많은 아이에게 적당한 죽이므로 몸이 차가운 체질의 아이는 피하는 것이 좋습니다. 또한 무른 변이나 설사를 하거나, 또는 변을 볼 때 거품이 나오면 먹이지 말아야 합니다.

4. 귤피죽 : 가래 섞인 기침을 멎게 해요

귤피는 말린 귤껍질이에요. 가래를 삭이고, 소화를 촉진시키는 효능이 있습니다. 따라서 기침이나 가래로 고생하는 아이, 감기로 입맛이 떨어지고 소화가 안 되어 고생하는 아이에게 먹이면 좋습니다. 하루 3~4번 따끈하게 먹이면 감기를 쫓고 가래를 삭여 기침을 멎게 도와줍니다.

재료 말린 귤껍질 6~8g(또는 씨를 뺀 금귤), 멥쌀 40~50g.

만드는 법 분량의 귤껍질에 물 2컵을 넣고 물이 반으로 줄 때까지 달여서 찌꺼기를 버리고 그 즙을 걸러 놓습니다. 불려둔 쌀로 죽을 끓이다가 한소끔 끓어오르면 귤껍질 달인 물을 붓고 다시 한 번 끓여 죽을 완성합니다.

주의하세요 열이 심한 독감에는 피하도록 하세요. 귤껍질은 성질이 따뜻해서, 오히려 열을 올릴 수도 있기 때문입니다.

5. 호두죽 : 숨찬 기침을 할 때 좋아요

평소 소변이 잦고 야뇨증이나 변비가 있는 아이들에게 적당한 죽입니다. 특히 오랜 감기 끝에 신장(腎臟)의 기운이 허약해져 숨이 차고 기침이 오래가는 증세가 있는 아이에게 하루 2~3번 따뜻하게 먹이면 좋습니다.

재료 호두 과육 10g, 멥쌀 40~50g.

만드는 법 호두 과육의 껍질을 잘 벗겨서 빻은 다음 멥쌀과 함께 죽을 끓입니다.

주의하세요 감기 초기에 가래가 많고 열이 많을 때는 먹이지 않습니다. 기침에 직접적으로 작용하기보다는 원기와 신장의 기운을 강화하여 기침을 가라앉히는 작용을 하므로, 감기 초기에 기침을 하는 아이에게는 적당하지 않습니다.

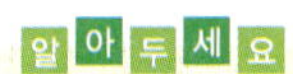

감기를 예방 · 치료하는 찜질!

목을 앞으로 숙이면 목뼈 중 제일 튀어나온 뼈
가 있는데, 이 근처를 드라이기로 따뜻하
게 해주거나, 따뜻한 찜질을 해주세요.
가장 튀어나온 목뼈 바로 아래 오목한
점은 '대추' 라는 경혈로, 이 곳을 지압
해 주면 감기의 사기(邪氣)가 몸으로 들어
오지 못하게 막을 수 있습니다. 감기에 걸렸
을 때 손수건으로 목을 감싸고 있는 것도 이 경
혈을 보호하는 좋은 방법입니다.

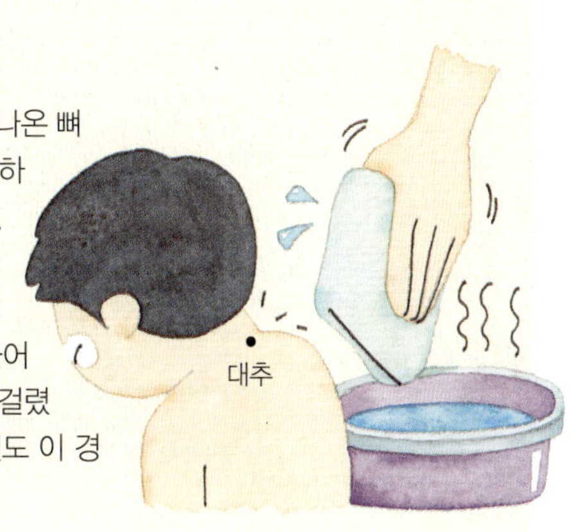

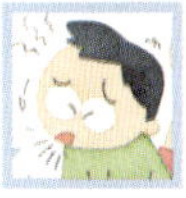

감기를 초기에 잡을 수 있는
좋은 처방 없을까요?

아이를 둔 엄마들의 많은 궁금증 중의 하나는 감기를 초기에 잡는 것입니
다. 감기는 오래 두면 둘수록 깊어지고, 증세가 복잡해지기 때문에 무엇보다
초기에 빨리 잡는 것이 급선무입니다. 감기 초기라면 일반적으로 '우리 아이
는 말간 콧물이 줄줄 흘러요, 열이 나요, 기침을 해요, 숨차해요' 라고 호소합
니다. 이러한 감기의 초기 증세를 잡을 수 있는 좋은 처방으로 『삼소음(蔘蘇
飮)』이 있습니다.

『삼소음』은 땀을 내어 병을 몸 밖으로 발산시키면서, 감기로 인해 문란해
진 수분대사를 원활하게 해주는 역할을 합니다. '소변을 보는
횟수가 줄었다, 설사를 한다, 녹색변이 나온다, 아랫
배가 빵빵해서 손도 못 대게 한다, 갈증이 난다, 물만
계속 들이킨다' 등의 증세가 있다면 수분대사 장애가
일어난 것이므로, 이 경우 『삼소음』을 쓰면 증세들이
줄어들면서 아이가 편안해 할 것입니다.

삼소음

구성약재

인삼, 소엽, 전호, 반하,
갈근, 복령, 진피, 길경,
지각, 감초, 생강,
대추.

감기보다 무서운, 감기 합병증

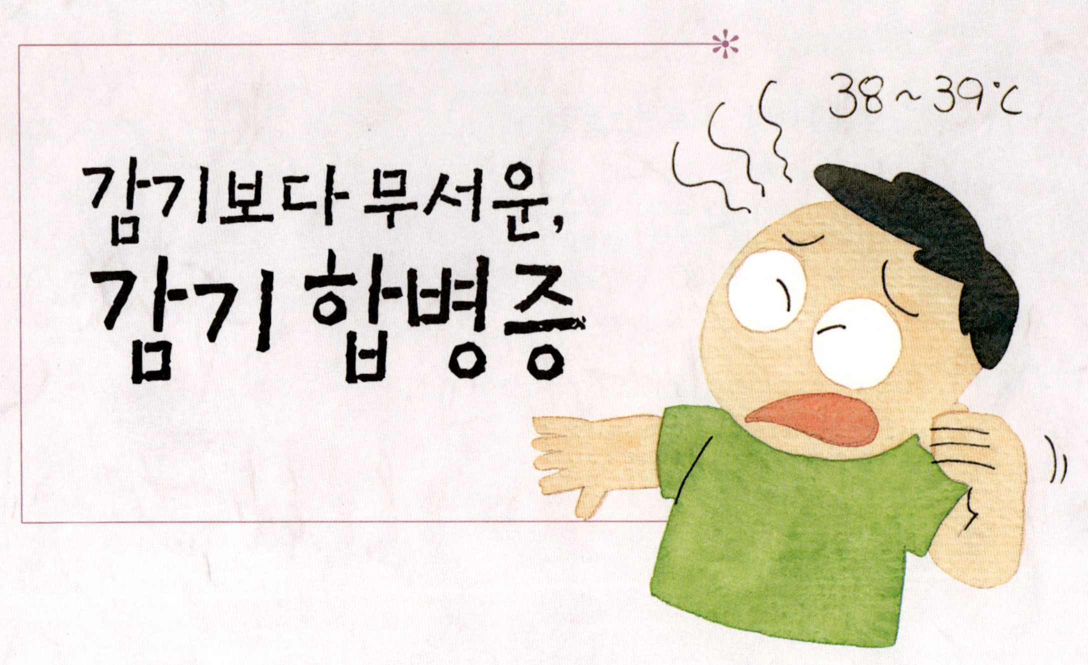

　엄마들이 흔히 감기라고 말하는 질환은 단순한 감기가 아닌, 감기를 일으키는 바이러스가 원인이 되어서 2차적으로 발생한 합병증인 경우가 많습니다. 감기는 아이들에게 가장 흔한 호흡기 질환으로 휴식과 안정을 취하면 4～5일 지나 저절로 낫게 되지만, 가볍게 생각하고 그냥 방치하면 합병증을 일으킬 위험이 커집니다. 특히 어린이의 호흡기 질환은 언뜻 보기에 감기 증세와 비슷하기 때문에 가볍게 생각하다가 적절한 치료 시기를 놓쳐 여러 가지 합병증으로 발전하는 일이 많습니다.

　아이가 감기에 걸리면 흔히 엄마들은 병원에 가서 정확한 진단을 받기보다는 약국에서 약을 구입해다 먹입니다. 그래도 아이의 증세가 나아지지 않으면 단순하게 '감기가 오래 간다'고 생각합니다. 그러나 절대 엄마의 판단만으로 아무 약이나 먹여서는 안 됩니다. 병이 잘 낫지 않는 것은 물론, 오히려 병을 키우는 일이 될 수도 있기 때문입니다.

중이염

중이염은 흔히 감기 끝에 뒤이어 발생하는 수가 많습니다. 또한 기침이나 재채기 등으로 콧속이나 목의 세균이 콧속과 중이를 연결하는 '유스타키안 튜브' 라는 이관(耳管)을 거쳐 중이로 가서 염증을 일으키게 됩니다. 병원균은 연쇄상폐렴구균이 가장 많고 인플루엔자균, 포도상구균 등도 있습니다.

귓속으로 물이나 어떤 액체가 들어가서 중이염을 일으키는 일은 고막에 구멍이 뚫린 경우를 제외하고는 없습니다. 따라서 목욕이나 머리를 감다가, 또는 수영을 하다가 중이염에 걸리는 경우는 많지 않습니다.

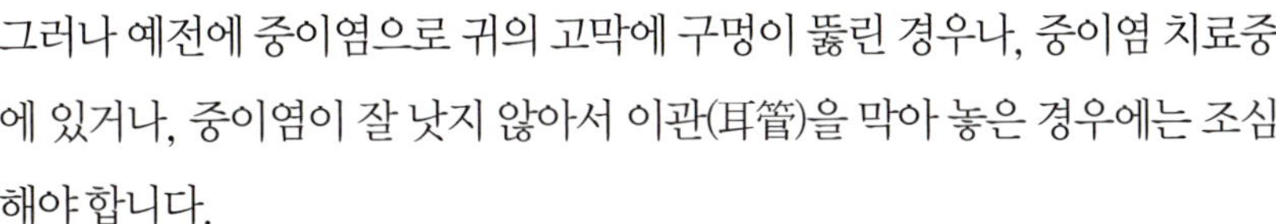

그러나 예전에 중이염으로 귀의 고막에 구멍이 뚫린 경우나, 중이염 치료중에 있거나, 중이염이 잘 낫지 않아서 이관(耳管)을 막아 놓은 경우에는 조심해야 합니다.

증세로는 38~39℃의 열이 나고 귀가 몹시 아파서 귀를 문지르고 긁으며 자지러지게 울거나 잘 먹지도 않고 잠도 잘 자지 못하게 됩니다. 대부분 감기에 걸려 4~5일이 지나면서 중이염을 일으키게 되어 하루나 이틀이 지나면 고막이 터져 귀고름이 나오고 열이 내리며 통증이 가시기도 합니다. 그러나 간혹 4~5일 이상 고열이 계속되기도 합니다. 특히 중이염은 귀고름이 저절로 나오거나 고막을 절개해서 고름을 빼내면 낫지만, 치료를 받지 않고 방치하면 귀 뒤의 뼈에까지 병이 번져서 급성 유양돌기염을 일으키거나 머리로 옮아가서 뇌막염을 일으키기도 합니다. 아이들은 어른에 비해 이관이 짧아 중이염에 걸리기 쉽습니다. 또 어른보다 감기에 걸리는 빈도가 높아 중이염에 걸릴 확률도 그만큼 높아집니다. 아이가 귀의 통증을 호소하면서 열이 나면, 중이염이라고 생각하고 빨리 전문의의 진찰을 받아야 합니다.

중이염이라고 진단이 내려지면 안정을 취하고 되도록이면 목욕을 삼가는 것이 좋아요. 통증이 심할 때는 얼음주머니로 귀 뒤쪽을 차게 해주면 어느 정도 통증이 가라앉습니다. 그리고 귀고름이 나오면 자주 솜마개를 갈아 끼워주고 귓불이 더러워지면 더운물로 닦아줍니다. 깨끗하게 하지 않으면 습진이나 종기가 발생하기 쉽기 때문입니다.

중이염이 걸리는 '중이'라는 부위는 피가 잘 통하지 않는 막힌 공간입니다. 그래서 치료를 하더라도 시간이 오래 걸리고, 항생제를 사용해도 최소한 10일 이상 걸리게 됩니다. 어떤 때는 몇 개월씩 약을 먹어야 하는 일도 있을 수 있습니다. 특히 감기에 걸릴 때마다 중이염을 앓는 아이가 있는데, 이런 아이는 감기에 걸리지 않도록 평소에 각별히 주의해야 합니다.

또 일단 중이염에 걸렸으면 통증이 가라앉고 고름이 그칠 때까지 철저하게 치료하는 것이 좋습니다. 불완전하게 치료하거나 반복해서 중이염에 걸리면 고막에 뚫린 구멍이 막히지 않게 되어 만성 중이염이 될 우려가 있기 때문입니다. 만성 중이염이 되면 완치가 어려울 뿐 아니라, 감기에 걸릴 때마다 고름이 나와 난청의 원인이 되기도 합니다.

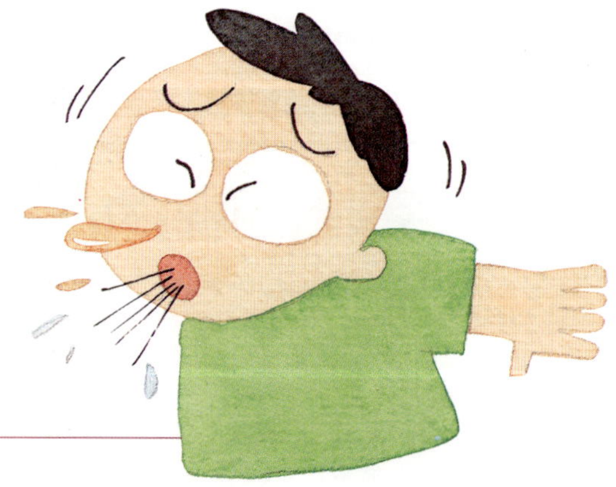

후비루 증후군

감기가 아닌데도 뚜렷한 이유 없이 기침이 3주 이상 계속된다면 후비루 증후군을 의심해 봐야 합니다. 알레르기 비염이나 축농증으로 인해 목 뒤로 콧

물 등의 분비물이 흘러내리면서 인두에 위치한 기침수용체를 자극해서 기침
이 발생하는 경우가 바로 후비루 증후군인데, 만성 기침의 가장 흔한 원인입
니다.

　아이가 유난히 코를 훌쩍거리거나 킁킁거리면서 기침이 잦다면 '후비루
증후군' 일 가능성이 높습니다. 이 병은 감기 치료로는 고칠 수 없고 축농증
이나 알레르기 비염 등 코 질환부터 치료해야 완치될 수 있습니다. 또 기침이
잦다고 해서 기침을 억누르는 약을 복용해서는 안 됩니다. 왜냐하면 기침이
란 호흡기를 통해 우리 몸에 들어온 유해 물질을 배출해 내기 위한 것으로,
무조건 억누르는 것은 좋지 않기 때문입니다.

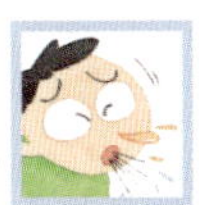 급성 기관지염

기관지염은 급성과 만성으로 구분하는데, 급성 기관지염일 경우
에는 기침을 하다가 2~3주 이내에 멈추는 것이 보통입니다. 하지
만 만성은 그 이상 기침이 지속되는 것을 말합니다. 아이들의
경우 만성 기관지염은 드문 편입니다.

　급성 기관지염은 대부분 바이러스에
의해 발생하는데, 초기에는 콧물이 나
오다가 3~4일쯤 지나면 기침이 시작
됩니다. 기관지염에 걸렸을 때 나타나는

증세는 기침과 가래뿐으로 2~3주가 지나도 기침이 가라
앉지 않거나 다른 증세가 나타날 때는 폐렴이나 천식, 축농증
이 있는지 전문의의 진단을 받아봐야 합니다. 기침은 기관지염뿐만 아
니라 다른 호흡기 질환에서도 공통적으로 나타나는 증세이므로 기침의 특징

을 잘 살펴봐야 합니다. 기침을 시작한 지 얼마나 오래 되었는지, 밤에 잠을
잘 때도 기침을 하는지, 가래가 끓는 기침인지 등등을 관찰한 결과를 전문의
의 진찰을 받을 때 알려주면, 정확한 진단을 내리는 데 참고가 됩니다.

급성 기관지염 중에서도 바이러스성이라면 특별한 약이 없으나, 세균성인
경우 항생제를 투여하면 치료에 효과적입니다. 집에서는 아이가 안정과 휴
식을 취하도록 해주고, 해로운 공기 접촉을 피하도록 신경을 써주세요. 담배
연기나 공기가 오염되어 있는 장소는 기관지염을 앓는 아이에게 해롭기 때
문입니다.

폐렴과 흉막염

폐포와 폐실질 조직에 일어나는 염증을 폐렴이라고 합니다. 폐렴
을 일으키는 원인에는 여러 가지가 있지만 그 중에서도 각종 세균 바이러스
와 곰팡이, 이물질, 알레르기 등으로 발생하는 경우가 대부분입니다. 폐렴은
폐렴 환자와 직접 접촉하거나 공기 전염 등으로 전파되며, 상기도감염 후 또
는 폐렴균에 의해서 직접 폐렴이 발생하는 일도 있습니다. 폐렴의 증세는 기
침과 가래가 나오고 숨소리가 거칠게 들리며, 호흡곤란을 호소하거나 열이
나는 등의 이상 증세를 보입니다. 폐렴은 면역력이 떨어
져 있는 아이나 영양 상태가 좋지 않은 아이에게서
많이 나타납니다. 아이가 폐렴 증세를 보일 경우에
는 전문의의 진단이 꼭 필요하며, 심할 경우 입원해서 치
료를 받아야 합니다.

기침을 콜록콜록, 가래는 그르렁그르렁!

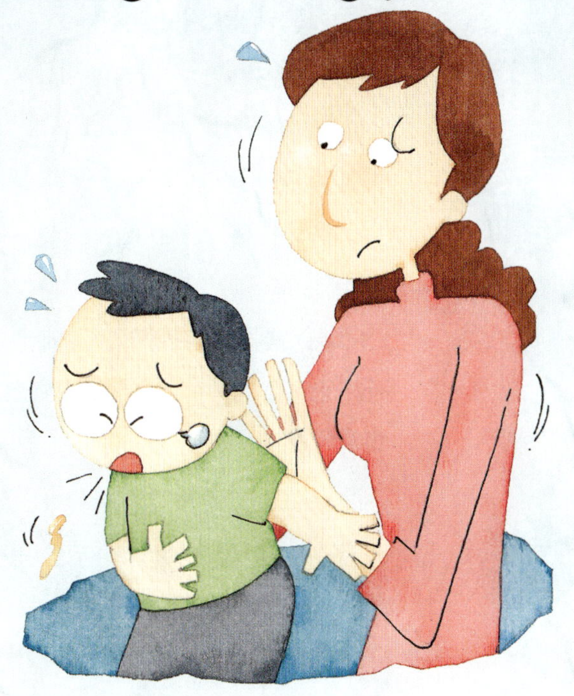

아이가 감기는 아닌데 **기침**과 **가래**가 있으면, 혹여 천식이나 폐렴은 아닐까 걱정이 되어 병원을 찾는 엄마들이 많습니다. **공기** 중의 나쁜 이물질이 호흡기로 들어오면, 우리 몸은 **점액을** 분비하여 나쁜 이물질을 둘러싸서 밖으로 내보내려고 하는데, 이것이 바로 기침과 가래입니다. 즉 기침과 가래는 우리 몸을 지켜주는 **파수꾼인** 셈이죠. 따라서 기침을 빨리 떼려고 무작정 기침을 **억제하는** 약을 쓰다 보면, 나쁜 이물질을 몸 밖으로 배출하지 못해 오히려 더 심한 호흡기 질환에 걸릴 수 있으므로, 전문의와 상의하여 약을 먹이도록 하세요.

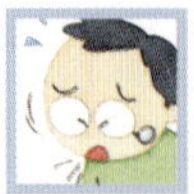

기침은,
원인에 따라 증세도 달라요!

대부분의 엄마들은 아이가 기침을 하면 감기로 단정짓고 우선 감기약을 먹입니다. 하지만 기침은 여간해서 떨어지지 않죠. 게다가 기침을 할 때마다 얼굴이 빨개지며 숨이 넘어가는 아이, 낮에는 괜찮다가도 밤만 되면 항아리 깨지는 소리로 기침을 하는 아이, 숨을 쉴 때 쌕쌕거리면서 기침을 하는 아이 등 증세도 다양합니다.

기침이 증세로 나타나는 질병은 다양합니다. 감기뿐 아니라 호흡기 알레르기, 후두염, 기관지염, 폐렴 등도 기침을 동반하기 때문이죠. 대부분의 엄마들이 폐렴이나 기관지염은 감기가 심해져서 걸리는 것으로 생각하는데, 이것은 잘못된 생각입니다.

1. 마른기침을 자주 해요?

알레르기 비염이나 호흡기 알레르기일 수 있어요. 아이가 다른 증세 없이 마른기침을 자주 할 때는 먼저 알레르기 비염이 있는지, 호흡기 알레르기인지를 살펴보세요. 비염인 경우에는 코와 인후 주변에 있는 고름이 목 뒤로 넘어가면서 기침이 발생할 수 있습니다. 호흡기 알레르기는 꽃가루나 먼지 등 알레르기를 발생시키는 물질이 목으로 넘어가면서 기침이 생깁니다.

만약 가족 중에 알레르기 질환이 있는 사람이 있다면 아이도 알레르기로 인한 기침을 의심해 봐야 합니다. 대부분의 알레르기는 유전적인 경우가 많기 때문입니다. 이외에도 갑자기 건조한 날씨에 호흡기가 노출될 경우에도 마른기침을 하게 됩니다. 이 때는 적당한 수분을 섭취해 기관지 부분을 촉촉하게 해주도록 합니다.

아이가 심리적으로 스트레스를 많이 받는 경우에도 마른기침을 할 수 있어요. 어떤 아이는 괜한 헛기침을 하거나 '흠흠' 거리면서 억지로 가래를 모으는 행동을 반복적으로 하는 경우도 있는데, 이것은 '틱' 이라는 어린이들의

습관성 행동 장애인 경우도 있습니다. 틱은 특별한 질환이라기 보다는 심리
적인 긴장이나 애정 결핍으로 인해 발생하는 경우가 많으므로, 부모님이 따
뜻한 사랑과 관심을 기울여 주시는 것이 중요합니다.

2. 기침을 하면서, 숨을 쉴 때 쌕쌕거려요?

기관지 천식이나 급성 후두염일 수 있어요. 숨을 쉴 때 쌕쌕거리는 것은 기
관지의 굵기가 좁아져 공기가 들고나면서 소리가 나기 때문입니다. '컹컹 개
짖는 듯한 기침'을 하며, 특히 밤에 기침이 심해지면서 아이가 숨을 들이마
실 때 그르렁거리는 소리가 날 경우에는 급성 후두염일 수 있습니다. 내쉴 때
휘파람을 부는 것 같은 소리가 날 때는 기관지 천식일 수 있습니다.

후두염은 숨이 차고, 숨을 들이쉴 때 그르렁거리는 소리가 나며, 목도 쉽니
다. 밤에 증세가 심해지기 쉬운데 증세가 심해질 때는 창문을 열어 시원한 공
기를 마시게 하고, 찬 가습기를 틀어주거나, 목욕탕에 물을 틀어서 수증기가
가득차게 한 후 아이를 안고 있으면 안정이 될 수 있습니다.

그렇게 했는데도 아이의 숨이 너무 가쁘고 늘어지면서 보채거나 진땀이 나
면 즉시 응급실로 가야 합니다. 이런 증세는 아이의 호흡곤
란이 심각하다는 의미이기도 합니다. 특히 아이의
얼굴이 파래지면 서둘러 응급실을 찾아 치료를
받아야 합니다. 이 때는 엄마가 당황하지 말고
침착하게 대처하는 것이 중요합니다.

3. 기침을 하다가 토할 때가 있어요?

아이들은 가끔 기침으로 인해 구토를 해요. 아
이들은 위와 식도를 막아주는 막이 제대로 자라
지 않았기 때문입니다. 갓난아이들이 트림을 시키지
않으면 게워내는 것도 이러한 이유 때문입니다.

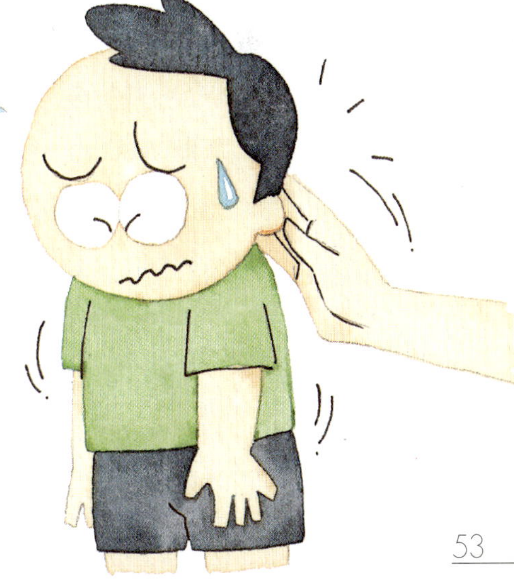

기침이 심할 경우에도 이 막이 열려 구토를 할 때가 있습니다. 이 때는 등을 두드려 기침을 가라앉힌 다음, 따뜻한 죽을 먹이도록 합니다.

4. 아침이나 저녁에 주로 기침을 해요?

천식이나 알레르기 질병일 수 있어요. 아이의 기침이 취침 전후나 늦은 밤·새벽에 심하며, 특히 늦은 밤에 발작적인 기침을 한다면 천식일 가능성이 높아요. 아침에 깨어나서 재채기와 함께 기침을 하며 콧물이 흐른다면 알레르기 비염일 가능성이 높아요.

아침에 일어나서 재채기는 없이 기침을 하거나 목으로 가래가 넘어간다면 축농증일 가능성이 높습니다. 잠자는 동안 부비동에 고여 있던 고름이 내려와 인후를 자극하여 기침이 나오는 것이죠.

반면 저녁에만 기침이 심해지는 경우는 아이가 낮부터 저녁까지 열심히 놀다가 코가 막혀 호흡이 곤란해지면서 생기는 현상이 대부분이므로, 크게 염려하지 않아도 됩니다.

5. 하루 종일 기침을 해요?

전날 심하게 뛰어놀았는지 생각해 보세요. 아이가 심하게 뛰놀고 난 다음 날이면, 하루 종일 기침을 할 때가 있습니다. 심장과 폐에 약간 무리가 와서 그런 것일 수 있으므로 크게 걱정할 필요는 없습니다. 하루 정도 푹 쉬게 하면 대부분 기침이 그치게 됩니다. 하지만 심하게 놀지도 않았는데 기침을 한다면 감기나 기관지염·폐렴이 심해져서 그럴 수 있으므로 전문의의 진단을 받는 것이 좋습니다.

6. 밤이 되면 기침이 더 심해요?

백일해나 모세기관지염일 수 있어요. 감기와 비슷한 증세가 있다가 밤에 기침 발작이 이어지면서 차츰 기침 발작의 횟수가 늘어난다면 '백일해'일 수 있어요. 기침이 너무나 격렬하여 얼굴이 붉어지면서 붓기도 합니다.

만 두 살이 채 안 된 아이가 쌕쌕거리는 기침을 심하게 하고, 가래가 끓고, 콧물이 나오고, 숨이 가쁠 때에는 '모세기관지염'에 걸렸을 가능성이 큽니다. 모세기관지염에 걸리면 가습기를 틀어 실내 습도를 조절해 주고 수분 공급을 해주는 것이 도움이 됩니다.

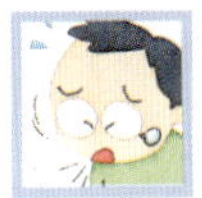 # 아이가 기침을 하면서, 가래를 그르렁거릴 때는요?

1. 기침이 심할 때는 휴식이 가장 중요합니다

감기나 폐렴 등에 의한 경우에는 부드러운 음식으로 충분하게 영양을 공급해 주면서, 안정을 취하면 회복이 더욱 빨라질 수 있습니다. 특히 전염이 되는 경우라면 가급적 유치원이나 학교에도 보내지 않는 것이 우리 아이뿐만 아니라 다른 아이들의 건강을 위한 배려입니다.

2. 물을 많이 먹이세요

물을 먹이면 끈적한 가래가 녹아서 쉽게 배출되고, 기침으로 인해 소모된 수분을 보충할 수 있습니다. 또한 발작적으로 기침이 나서 괴로울 때에는 미지근한 물을 마시는 것이 기침을 진정시키는 데 도움이 됩니다.

폐렴·기관지염·축농증 등의 열성 질환 기침에는 성질이 서늘한 보리차가 좋으며, 천식·알레르기 비염·감기 등의 한성 질환 기침에는 성질이 따뜻한 생강이나 계피를 연하게 우려낸 물이 좋습니다.

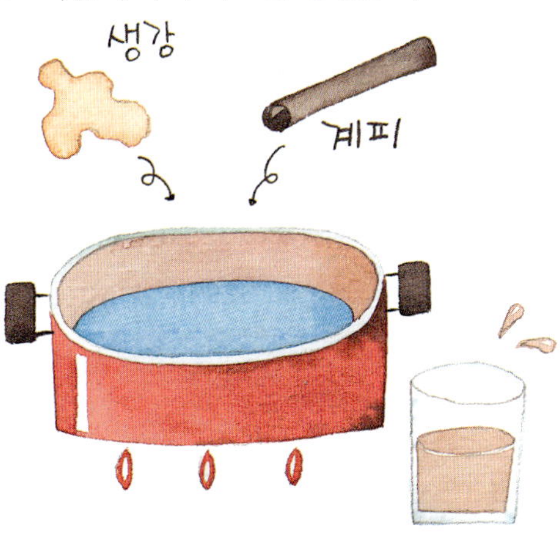

그러나 성질이 찬 보리차든 성질이 따뜻한 생강차나 계피차든, 마실 때는 미지근하게 해서 먹이도록 하세요.

3. 가래를 뱉어낼 수 있도록 도와주세요

가래는 먼지나 이물질 덩어리이므로 삼키는 것보다는 뱉어내는 것이 좋습니다. 등이나 가슴을 손으로 가볍게 두들겨 주거나, 숨을 크게 들이마셨다가 한꺼번에 힘껏 내뱉게 하면 가래가 잘 나옵니다. 아이 스스로 뱉어낼 수 없는 경우에는 아이를 옆으로 돌려눕히는 것을 반복하면 쉽게 가래를 뱉어낼 수 있습니다.

4. 실내 습도와 환기에 신경써 주세요

실내에서는 가습기를 틀거나 젖은 빨래를 널어서 습도를 높여주도록 하고, 한두 시간에 한 번씩 문을 열어 환기를 시켜주도록 하세요. 특히 아이가 있는 방에서 담배를 피는 것은 물론이고, 담배를 피운 후에도 아이 근처에 가는 것은 해롭다는 것을 명심하세요.

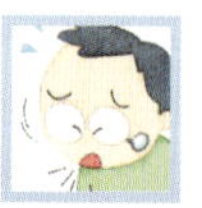 # 아이의 기침을 가라앉히는 민간요법은요……

1. 모과설탕조림

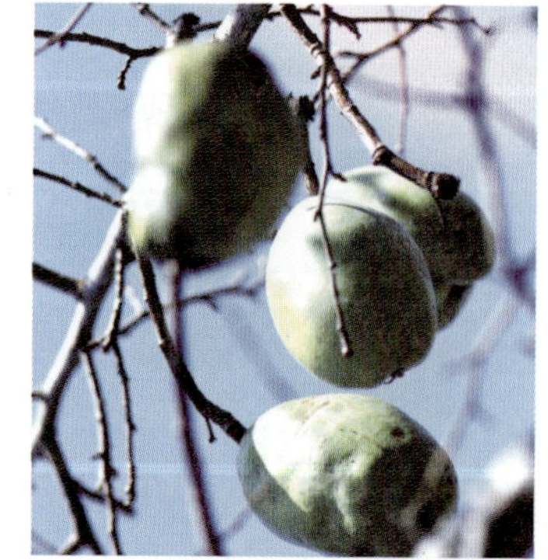

모과는 만성화된 기침에 효과가 있어 예로부터 천식 환자들이 애용해 온 식품입니다. 또한 모과는 근육을 튼튼하게 하고 피로회복의 효과가 있어서 체력이 약해 조금만 움직여도 숨이차고 힘에 부쳐하는 아이들에게 꾸준히 먹이면 좋습니다.

모과 1개를 1cm 두께로 둥글게 썬 다음 다시 부채꼴로 4등분하여 씨를 도려냅니다. 모과가 잠길 정도로 물을 부어 부드러워질 때까지 끓인 후 황설탕 200g을 넣고 다시 조려 끈적끈적해지면 불을 끄고 식혀서 병에 넣어 다시 100g의 황설탕을 뿌린 후 뚜껑을 꼭 닫아 1주일 정도 두었다가 먹입니다.

뜨거운 물에 모과조림 2~3조각을 넣어 한참 우린 후 모과와 물을 함께 먹이거나 또는 우려낸 물만 먹여도 좋습니다.

2. 생강즙

생강 200g을 곱게 갈아 즙을 낸 다음 150g의 흑설탕을 넣고 자작할 정도로 물을 부은 후 푹 끓여 1/2큰술씩 자주 먹이면 좋습니다.

3. 배꿀찜

배의 윗부분을 1cm 두께로 도려내어 뚜껑을 만들고, 배의 속을 파낸 후 꿀이나 황설탕을 가득 채우고 도려낸 뚜껑을 덮어 은박지로 전체를 쌉니다. 이것을 냄비에 넣고 배의 2/3가 잠길 정도로 물을 부어 중탕을 합니다. 20분쯤 후 배가 뭉근히 익을 무렵 꺼내서 망에 넣어 즙을 꼭 짠 다음, 연근즙을 1큰술 타서 마십니다.

배를 강판에 곱게 갈아 먹여도 기침 예방에 도움이 됩니다.

알아두세요

꿀은 돌이 지난 후부터 먹이세요!

일부 꿀의 경우, 면역력이 약한 아이들에게 독성을 유발할 수 있다는 보고가 있습니다. 그러나 대개의 경우 첫돌이 지나면 면역력이 강해져 문제가 없다고 하므로, 첫돌이 지난 아이에게만 꿀을 먹이고, 첫돌 이전의 아이에게는 꿀 대신 황설탕을 먹이는 것이 좋습니다.

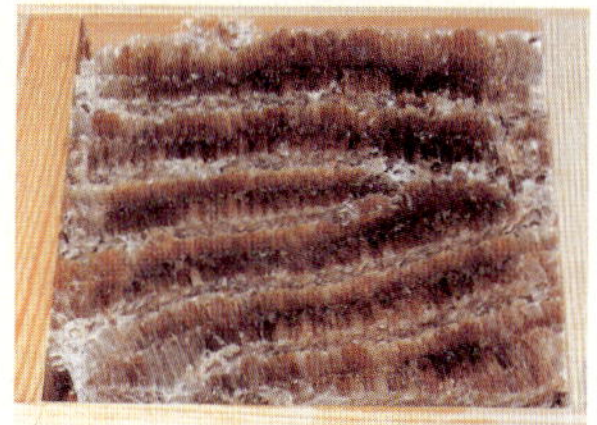

4. 무시럽

깨끗하게 씻어 말린 유리병에 원형으로 얇게 썬 무를
한 장씩 깔고, 그 사이사이에 켜켜로 설탕을 뿌립니다.
1주일이 지나 무즙이 촉촉히 배어 나오면 무를 건져내
고 무즙만 보관해 두었다가, 기침을 할 때마다 무시럽
을 1큰술씩 먹이세요.

무는 가래를 삭이고 기관지의 경련을 진정시키는 효과가 있어, 예로부터
천식이나 감기, 폐렴 등으로 인한 기침에 많이 쓰였습니다.

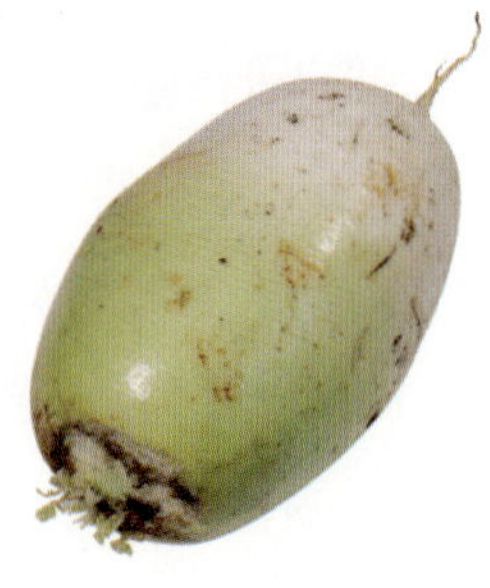

5. 도라지 달인 물

기침이 몹시 심할 때에는 도라지 10g, 감초 5g을 준비
해 600cc의 물에 달여 반으로 줄면 수시로 먹입니다.
또는 얇게 썰어 말린 도라지를 꿀이나 황설탕에 켜켜이
재어둡니다. 기침이 나면 재어둔 도라지만 건져서 끓이
고, 달인 물에 재어둔 꿀 2큰술을 타서 먹입니다.

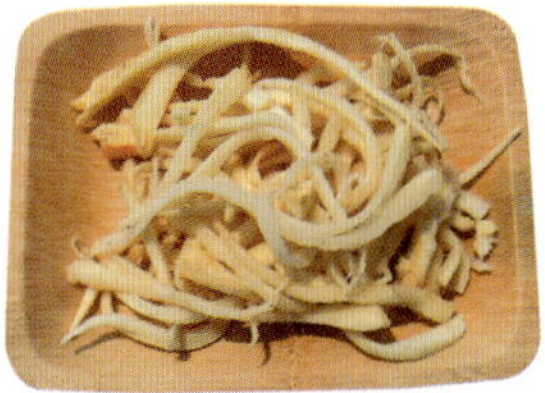

6. 감잎차

감기 · 기침에는 감나무잎 3~4장을 600cc의 물로 반이 되도록 달여서 먹
입니다. 특히 늦가을까지 나무에 달려 있는 감나무잎이 좋습니다. 또 곶감 4
~5개를 900cc 정도의 물로 반이 되도록 달여서 몇 차례 나누어 먹이는 것도
좋습니다.

7. 금귤즙

가래가 있는 기침에는 금귤에 구멍을 내고 설탕
을 뿌려두었다가 600cc의 물로 반이 되게 달여 하
루에 몇 차례씩 먹입니다. 목구멍을 매끄럽게 하고

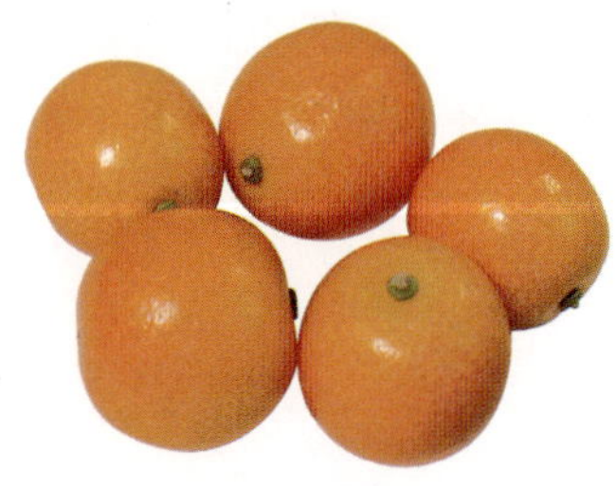

기침을 그치게 하는 금귤은, 흔히 '낑깡'이라고도 불립니다.

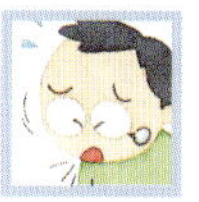

기침과 가래를 어떻게 치료할까요?

한의학에서는 평소 기침을 자주 하거나 가래가 끓는 아이, 숨차하는 아이, 천식이 있는 아이는 폐의 기운이 약한 것으로 봅니다. 따라서 기침의 원인이나 증세 또는 체질에 따라 치료 방법은 여러 가지로 나뉘지만, 기본적으로는 폐를 보강하고 호흡기를 강화하는 한약을 처방합니다.

천식이나 알레르기 질환이 있어 특정 계절에 기침을 많이 하는 아이라면, 기침을 할 때 약을 먹이는 것보다는 기침을 하지 않는 계절에 미리 한의원을 찾아 진찰을 받고 한약을 먹이면 기침을 예방할 수 있기 때문에 기침, 가래로 인한 아이의 고생을 덜 수 있습니다.

이러한 기침·감기 증세를 다스릴 수 있는 처방으로 『소청룡탕(小靑龍湯)』이 있습니다.

소청룡탕

구성약재

마황, 백작약, 오미자, 반하, 세신, 건강, 계지, 감초.

주의하세요

『소청룡탕』에 들어 있는 '마황'이라는 약재는 성질이 강하여 아이의 체력과 나이에 따라 용량을 달리해야 하므로, 반드시 한의사와 상의하여 먹이도록 합니다.

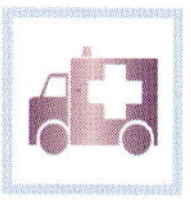

이럴 땐 재빨리 응급실로……

① 음식을 먹다가 갑자기 기침을 하고, 침을 흘리고, 얼굴이 파랗게 변하고, 숨쉬기 힘들어하면 음식이 기도에 걸린 것이므로 119에 빨리 연락을 하는 한편, 아이를 뒤에서 안은 상태에서 양손을 깍지끼어 아이의 앞가슴 명치 부위를 힘을 주어 빠르게 압박해 주세요.

② 평소 기침을 하던 아이가 갑자기 숨쉬는 것이나 말하는 것을 힘들어하며, 입술이나 손톱 밑이 파랗게 변하면 폐나 기관지에 문제가 생겼을 수 있으므로 바로 응급실로 가세요.

③ 기침을 하던 아이가 침을 많이 흘리고, 음식을 잘 삼키지 못하는 경우는 수족구나 인두염, 후두개염일 수 있습니다. 특히 후두개염은 생명을 위협할 수 있으므로 바로 응급실로 가세요.

④ 갑자기 기침이 심해지면서, 기침할 때 가슴 부위가 아프다고 하며, 가래에 피가 섞이기도 하고, 열이 펄펄 끓으면 폐렴일 수 있으므로 바로 응급실로 가세요.

⑤ 생후 1개월 이전의 아이가 기침을 하면 일단 병원에 가서 진찰을 받도록 하세요.

눈이 쉽게 충혈되고, 시력이 나빠져요

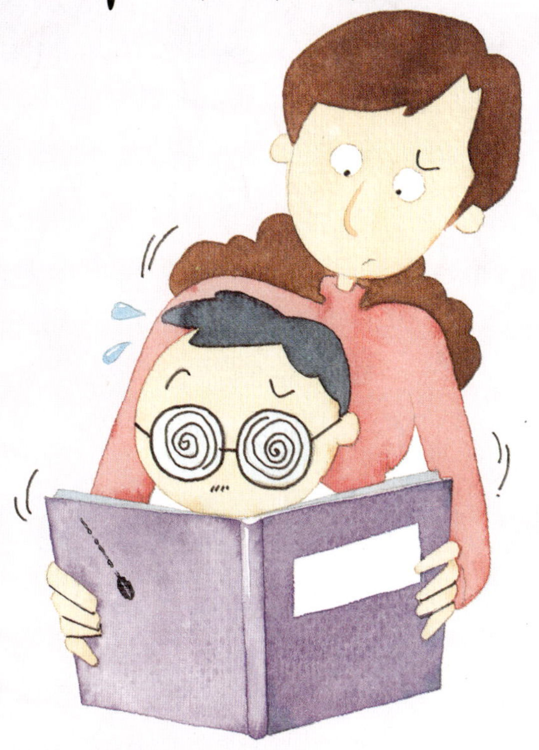

건강한 아이들의 **눈을** 바라보고 있으면 세상 시름을 다 잊을 정도로 참 맑고 초롱초롱합니다. '마음의 창'으로 불리는 눈은 우리 몸의 **건강을** 총체적으로 나타내 주기도 합니다. 아이 때부터 눈이 **충혈**되거나 시력이 떨어지면 건강에도 적잖은 **영향을** 주게 됩니다. 특히 요즘은 어린아이들이 **안경을** 쓰는 경우가 많습니다. 컴퓨터나 텔레비전 등으로 아이들의 눈 건강이 급속도로 나빠지고 있기 때문입니다. 눈 건강은 일상생활에서의 올바른 습관만으로도 지킬 수 있습니다.

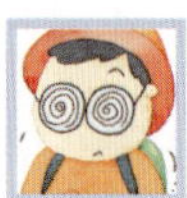

아이의 눈이 나쁜지 어떻게 알 수 있나요?

아이들의 시력이 좋은지, 나쁜지를 알아내는 것은 쉽지 않습니다. 아이의 시력이 궁금하면 병원에 갈 때 시력표를 읽혀보거나, 정기적으로 안과를 방문하여 시력검사를 받아보는 것이 가장 좋습니다.

시력표로 검사가 가능한 나이는 보통 만 2~3세부터이므로, 부모님 중에 눈이 나쁜 사람이 있으면 만 2세 때부터 정기적으로 시력검사를 받는 것이 좋습니다. 특히 사람의 시력이 완성되는 나이는 만 5~6세 정도로, 7세 이후에는 이미 발달이 끝난 상태라 약시나 사시와 같은 눈의 질환을 발견해도 치료가 힘들어지기 때문에, 늦어도 만 6세 이전에는 한 번쯤 안과 검진을 받아보는 것이 좋습니다.

그러나 안과는 되도록이면 눈병이 유행하는 시기를 피해서 가는 것이 좋습니다. 눈병이 유행하는 시기에는 안과에 눈병 환자들이 많아 아무래도 다른 때보다 눈병에 전염될 가능성이 높기 때문입니다.

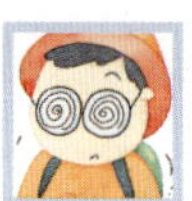

시력의 구분은 이렇게 나뉘어져요!

1. 근시란?

근시는 먼 곳은 잘 보이지 않고 가까운 곳만 잘 보이는 것으로, 아이들의 눈이 나빠지면 대부분 근시에 의한 경우입니다.

근시는 대개 선천성은 아니며, 잘못된 생활 습관으로 인해 책이나 텔레비전을 너무 가까이 보거나 오랫동안 컴퓨터를 하는 등 눈을 과다하게 사용한 결과로 주로 초등학생 이후의 아

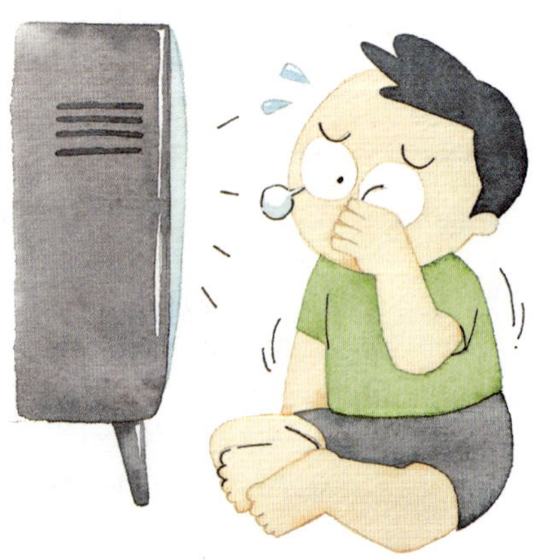

이에게서 나타납니다. 아이가 사물을 볼 때 눈을 찡그리거나 TV나 책을 가까이서 보려고 하고, 자주 눈이 아프다며 눈의 피로를 호소하면 근시를 의심해 볼 수 있습니다.

그러나 근시가 의심된다고 해서 무조건 안경을 쓰는 것은 바람직하지 않습니다. 아이들은 장시간 독서를 하거나 눈을 많이 사용하면 눈의 조절근육이 피로하여 일시적으로 근시 현상을 보이기도 하는데, 이 때 안경을 착용하면 오히려 눈의 피로와 두통이 더 심해질 수 있기 때문입니다. 따라서 우선 안과에서 정확하게 검사를 받은 후, 검사 결과에 따라 치료를 하거나 시력교정을 하는 것이 바람직합니다.

2. 약시란?

눈에 특별한 병도 없이 시력이 아주 낮아 안경을 껴도 정상시력이 나오지 않는 것을 말합니다. 취학 전의 어린아이가 도수가 높은 안경을 끼고 있다면 대부분 약시일 경우가 많습니다.

아이가 약시일 경우, 가장 중요한 것은 시력이 발달되는 5~6세 이전에 발견하여 치료를 시작하는 것입니다. 초등학교 입학 후에야 약시를 발견했을 때는 이미 시력 발달이 끝나 버린 시기라서 치료가 어렵기 때문입니다.

보통 약시는 사시와 동반하는 경우가 많은데, 이 때는 약시 치료를 먼저 하고 사시를 교정하는 수술을 하는 것이 치료 결과가 좋습니다.

3. 사시란?

양쪽 눈의 정렬이 똑바로 되지 않는 상태입니다. 사시가 있으면 물건을 볼 때 양쪽 눈의 초점이 제대로 조합되지 않아 입체감각이 떨어지고, 그로 인해 눈이 쉽게 피로해지며 시간이 지날수록 시력이 급속도로 떨어질 수 있어요.

무엇보다 아이들은 외모 때문에 심한 스트레스를 받아, 성격까지 삐뚤어질 수도 있습니다. 그러므로 사시가 의심되면 곧바로 안과에 가서 바로 치료를 받아야 합니다.

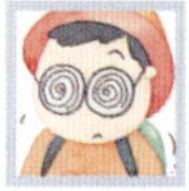

시력이 떨어지는 것을 예방하려면……

① 장시간 독서를 하거나 TV나 컴퓨터의 화면을 가까이서 오랫동안 보지 않도록 하세요. 30분에 한 번씩 책이나 화면에서 시선을 떼고, 5~10분 정도 먼 곳을 보거나 휴식을 취하도록 하세요.

② 책을 볼 때는 방의 전체조명을 켜고, 스탠드를 책상 왼쪽 위에 위치하게 하여 글씨를 쓸 때 그림자가 생기지 않게 해주세요.

눈과 책 사이의 거리는 항상 30cm 정도로 유지시키고, 이 때 책 밑에 독서대를 받치면 머리를 숙이지 않게 되어 시력 보호에 더욱 도움이 됩니다.

③ TV는 적어도 3m 이상 떨어져서 보게 하며, TV 화면은 눈높이보다 약간 아래에 두도록 합니다. 어두운 곳에서 텔레비전을 시청하면 눈에 피로를 주게 되어 점차 시력을 떨어지게 하므로, 반드시 실내조명을 켜고 텔레비전이나 컴퓨터 화면을 보도록 하세요.

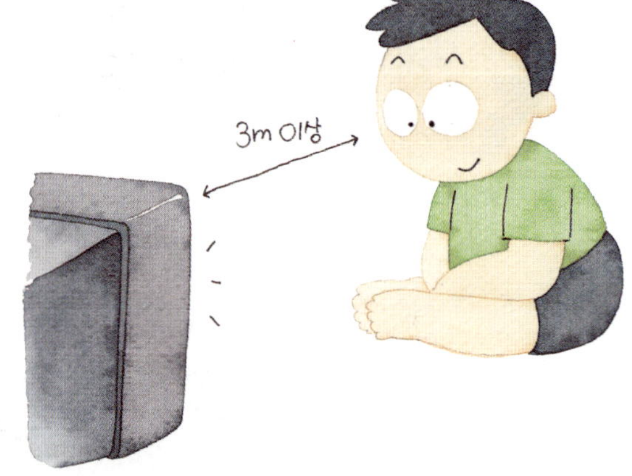

④ 컴퓨터 모니터는 눈높이보다 약간 아래로, 화면은 10~20° 정도 뒤로 기울이며, 거리는 얼굴로부터 60~80cm 정도에 배치하여 몸의 중앙에 오도록 조절해 주세요. 모니터에 보안경을 설치하면 눈의 피로가 훨씬 줄어들

것입니다.

⑤ 글씨가 너무 작거나 흐린 책, 화면의 흔들림이 심한 컴퓨터나 텔레비전의 모니터는 보지 않는 것이 좋습니다.

⑥ 2세 전에는 TV를 보지 않는 것이 시력뿐만 아니라 정서발달에도 좋습니다. 2세가 지나서도 텔레비전 보는 시간을 하루 1~2시간 정도로 제한하도록 하세요.

⑦ 책이나 텔레비전, 컴퓨터 화면을 볼 때 눈을 자주 깜빡이도록 가르쳐 주세요. 아이들이 화면에 집중하다 보면 눈을 깜빡이지 않고 화면만 뚫어져라 쳐다보는 경향이 있는데, 눈을 깜빡이지 않으면 눈물이 분비되지 않아 안구건조증과 시력 저하의 결정적인 원인이 됩니다.

아이들의 눈을 건강하게 하려면!

아이들이 독서나 컴퓨터를 하다가 30분~1시간마다 마사지·지압요법, 안구운동, 안구휴식법, 찜질요법을 해주면 눈의 피로를 덜어주고 시력이 떨어지는 것을 예방할 수 있어요.

1. 마사지·지압요법

① 양쪽 엄지손가락을 제외한 네 손가락의 지문 부위로 눈 주변을 원을 그리듯이 손가락으로 꾹꾹 눌러주세요.

② 엄지손가락과 집게손가락으로 눈과 코뼈 사이의 오목한 부분을 부드럽게 문질러 주세요.

③ 고개를 약간 숙이고 눈을 감은 상태에서, 손바닥을 비벼서 열을 낸 다음 손바닥의 엄지손가락의 아래쪽 볼록한 부분으로 눈꺼풀과 관자놀이, 눈썹 사이를 꾹꾹 눌러주세요.

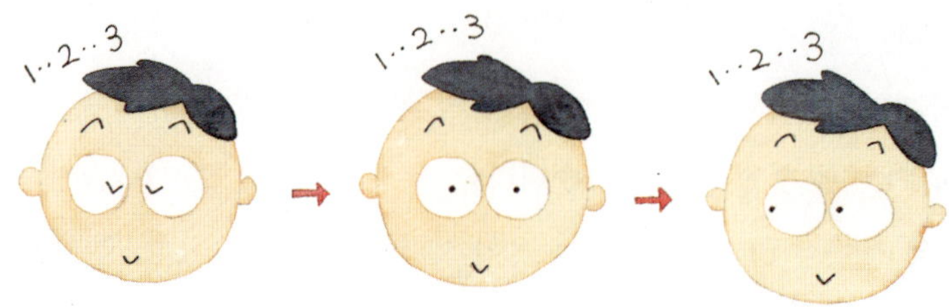

2. 안구운동

① 눈을 꼭 감은 채로 셋까지 셉니다.

② 그런 다음 눈을 최대한 크게 뜨고 시선은 정면을 향하면서 셋까지 센 후, 다시 눈을 꼭 감고 셋까지 셉니다.

③ 얼굴을 고정시키고 시선은 오른쪽을 향한 다음 셋까지 센 후, 다시 눈을 꼭 감고 셋까지 셉니다.

④ ③과 같은 요령으로 왼쪽, 위쪽, 아래쪽을 차례차례 해보세요.

⑤ ④까지 끝나면 이제 시계 방향으로 눈동자를 세 번, 시계 반대 방향으로 눈동자를 세 번 회전시키세요.

⑥ 두 번째 손가락을 눈앞 10cm 거리에 두고, 창 밖의 아주 먼 거리에 있는 한 물체를 정합니다. 그리고 손가락과 먼 거리의 물체를 다섯 번 정도 번갈아서 바라보세요.

3. 안구휴식법

눈을 가볍게 뜨고 먼 거리를 초점을 맞추지 않은 채 편하게 바라보게 하세요. 특히 녹색은 눈을 가장 편안하게 하는 색깔이므로 녹색을 띤 먼 산을 보는 것이 좋습니다.

4. 찜질요법

눈이 충혈되었을 때는 차가운 물수건을 눈에 얹어두고, 눈이 피로할 때는 따뜻한 물수건을 눈에 얹어주세요.

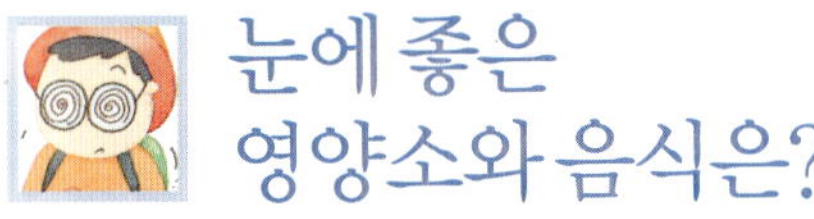

눈에 좋은 영양소와 음식은?

눈이 피로할 때에는 눈에 좋은 비타민 $A \cdot B_1 \cdot B_2 \cdot C$가 함유된 식품을 섭취하여 영양분 보충에 힘쓰고, 특히 비타민 A가 풍부한 동물의 간 · 전복 · 치즈 · 버터 · 달걀 노른자 · 시금치 · 당근 등의 식품을 먹이도록 합니다.

1. 돼지 · 소 등 동물의 간

한의학에서는 눈이 간 기능과 깊은 관계가 있다고 합니다. 간 기능이 약해지면 눈이 피로하거나 시력이 떨어지기도 합니다. 육류의 간은 우리 몸의 간 기능을 강하게 하면서, 특히 비타민 A가 많이 들어 있기 때문에 눈에 가장 좋은 보약이라 할 수 있습니다. 육류 중에서도 돼지 · 소의 간은 비타민 A가 풍부하고, 맛도 담백하여 아이들이 먹기에 좋습니다.

2. 당근

당근에는 체내에서 비타민 A로 바뀌는 카로틴이 풍부하게 들어 있어서, 눈의 피로를 덜어주는 좋은 식품입니다. 특히 지용성 비타민인 카로틴은 기름과 함께 섭취하면 흡수율이 더욱 높아지므로 버터에 볶거나 드레싱을 뿌려 샐러드로 만들어 먹으면 더욱 많은 효과를 얻을 수 있습니다.

3. 결명자와 구기자 달인 물

한방에서 결명자와 구기자는 간장의 피로를 풀어주며 동시에 눈의 피로를 덜어주고 충혈도 없애주는 기능이 있어서, 아이들의 눈 건강 관리에 이만한 약이 없습니다. 깨끗이 씻은 결명자를 프라이팬에 노릇하게 볶고, 구기자는 햇볕에 잘 말려둡니다. 결명자 10g, 구기자 5g에 물 800cc를 붓고 1시간 30분 정도 끓여 300cc로 줄면 수시로 먹이세요.

눈을 보호하는 생야채 주스

1. 셀러리 주스

셀러리는 글루타민산과 글리신·메티오닌이 많아서 간의 기능을 도와주기 때문에, 눈에도 아주 좋은 식품입니다. 또한 셀러리에는 비타민 B_1·B_2가 다른 채소에 비해 10배 이상이나 들어 있고, 비타민 C도 풍부하여 피로회복에 큰 도움이 됩니다. 그리고 다른 채소에는 부족한 칼슘·철분 등 무기질도 골고루 들어 있어 아이들의 성장에 도움이 되며, 산만한 아이의 집중력을 키우는 데에도 도움이 됩니다.

만드는법 셀러리 1/2개, 요구르트 1병, 꿀 1큰술을 주서기에 넣고 갈아 하루에 한 잔씩 먹입니다.

2. 당근 주스

당근에는 비타민 A의 모체인 카로틴이 대단히 많아서, 눈 건강에 매우 우수한 식품입니다. 그런데 당근에는 비타민 C를 파괴하는 효소가 있어서, 가급적 비타민 C가 함유된 다른 과일이나 야채와 함께 요리하지 않는 것이 좋습니다. 그러나 이 효소는 산에 약하기 때문에 당근을 식초와 함께 버무린 후, 다른 야채와 섞어 요리하면 비타민 C의 파괴를 어느 정도 줄일 수 있습니다.

만드는법 당근 1/2개를 주서기에 갈아서 꿀 1큰술을 타서 먹입니다.

3. 쑥갓 주스

쑥갓에는 비타민 A·C의 함량이 풍부해서 눈과 간의 건강에 매우 좋습니다. 특히 눈의 압력을 내려주는 효과가 있어서 눈이 터질 듯이 아프거나 충혈되었을 때 먹으면 도움이 됩니다.

만드는법 쑥갓 3줄기, 귤 1개 또는 요구르트 1병을 주서기에 넣고 즙을 내어 먹입니다. 만약 쑥갓의 떫은맛이 거슬리면 살짝 데쳐서 사용해도 좋습니다.

4. 미나리 주스

미나리에는 비타민 A·B_1·B_2·C와 함께 단백질은 물론 철분과 칼슘 등 성장기 아이들에게 필요한 영양분을 풍부하게 함유하고 있습니다. 특히 비타민 A는 눈의 건강에 도움이 되고, 철분은 깨끗한 피를 만들 수 있도록 도와주기 때문에 몸을 맑게 해줍니다.

만드는법 미나리 5뿌리를 깨끗이 씻어 사과 1/2개와 요구르트 1병을 주서기에 갈아 먹입니다.

4. 전복

전복은 살과 껍데기, 어느 것도 버릴 것 없
이 눈에 좋은 보약입니다. 전복은 비타민 A
가 풍부하여 눈의 피로나 야맹증에 좋습니
다. 특히 전복에는 간 기능을 정상적으로 만
들어 주는 작용이 있는데, 한방에서 간은 눈
과 밀접한 관계가 있으므로 눈의 건강에 적
합한 식품이라 할 수 있습니다.

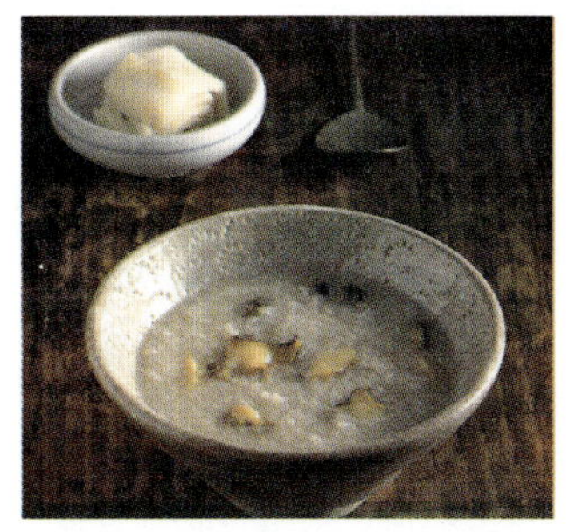

또한 한방에서는 전복의 껍데기를 '석결명' 이라고 하는데, 이것은 눈을 맑
고 시원하게 해주는 효능이 있어서 눈의 피로와 충혈에 자주 사용되고 있습
니다. 전복 껍질을 구워서 곱게 가루낸 후 하루에 2~5g 정도를 미지근한 물
에 타서 마시면 됩니다. 전복죽을 끓일 때에는 비타민 A가 풍부한 시금치와
당근을 넣어 같이 끓이는 것이 시력 보호에 더욱 도움이 됩니다.

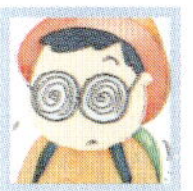

눈을 건강하게
하는 처방이 있나요?

한의학에서는 간이 눈과 아주 밀접한 관계가 있다고 여기고, 간이 튼튼하
면 눈이 건강하지만 간이 허약해지면 눈이 피로하고 시력이 떨어진다고 봅
니다. 따라서 눈의 피로를 풀거나 시력 보호를 위해서는 보혈(補血)을 시켜
주고 간장을 보(補)하거나 간의 피로를 풀어주는 치료를 합니다.

피의 생성을 돕고 간장을 보(補)하는 『사물탕(四物湯)』이라
는 처방이 있는데, 이 처방에 간의 피로를 풀어주는
구기자·결명자·감국을 가미한 『구기사물탕(枸杞
四物湯)』을 복용하면 눈의 피로를 덜어주는 동시에
더 이상의 시력 감퇴를 예방할 수도 있습니다.

구기사물탕

구 성 약 재

숙지황, 당귀, 천궁,
작약, 구기자, 감국,
결명자.

눈 건강을 위해 알아두면 좋은 상식, 3가지!

1. 눈에 이물질이 들어가면……

눈에 먼지나 이물질이 들어가면 손을 대고 비비거
나 눈을 닦기도 하는데, 이것은 각막을 손상시켜
시력을 떨어뜨리게 하는 아주 위험한 행동입니다.
눈에 이물질이 들어가면 절대 손으로 문지르지 말고
아이를 잠깐 울리거나 하품을 하게 하여 눈물과 함
께 이물질이 흘러나오도록 하는 것이 좋습니다. 인공
눈물이 있다면 5~6방울을 계속 떨어뜨려 씻겨 나
오게 하면 더욱 좋겠죠. 먼지나 눈썹 같은 것이 눈
에 보이면 젖은 면봉으로 살짝 닦아내도록 하고,
이물질이 눈에 박혀 있다면 손을 대지 말고 바로 병원
으로 데려가도록 하세요.

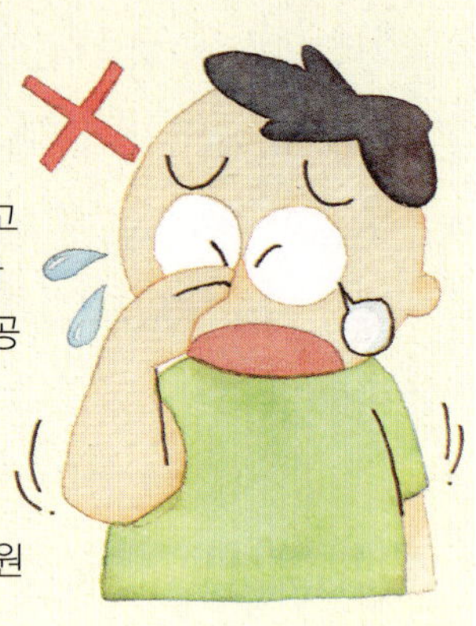

2. 안경을 계속 쓰고 있지 않아도 되나요?

안경을 벗으면 사물의 윤곽만 흐릿하게 보여 일상생활에 상당한 지장을 줄 정
도로 시력이 나쁠 때에는 안경을 계속 착용하고 있는 것이 눈의 피로가 덜합니
다. 그렇지만 안경은 시력을 교정해 주는 것이지, 치료를 해주는 것이 아니기 때
문에 안경을 벗었을 때 비록 글씨는 또렷하게 보이지 않더라도 일상생활이 가
능하다면 독서를 할 때만 안경을 착용해도 괜찮습니다.

3. 눈이 피로할 때 안약을 자주 써도 괜찮은가요?

안약을 습관적으로 사용하는 것은 눈의 정상적인 기능에 그리 좋지 않다는 것
이 의학계의 지배적인 견해입니다. 물론 눈병으로 눈이 충혈되고 눈곱이 낄 때
는 치료를 위해 의사가 처방한 안약을 사용하는 것이 좋으며, 눈에 먼지가 들어
가거나 과로로 인해 눈이 건조하고 피로할 때는 인공눈물을 몇 방울 쓰는 것도
괜찮습니다.
하지만 의사의 처방이나 지시없이 안약을 사용하는 것은 우리의 눈이 눈물을
만들어 내는 정상적인 기능을 퇴화하게 만들 수 있으므로, 치료를 위한 불가피
한 경우가 아니라면 습관적으로 안약이나 인공눈물, 생리식염수는 사용하지 않
는 것이 좋습니다.
그리고 쓰다 남은 안약은 다시 쓰지 않도록 주의하세요. 특히 눈병에 쓰던 안약
은 다른 사람과 같이 쓰지 말아야 하며, 치료가 끝나면 반드시 버리도록 하세요.
안약은 안과 전문의 선생님과 상의를 한 후에 사용하는 것이 안전합니다.

'배 아파!' 라는 말이 입에 붙었어요

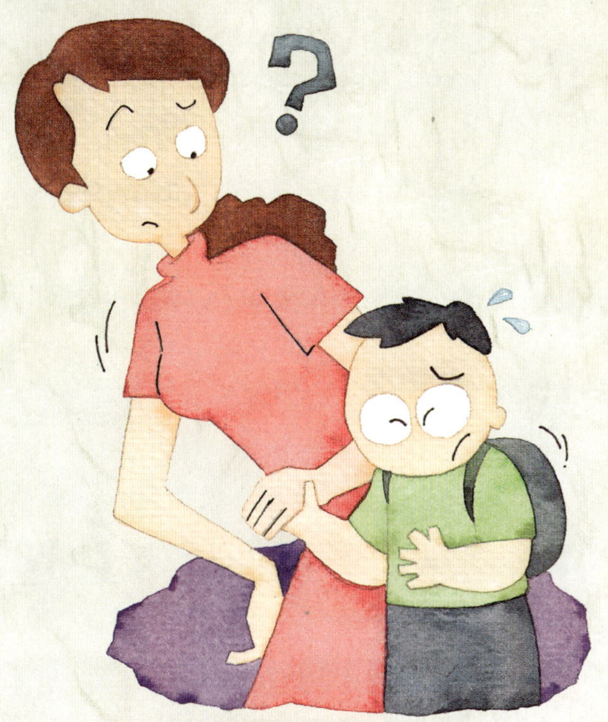

아이들은 감기에 걸려도, 똥이 마려워도, 밥이 먹기 싫거나 유치원에 가기 싫어도, 꾀병을 부리거나 부모님의 관심을 끌기 위해서도 '배 아파'라고 하는 등 가장 만만한 표현법이 '배 아파'입니다. 아이가 배가 아프다고 하면 대변이 달라졌는지, 배를 눌렀을 때 자지러지듯이 아픈지, **구토를** 하는지 관찰하고, 그 때 특별한 **이상이** 발견되지 않는다면 걱정할 필요는 없습니다.

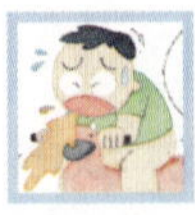

왜, 배가 아플까요?

아이들이 흔히 배가 아프다고 하는 것은 배가 아픈 그 자체가 질병이 아니라 어떤 질병 때문에 나타나는 증세의 표현이므로, 그 원인이 되는 질병을 먼저 찾는 것이 중요합니다.

소아복통의 대부분은 복직근(복부 세로근육)이 긴장하거나, 복직근의 발달이 미숙해서 생기는 복통이 90% 이상을 차지합니다.

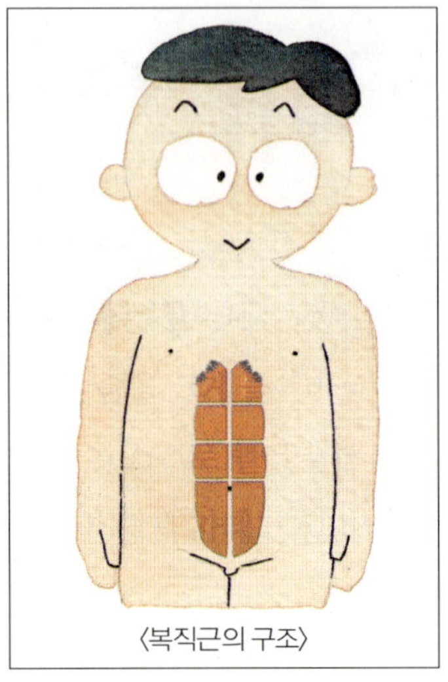

〈복직근의 구조〉

그 외 음식물 알레르기, 장내 가스, 변비, 장염, 위염 등 내장 질환에 의해 복통이 발생하기도 합니다. 그런데 아이들이 '배 아파' 라고 말하는 80%는 가짜로 배가 아픈 것이므로, 진짜로 아픈 20%를 판단하는 것이 중요합니다.

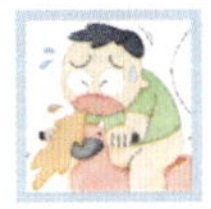

아이들이 복통을 일으키는 특별한 경우가 있나요?

1. 영아 산통

생후 4개월이 안 된 아이가 갑자기 다리를 구부리고 주먹을 꽉 쥔 채로 자지러지게 울며 보채면 '영아 산통' 일 가능성이 큽니다.

영아 산통이란 배에 가스가 차거나 대변이 가득 차서 생기는 극심한 복통으로, 이럴 경우에는 아이를 안고 편하게 흔들어 주면 울다가 지칠 무렵 대장의 긴장이 풀어지면서 가스가 배출되는 동시에 통증도 사라집니다.

이를 예방하기 위해서는 젖을 먹일 때 공기를 적게 마시게 하며 젖을 먹이고 난 다음에는 반드시 트림을 시키고, 조용하고 편안한 환경을 만들어 주어야 합니다. 보통 생후 4개월이 지나면 영아 산통은 저절로 없어집니다.

2. 장중첩증

생후 5~9개월의 건강한 아이가 갑자기 복통으로 1~2분 정도 심하게 울다가, 5~15분 정도 멎었다가 다시 복통이 발작하여 심하게 운다면 장중첩증을 의심할 수 있습니다. 발작 중에는 아이의 얼굴이 창백하고, 왈칵 뿜어나오는 구토를 하며, 배에 소시지 모양의 덩어리가 만져집니다. 시간이 지나면 딸기잼 같은 피가 섞인 끈적끈적한 대변을 봅니다.

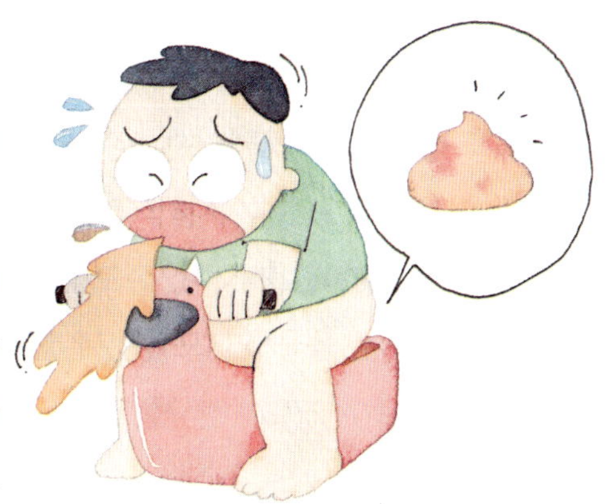

장중첩증은 윗부분의 장이 아랫부분의 장 속으로 망원경처럼 말려들어가는 아주 응급한 상황이므로, 빨리 병원에 가서 장을 풀어주어야 합니다.

3. 급성 충수염

급성 충수염은 오른쪽 아랫배가 아픈 것이 특징으로, 오른쪽 아랫배를 누르면 아프고, 기침을 할 때 울리고, 걸을 때에도 통증을 느끼게 됩니다. 그러나 초기에는 복통보다는 명치 부위나 배 전체가 체한 것처럼 거북하며 소화가 되지 않다가, 점점 오른쪽 아랫배가 아파옵니다. 이밖에 구토나 식욕부진이 나타날 수 있으며, 설사나 열이 동반될 수도 있습니다.

만약 고열이 나고 극심한 통증이 생기면 천공의 가능성이 있으므로 빨리 응급실로 가세요.

4. 변비

아이들은 변비 때문에 복통이 생기는 경우가 아주 흔합니다. 왼쪽 아랫배를 눌러보면 자지러지듯이 아프다고 하며, 왼쪽 아랫배에 순대와 같은 덩어리가 만져지면 변비가 거의 확실해요.

이럴 땐 콩나물국 등의 국물에 참기름 1큰술 정도를 타서 밥을 말아 먹여보

세요. 참기름이 단단하게 굳은 변을 부드럽게 풀어주는 역할을 하기 때문에,
대변이 시원하게 나오면서 복통도 사라질 거예요.

5. 음식물 알레르기

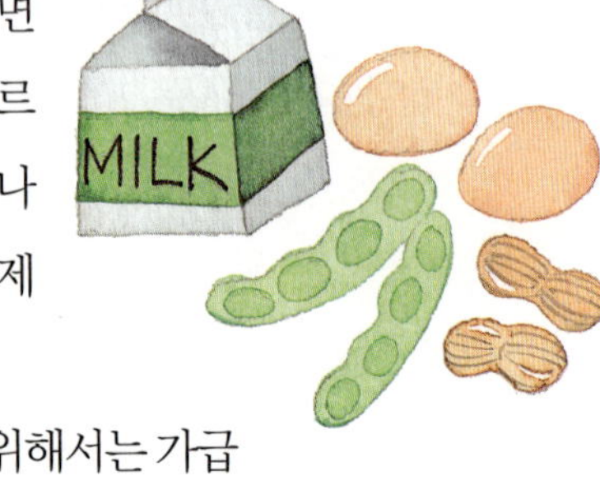

우유 · 콩 · 달걀 · 땅콩 등 특정 식품을 먹을 때마
다 배가 아프고, 설사를 하고, 두드러기가 난다면
음식물 알레르기에 의한 복통입니다. 특히 알레르
기에 의한 경우에는 복통뿐만이 아니라 아토피나
알레르기 비염, 천식 등으로 이어질 수 있는 문제
가 있습니다.

따라서 알레르기 질환의 발생을 최대한 막기 위해서는 가급
적 모유 수유를 하도록 하며, 만 1세가 되기 전에는 우유 · 콩 · 달걀 · 땅콩
등 알레르기를 일으키는 음식을 먹이지 말고, 더욱 안전하게 하려면 만 1세
이후에 이유식을 시작하는 것이 좋습니다.

그러나 일반적으로 만 3세 이후로는 음식물에 대한 알레르기는 많이 사라
지므로 알레르기를 일으켰던 식품을 먹여보고 아무 이상이 없다면 개의치
않고 먹여도 됩니다.

6. 바이러스나 세균 감염으로 인한 급성 위장염

복통, 구역질, 구토, 설사, 열 등 여러 가지 급성 염증의 증세가 나타나면 바
로 병원으로 가도록 하세요.

7. 과민성 장증후군

아이가 긴장을 하거나 스트레스를 받으면 배가 사르르 아프다고 했다가 곧
장 설사를 하며, 변을 보고 나면 복통이 말끔히 사라집니다. 보통, 아이의 변
이 설사와 변비가 반복되는 특징이 있습니다.

이럴 경우 아랫배에 뜨거운 찜질을 해주고, 부드러운 죽을 먹이면 복통이 완화될 수 있습니다.

성격이 예민한 아이에게서 과민성 장증후군이 잘 생기는 경향이 있으므로, 이를 예방하기 위해서는 평소 집안 환경을 편안하게 조성해 주고 부모님이 따뜻한 애정을 보여주도록 하세요.

8. 심인성 복통

아이가 유치원에 가기 싫거나, 음식을 먹기 싫거나, 부모님의 관심을 끌기 위해서 복통을 호소하는 경우도 있습니다. 이 때 아이에게 아픈 곳을 짚어보라고 하면 잘 지적하지 못하고, 배 전체가 아프다고 합니다.

이런 경우 꾀병이라고 무시하기보다는 애정과 관심을 보여주도록 하고, 그래도 때때로 가짜 배아픔을 호소할 때는 단호한 모습을 보이는 게 좋습니다.

9. 요로감염

'배가 아파요', '소변 볼 때 아프다고 찔찔 짜요', '소변을 찔끔찔끔 자주 봐요', '소변에서 냄새가 나요', '열이 올랐어요' 등의 증세를 호소할 경우에는 요로감염일 수 있어요. 이 때는 병원에서 진찰을 받게 하고 약을 먹이면 치료가 됩니다.

요로감염을 예방하기 위해서는 평소 대변을 본 후 깨끗하게 닦는 습관을 길러주고, 속옷을 자주 갈아입히도록 하세요.

10. 탈장

남자아이가 아랫배가 아프면서 사타구니나 고환 부위가 부어오르면 탈장일 가능성이 높아요.

부은 것이 가라앉지 않고 통증이 심하면 장이 꼬여 썩을 수 있으니 곧바로 응급실로 가도록 하세요.

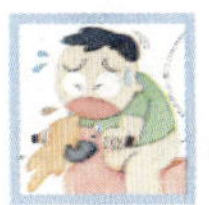

복직근이 긴장하여
나타나는 복통은?

사람의 배에는 명치에서 아랫배까지 세로로 나 있는 큰 근육이 있는데, 이 것이 복직근이에요. 아이가 한창 성장할 때에는 근육보다 뼈가 먼저 자라기 때문에 복직근이 뼈의 성장속도를 따라가지 못합니다. 그 결과 배를 위에서 아래로 줄로 묶은 것 같은 통증이 생기는 것입니다.

한마디로 배의 성장통인 셈이죠. 이 때 아이의 배를 보면 가로로 금이 간 것 처럼 임금 왕(王) 자가 새겨져 있고, 배를 만져보면 명치끝에서 아랫배까지 복직근이 판자처럼 굳어져 있으나 안으로 깊이 눌러보면 물렁물렁한 것을 느낄 수 있어요.

소아복통은 대부분 복직근의 긴장에 의해 나타나며, 이런 경우 복직근이 발달되면서 서서히 통증이 없어지게 되므로 그리 염려할 필요는 없습니다.

1. 복부 마사지

배꼽을 중심으로 해서 시계 방향으로 10~ 20분 동안 마사지하고, 뜨거운 찜질을 해주세 요. 복부 마사지는 1일 4회 정도 해주는 것이 효과가 좋아요.

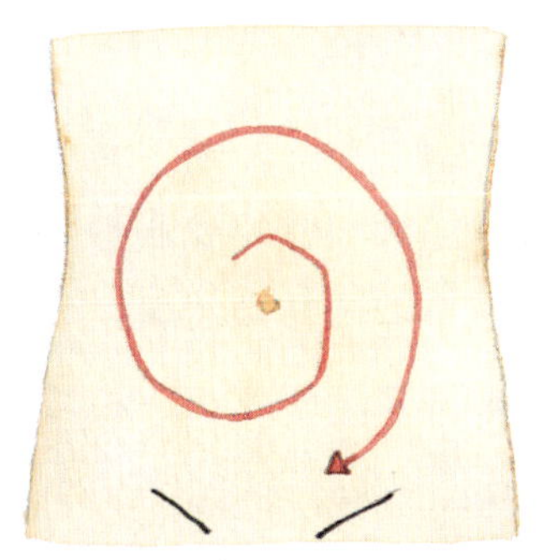

2. 지압요법

① 중완(배꼽과 명치 사이의 중점)을 엄지손가 락으로 부드럽게 지압해 주세요.

또는 이 지압점에 매일 3장씩 뜸을 떠주면 복직근의 긴장을 풀어주는 동시에 소화 기능을 좋게 하여 밥도 잘 먹을 수 있게 할 수 있어요.

② 갑자기 배가 아프다고 할 때 쓸 수 있는 응급 지압점으로 '합곡' 혈이 있어요. 합곡은 엄지손가락과 검지손가락의 뼈가 만나는 오목한 부분으로, 엄지손가락으로 지긋이 눌러주면 배가 편안해지는 것을 느낄 수 있어요.

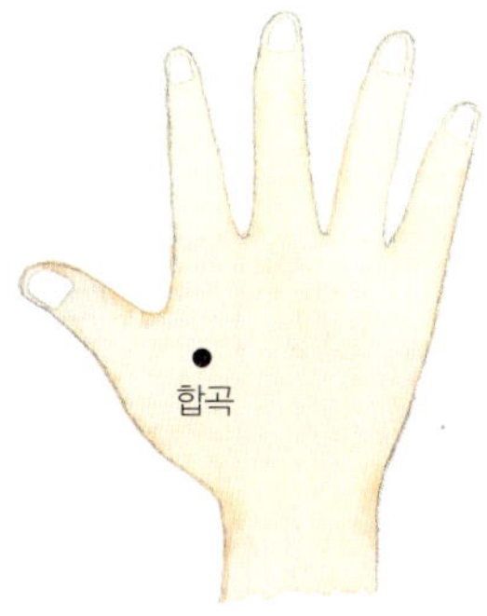

3. 장염 등의 염증성 질환으로 인한 급성 복통

급성 복통이 있는 아이는 하루 정도 밥을 먹이지 않는 것이 좋아요. 그 대신 보리차를 조금씩 마시게 하며, 복통이 진정되면 미음과 죽·과즙으로 시작하여 점차 소화되기 쉬운 음식을 먹이도록 하세요. 평소 배가 자주 아프다고 하는 아이는 지나치게 차거나 뜨거운 것, 육류나 가공 식품, 인스턴트 식품을 먹이지 않도록 하세요.

4. 매실차

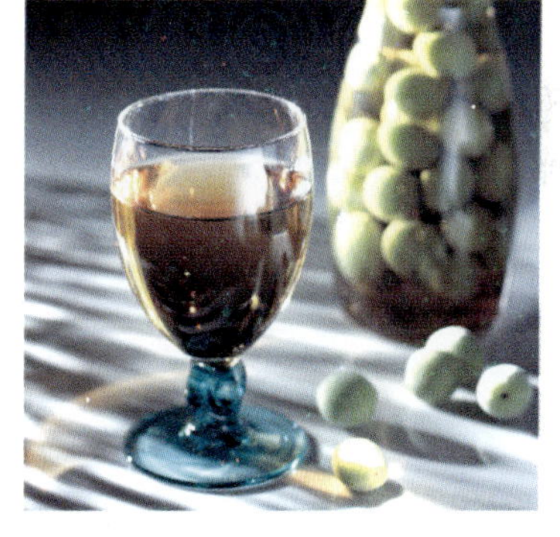

복직근의 긴장으로 인한 아이들의 복통에는 매실이 아주 효과적이에요. 매실은 내장근육과 복직근의 긴장을 완화시키는 효과가 있기 때문이에요. 또한 매실은 장을 깨끗하게 하는 정장 작용과 살균 작용도 있어서 장염에도 좋고, 피로와 스트레스를 풀어주고 위장을 튼튼히 하는 효과가 있어서 체력이 떨어지고 허약한 아이에게도 좋은 보약이 되는 셈이지요.

잘 익은 매실 한 되를 물기없는 유리병에 황설탕 500g과 함께 담아 밀봉해 두었다가 한 달 후 즙이 우러나면 매실은 건져내고 즙만 따로 보관했다가, 필요할 때마다 따뜻한 물에 타서 먹이도록 하세요.

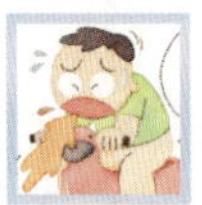

배가 아픈 아이, 어떻게 치료할까요?

특정 질환에 의한 급성 복통이 의심되면 곧장 병원으로 가서 치료를 받도록 하세요. 그런 경우가 아니라 평소에 배가 조금씩 자주 아프다고 하면서 밥도 잘 먹지 않고, 또래보다 체력이 약해 보이는 아이의 경우에는 한의원에 가서 진찰을 받아보도록 하세요.

배가 아프다고 하는 아이의 90% 이상을 차지하는 복직근의 긴장에 의한 복통의 경우 『소건중탕(小建中湯)』이라는 좋은 처방이 있어요. 이 처방은 내장근육의 경련을 진정시키고 복직근의 긴장을 완화시키는 백작약, 위장과 대장으로의 혈액순환을 돕는 계지, 입맛을 북돋아 주는 생강과 대추로 구성되어 있어서 배가 아픈 것은 물론이고 밥도 잘 먹게 되고 면역력도 길러져 아이의 전반적인 성장에 도움이 됩니다.

소건중탕

구 성 약 재

백작약, 계지, 감초, 교이, 생강, 대추.

유난히 **땀이** 많아, **옷이 흠뻑** 젖어요

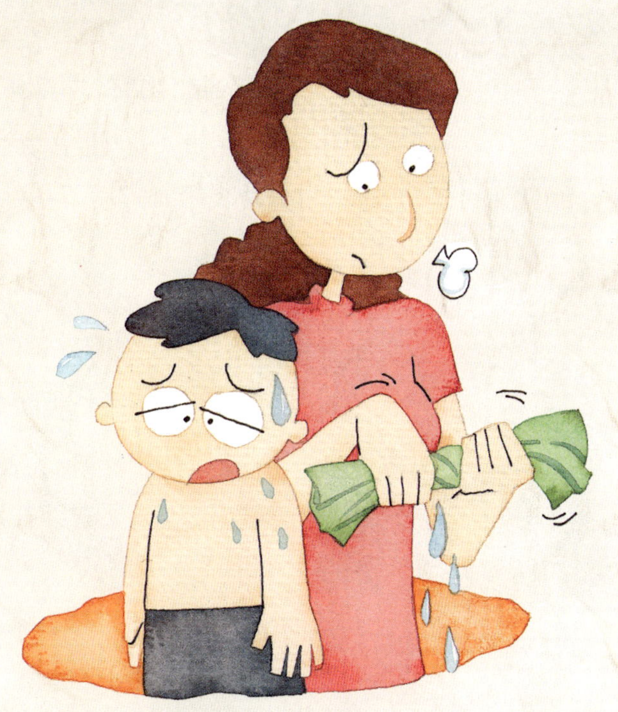

아이가 **땀을 뻘뻘** 흘리며 잠을 자거나 뛰놀다가 옷이 땀으로 흠뻑 젖어 있을 때, 엄마들은 '아이가 허약한 것은 아닌지……' 걱정하게 됩니다. 그러나 원래 아이들은 정상적으로 어른에 비해 **피부** 단위 면적당 땀을 더 많이 흘리며, **땀 조절** 신경이 아직 미숙하여 땀이 잘 납니다. 특히 땀샘이 많이 분포한 이마나 뒷머리, 손바닥, 발바닥에는 땀이 더 많이 날 수밖에 없어요. 아이들이 자라면서 땀 조절 신경 기능이 완전해지면 땀은 점점 줄어들게 되므로 크게 걱정할 필요는 없습니다.

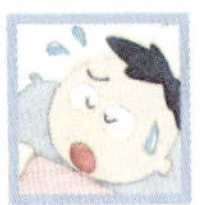

혹시 아이가 질병이 있어서 땀을 흘리는 걸까요?

만일 아이가 감기, 결핵, 전염병, 선천성 심장 질환, 갑상선기능항진증, 저혈당, 당뇨병, 뇌염 등의 질병에 걸린 경우에 땀을 많이 흘릴 수 있습니다.

그러나 이런 질환이 있으면 땀 외에도 미열·기침·쇠약감 등 질환에 따른 특별한 증세가 나타나므로, 단지 땀만 흘린다면 이들 질환을 걱정할 필요는 없습니다.

한의학적인 관점에서 살펴보면, 대체적으로 마른 체형에 체질적으로 허약한 아이가 땀을 흘리는 것은 체력을 떨어뜨리게 되고, 또래보다 뚱뚱한 편인 아이들이 땀을 많이 흘리는 것은 오히려 건강에 도움이 될 수도 있습니다.

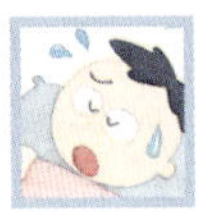

몸이 허약하면, 땀을 많이 흘린다던데……?

아이들은 원래 태어날 때부터 몸에 열을 많이 갖고 태어나기 때문에, 건강한 아이도 땀을 많이 흘릴 수 있습니다. 그러나 정도가 지나친 경우에는 문제가 됩니다.

임상적으로 땀을 많이 흘리는 것은 호흡기계 질환 발생의 유발인자로서 체질이 허약한 아이들에게 많이 발생합니다. 더구나 땀을 많이 흘리다 보면 양기(陽氣)와 음혈(陰血)을 허(虛)하게 하는 악순환을 일으키게 합니다.

《동의보감》에서는 '땀은 체내의 진액(津液)으로 양분(陽分)에 있는 것을 진(津), 음분(陰分)에 있는 것을 액(液)이라 하는데, 이들이 체외로 배설되면 땀이라고 한다. 이유 없이 땀이 나는 것은 체내의 음양(陰陽) 편승(偏勝)에 의한 것이다. 보통 양허(陽虛)하면 자한(自汗)이 나고, 음허(陰虛)하면 도한(盜汗)이 난다. 수면중 땀이 나며 깨어나면 그치는 것을 도한(盜汗)이라 하며, 별다른 이유 없이 자연히 나오는 것을 자한(自汗)이라 한다.' 고 하였습니다.

이처럼 한의학에서는, 인체의 음양(陰陽) 불균형에 의해 땀이 나는 것이라고 여기면서 땀에 중요한 진단적 가치를 두고, 땀이 나는 양상에 따라 다시 '자한(自汗)'과 '도한(盜汗)'으로 나누어 치료를 시행합니다.

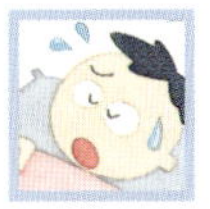 깨어 있을 때 땀을 저절로 흘리는, '자한(自汗)'은요?

'자한(自汗)'이란 낮에 활동할 때 땀이 나는 것으로 조금만 움직이거나 밥을 먹으면서도 땀이 저절로 줄줄 흐르는 것을 말합니다.

자한(自汗)에도 두 가지 경우가 있습니다.

첫째는 피부를 보호하는 기운이 치밀하지 못해 땀이 줄줄 흐르고, 추위를 잘 느끼며, 감기에 잘 걸리는 경우입니다.

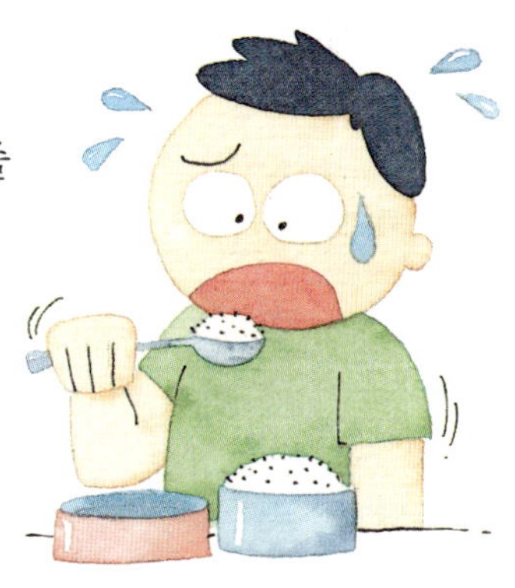

둘째는 몸에 열이 많아 훈증되면서 땀이 나는 경우로, 이런 아이는 항상 피부가 뜨끈뜨끈하고 온몸이 땀으로 끈적거릴 정도입니다.

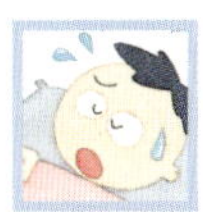 잠을 잘 때 식은땀을 흘리는, '도한(盜汗)'은요?

'도한(盜汗)'은 밤에 잠을 자는 동안 이불이 젖을 정도로 식은땀을 흘리고 잠에서 깨면 땀이 그치는 것입니다.

도한(盜汗)에도 두 가지 경우가 있습니다.

첫째는 심장(心臟)이 허(虛)하고 음기(陰氣)가 수렴되지 못해 수면중 진액(津液)이 밖

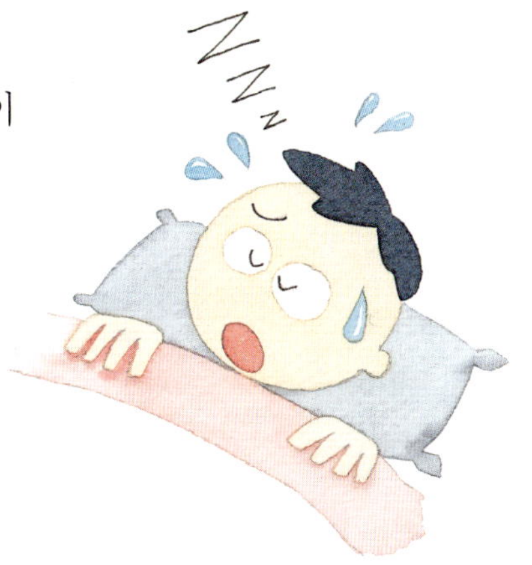

으로 흐르는 경우로, 이런 아이는 꿈이 많고 잠꼬대를 하며, 잠자는 중에 깜짝깜짝 놀라기도 합니다.

둘째는 심장(心臟)에 화기(火氣)가 왕성하여 음기(陰氣)를 손상시켜 진액(津液)이 안으로 수렴되지 못한 경우로, 이런 아이는 몸에 열이 많고 성격이 급하며, 가슴이 답답하여 평소에 물을 자주 들이킵니다.

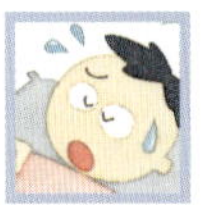

땀이 많은 아이에게 어떻게 해줘야 하나요?

1. 낮에 뛰어놀 때 땀이 많이 나는 아이라면……

① 맥문동 8g, 인삼·오미자 각 4g에 물 800cc를 붓고 달여서 반쯤 줄면 수시로 물처럼 먹입니다.

② 황기 30g과 물 800cc를 달여서 반쯤 줄면 수시로 물처럼 먹입니다. 또는 닭에 황기를 넣어 삶아 먹여도 좋아요.

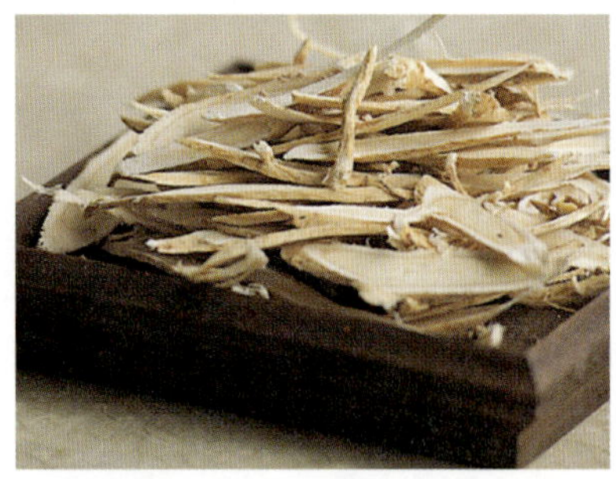

2. 밤에 잠을 자면서 식은땀을 흘리는 아이라면……

부소맥(통밀을 물에 담가 떠오르는 것만 건져낸 것) 20g, 대추 8개와 물 800cc를 달여서 반쯤 줄면 수시로 물처럼 먹입니다.

부소맥은 예로부터 식은땀을 그치게 하는 것으로 아주 유명한 약재이며, 대추는 땀으로 흘린 진액을 보충해 주는 약재로 이 두 가지를 달여 꾸준히 먹이면 아이들의 식은땀이 조금씩 줄어드는 효과를 볼 수 있습니다.

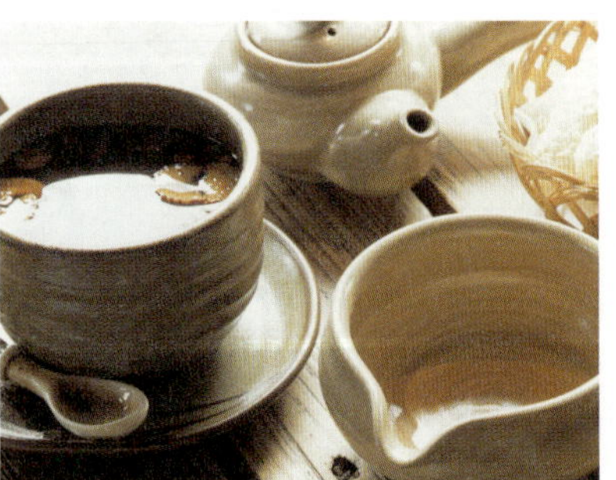

3. 열성 체질로 땀이 많은 아이는 검은콩과 검은콩순을……

① 검은콩을 식초에 담갔다가 먹이면 좋습니다.

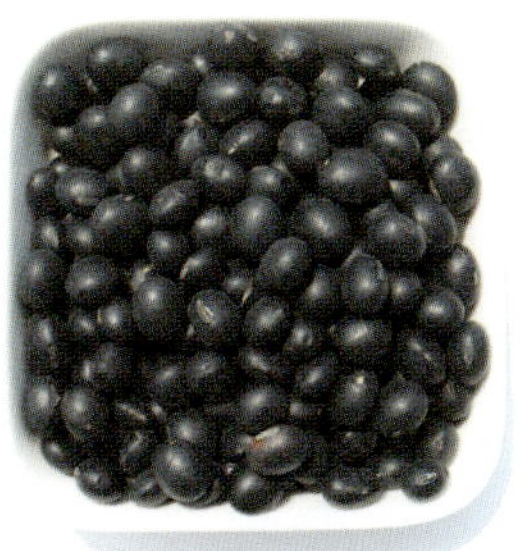

검은콩을 흑두, 오두라고 하는데 이 중에서도 크기가 작은 것이 약콩입니다. 이것을 젖은 행주로 잘 닦아 용기에 담고(물론 검은콩이나 용기에는 물기가 없어야 합니다) 식초를 붓습니다. 식초는 현미식초가 좋습니다. 현미식초에는 인체에서 만들어 낼 수 없는 필수아미노산 8종을 포함해서 18종이나 되는 필수아미노산을 함유하고 있고, 검은콩의 약 성분을 고스란히 우려내 주기 때문입니다. 식초는 검은콩이 잠길 정도면 됩니다.

이것을 밀봉해 냉장고에 보관하여 4~5일 정도 지나면 검은콩이 식초를 머금어 부풀어오르는데, 이 때 식초를 더 붓습니다. 그렇게 하지 않으면 변질될 수 있습니다. 10일 정도 경과하면 검은콩을 꺼내 하루 7~10알씩 먹이고 검은콩이 우러나온 식초도 커피잔 한 잔 정도의 생수에 3~4작은술씩 타서 마시게 하세요.

검은콩의 비릿한 냄새가 싫으면 생것 그대로 쓰지 말고 약간 볶아서 식초에 넣어도 됩니다. 또 식초를 마시기가 역겨우면 꿀을 조금 타서 마셔도 좋습

땀이 많은 아이는 '열성 식품' 을 금하세요!

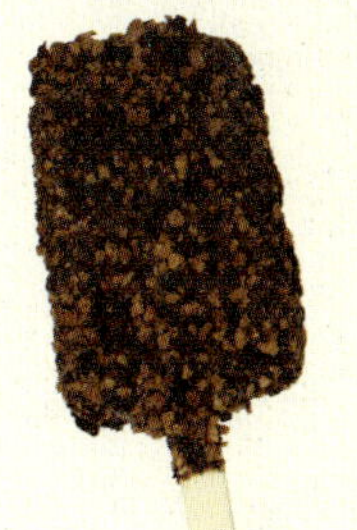

아이들은 어떤 질병이 있어서 땀을 많이 흘린다기보다는 체질적으로 열성 체질이어서 땀을 많이 흘리게 되는 경우가 많습니다. 따라서 땀이 많은 아이라면 너무 덥게 키우지 말고 집안을 서늘하게 해 줄 것이며, 열성 식품을 금합니다. 아이스크림, 초콜릿, 코코아, 인삼, 꿀, 찹쌀, 후추, 카레, 마늘, 생강, 부추 등이 모두 열성 식품들입니다.

니다. 또 한번에 많이 만들지 않도록 하는 것이 좋습니다. 냉장고에 보관해 둔다 해도 한 달 이상 경과하면 변질되기 쉽습니다.

② 나이가 어리면 검은콩순을 먹이세요.

아이가 너무 어리다면 검은콩을 식초에 담근 것을 역겨워할 수 있습니다. 이 때는 검은콩으로 순을 키워 먹이도록 하십시오. 검은콩으로 콩나물 키우듯이 순을 낸 것을 약용하면 됩니다. 물을 주어 순을 낸 것을 '청수두권' 이라 하고, 마황이라는 한약재 뿌리를 넣고 끓인 물을 차게 식혀 그 물로 순을 키우면 '황수두권' 이라 합니다.

이 황수두권이 땀을 다스리는 뛰어난 약재가 됩니다. 무기력하며 항상 나른한 느낌이 있을 때도 좋습니다. 황수두권을 가루로 만들어 1회 4g씩, 1일 3회 따뜻한 물에 타서 먹여도 됩니다.

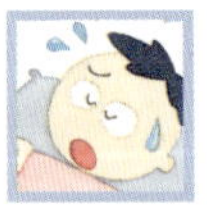

아이의 땀을 다스리는 처방은요?

아이가 다른 특별한 증세 없이 잘 큰다면 전문의의 처방까지는 필요없겠지만, 땀 이외에도 다른 이상 증세들이 있다면 한의원에서 진료를 받아보는 것이 좋습니다. 한의학에서는 낮에 땀을 많이 흘리는 '자한(自汗)' 과 잠잘 때 땀을 많이 흘리는 '도한(盜汗)' 으로 나누어 치료합니다.

자한증(自汗症)도 두 가지가 있는데, 피부가 치밀하지 못해 낮에 조금만 움직여도 땀이 나며, 감기에 잘 걸리고, 추위를 잘 타는 허증(虛證)의 아이에게는 피부의 기운을 보강하여 치밀하게 만들어 주는 『옥병풍산(玉屛風散)』이 좋습니다. 반대로 몸에 열이 많아 땀이 많이 나고, 피부가 후끈후끈한 아이에게는 열을 식혀주는 『백호탕(白虎湯)』이 좋습니다.

밤에 잘 때 땀이 많이 나는 도한증(盜汗症)도 두 가지로 나누어 치료합니다.

심장(心臟)의 기운이 허(虛)하여 꿈이 많고 잠꼬대를 하며 식은땀을 많이 흘리는 아이에게는 『산조인탕(酸棗仁湯)』이 좋습니다.

반대로 심장(心臟)의 화기(火氣)가 왕성하여 몸에 열이 많고, 성격이 급하고 번잡한 아이에게는 심장(心臟)의 화기(火氣)를 내려주면서 음액(陰液)을 보충해 주는 『당귀육황탕(當歸六黃湯)』이 좋습니다.

옥병풍산	백호탕	산조인탕	당귀육황탕
구성약재	구성약재	구성약재	구성약재
백출, 방풍, 황기.	석고, 지모, 감초.	석고, 산조인, 인삼, 지모, 복령, 감초, 계심, 생강.	황기, 생지황, 숙지황, 당귀, 황련, 황백, 황금.

물마시듯 마시면, 내 아이 튼튼이로 자라는 한방차 7가지

1. 살구씨차

심한 기침 · 가래에 효과적입니다

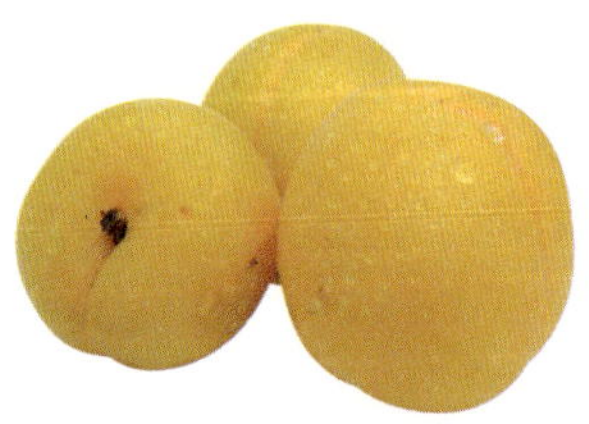

이렇게 만드세요 살구씨를 갈아서 티스푼으로 한 스푼씩 하루 세 번 꿀에 타서 먹이세요.

이런 점이 좋습니다 아이가 호흡곤란을 일으킬 정도로 기침이 심하고, 가래가 끓을 때 먹이면 좋습니다. 숨이 가빠서 쌕쌕거리는 소리를 내며 고통스러워 할 때나 변비가 있는 아이들에게도 좋습니다.

2. 은행차

위장과 폐의 나쁜 기운을 없애주는 효과가 있어요

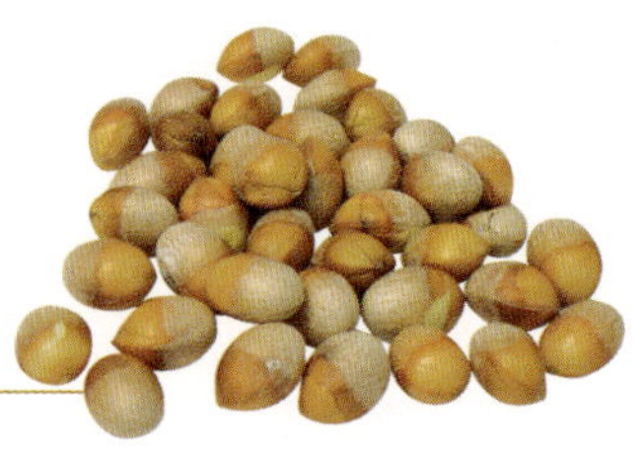

이렇게 만드세요 은행의 겉껍질을 벗겨 버리고 볶은

은행을 으깨서 꿀과 물로 조청을 만들어 두었다가 먹을 때마다 따뜻한 물에 타서 차처럼 마시게 하세요.

이런 점이 좋습니다 폐와 위장의 나쁜 기운을 깨끗이 없애주어 천식을 가라앉히며, 기침을 멈추게 하는 효과가 있습니다. 소아 야뇨증에도 좋으나 장기적으로 먹으면 오히려 좋지 않습니다.

3. 구기자차

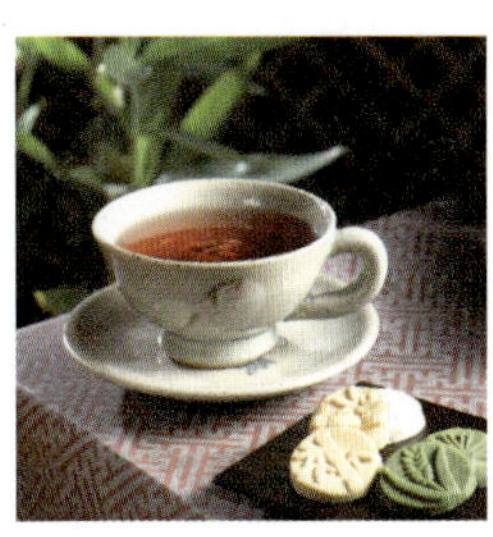

머리를 총명하게 하고, 눈을 밝게 해주는 신통한 효과가 있어요

이렇게 만드세요 구기자 20g에 물 800cc를 붓고 1시간 동안 달여서 반이 되면 수시로 먹이세요.

이런 점이 좋습니다 머리는 총명하게 하고 뼈를 튼튼히 하며, 얼굴색을 맑게 하고 눈을 밝게 해주는 효과가 있습니다. 마음을 편안하게 해주어 신경질적이고 삐쩍 마른 아이들의 소화를 촉진시키는데도 효과가 있습니다.

이런 점에 주의하세요 평소 잘 체하거나 살찐 아이는 너무 많이 먹이지 마세요.

4. 당귀차

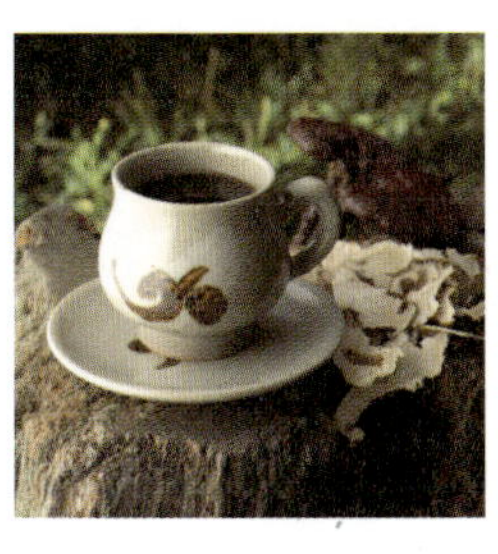

어지러움을 느끼는 아이를 건강하게 해줍니다

이렇게 만드세요 당귀 10g, 황기 10g에 물 800cc를 붓고 1시간 동안 달여서 반으로 줄면 먹이세요.

이런 점이 좋습니다 평소 어지럼증을 자주 호소하는 아이나 얼굴에 핏기가 없는 아이에게 도움이 됩니다. 당귀에 들어 있는 성분이 아이의 혈액순환을 돕는 역할을 해줍니다. 잘 때 식은땀을 많이 흘리는 아이에게 장기적으로 먹이면 체질 개선의 효과가 있습니다.

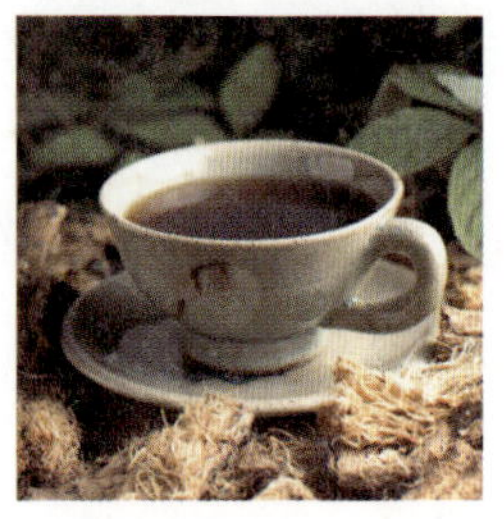

5. 칡차 (갈근차)

설사를 멎게 해주는 신통한 차입니다

[이렇게 만드세요] 칡 1뿌리에 물 3컵을 붓고 1시간 30분 정도 달여 반으로 줄면 수시로 먹이세요.

[이런 점이 좋습니다] 칡차는 해열 작용을 하는 효과가 있으며 아이가 설사를 할 때 달여 먹이면 설사를 멎게 해줍니다. 또 칡 특유의 달고도 쌉싸름한 맛이 아이의 식욕을 돋워주어 밥먹기 싫어하는 아이의 식욕을 증진시키는 역할도 합니다.

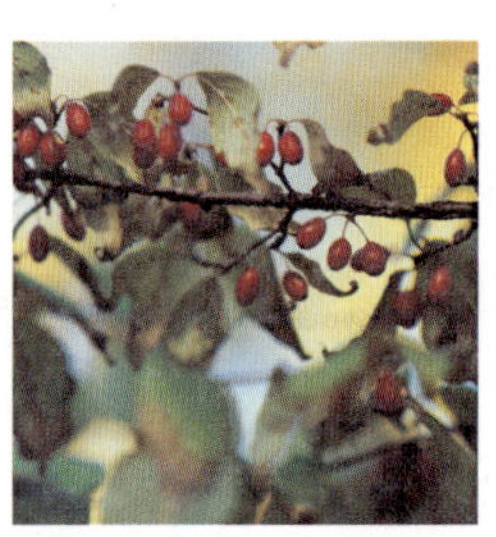

6. 산수유차

편식이 심한 아이에게 먹이면 밥을 잘 먹어요

[이렇게 만드세요] 산수유 10g, 대추 3개, 생강 5g을 물 800cc로 1시간 동안 달여 반으로 줄면 먹이세요.

[이런 점이 좋습니다] 편식이 심하고, 잠자면서 땀을 흘리는 아이들에게 좋습니다. 또 감기에 걸렸을 때 편도가 잘 붓는 아이들에게 효과적이며, 야뇨 증세가 있는 아이들에게도 도움이 됩니다.

7. 인삼차

잘 체하는 아이의 체질 개선에 참 좋아요

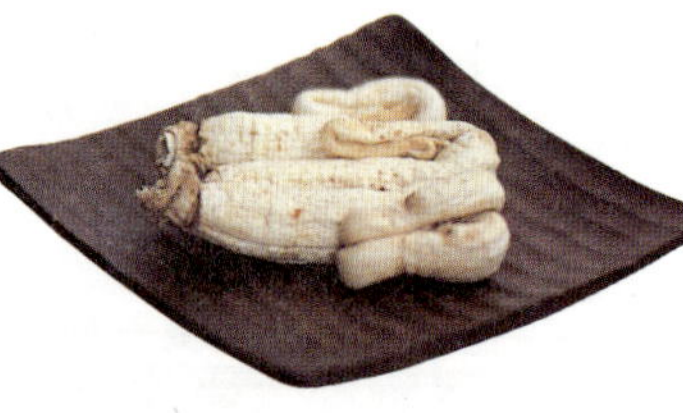

[이렇게 만드세요] 인삼 1뿌리에 물 800cc를 붓고 1시간 30분 정도 달여 반으로 줄면 먹이세요.

[이런 점이 좋습니다] 위장 기운이 약해서 잘 체하는 아이나 각종 알레르기 질환의 체질 개선을 위해 오래 먹이면 효과적입니다. 특히 콧물감기가 잘 걸리고, 기침을 하며 양약을 먹어도 잘 듣지 않는 아이에게 많은 도움이 됩니다.

또래아이들에 비해 훨씬 뚱뚱해요

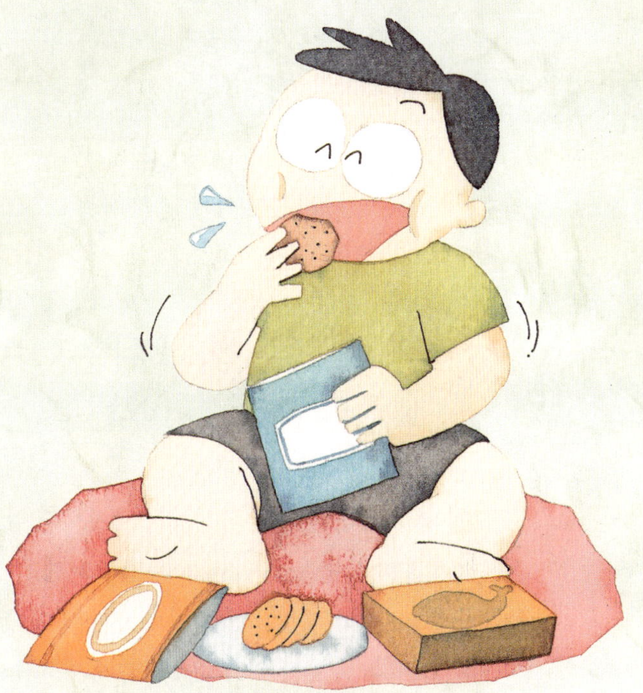

요즘, 아이들의 **비만이** 사회적 문제가 될 만큼 심각해지고 있습니다. 비만은 건강을 해치는 질병을 부르는 신호탄이기도 합니다. **운동이나** 밥보다는, 컴퓨터 앞에 앉아 **패스트 푸드를** 즐기는 것이 요즘 아이들의 생활 현주소입니다. 규칙적인 식생활 속에서 균형잡힌 영양을 취하고 활발한 운동, 충분한 숙면을 취하는 습관만으로도 **소아비만은** 애초에 예방할 수 있습니다.

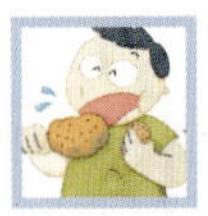

우리 아이가
비만은 아닐까요?

과체중아란 신장증가율보다 체중증가율이 더 높은 아이를 말하는데, 특히 몸에 지방이 과도하게 누적되어 체중에서 지방이 차지하는 비율이 높은 상태입니다. 체성분 분석기로 체내 지방의 분포를 측정하여 남자아이는 25%, 여자아이는 30% 이상일 때 비만이라고 진단을 내립니다. 하지만 체성분 분석기가 없는 경우에는, 일반적으로는 다음의 공식에 따라 계산하여 30 이상이면 비만이라고 합니다.

$$비만도 = \frac{본인의\ 체중\,(kg)}{\{본인의\ 키\,(m)\}^2}$$

18.5 미만 : 저체중   18.5~25 : 정상
25~30 : 과체중   30 이상 : 비만

비만이 되기 쉬운 아이의
특성이 있나요?

어린이 비만의 가장 큰 원인은 과식입니다. 요즘 아이들은 과거에 비해 과잉 영양 상태인 반면, 활동량은 과거보다 엄청나게 줄었기 때문에 비만아의 수가 급속도로 늘고 있는 추세입니다. 그리고 유전의 영향도 큽니다. 통계에 따르면, 양친 부모님이 모두 비만인 경우 자녀의 70%가, 한쪽 부모님이 비만인 경우 자녀의 40%가 비만이라고 합니다. 하지만 가족이 전체적으로 비만한 집안을 보면 유전과 함께 주변 환경과 생활양식에 크게 영향받음을 알 수 있습니다. 부모님이 육식과 기름진 음식, 과식을 즐긴다면 자녀 또한 부모님의 식습관을 따를 수밖에 없기 때문입니다.

그 외 중추신경계, 호르몬 장애 등 질병에 의한 경우도 있으나 1% 정도에 불과합니다.

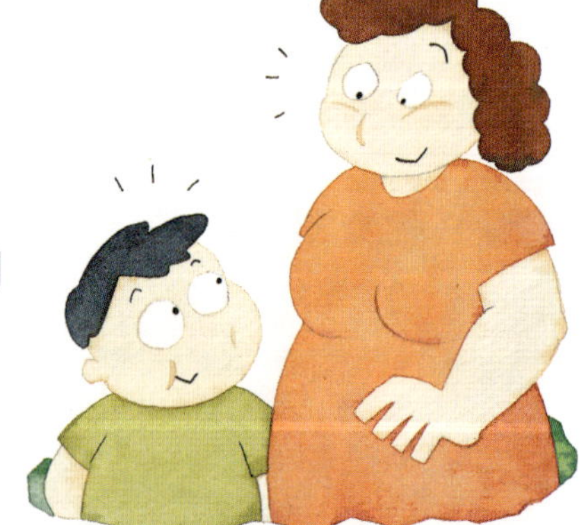

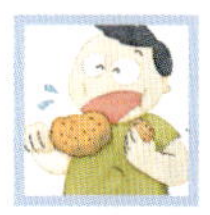 # 우리 아이, 비만을 어떻게 예방할까요?

① 부모님 중 비만인 사람이 있다면 아이의 월령에 따라 수유량과 수유 횟수를 규칙적으로 조절하세요. 보통 신생아는 2시간 이내에, 생후 2~6개월 아기는 3시간 이내에 다시 먹이지 않도록 하세요.

② 수유를 하다가 아이가 입을 다물거나 고개를 돌리면 그만 먹이세요.

③ 아이와 엄마의 비만 예방을 위해서는 모유 수유를 권장합니다.

④ 아이가 울고 보챌 때마다 먹이면 안 됩니다. 대부분은 안아주기를 바라거나, 목이 마르거나, 불쾌하여 우는 것입니다.

⑤ 젖병 꼭지의 구멍을 넓히지 마세요. 한꺼번에 먹는 양이 많아지거나 먹는 속도가 빨라지면 과식의 습관을 키워 결국 비만을 불러올 수 있어요.

⑥ 생후 4개월까지는 고형식(이유식)을 피하고, 6~12개월 사이에 고형식을 먹이기 시작하세요. 다만 부모님이 알레르기 질환이 있었거나 아이가 태열 증세가 있었다면, 알레르기 질환을 예방하기 위해 12개월 이후에 이유식을 시작하는 것이 좋습니다.

⑦ 이유식을 할 때 우윳병에 담아 먹이는 것은 비만의 지름길입니다. 천천히 이로 씹어 넘기면서 포만감을 느끼게 해야 과식과 폭식의 습관을 예방할 수 있습니다.

⑧ 생후 12개월까지는 단음식을 피하세요. 다른 맛을 보기도 전에 단맛에 길들여지면, 단것만 찾게 되기 때문이에요.

⑨ 먹는 것으로 아이를 달래거나 칭찬하지 마세요. 먹는 것으로 보상받는 것이 버릇이 되면 식탐을 통제할 수 없게 돼요.

⑩ 음식을 먹을 때는 텔레비전을 보지 못하게 하세요. 텔레비전에 집중하다 보면 배부른 것도 모른 채 계속 음식으로 손

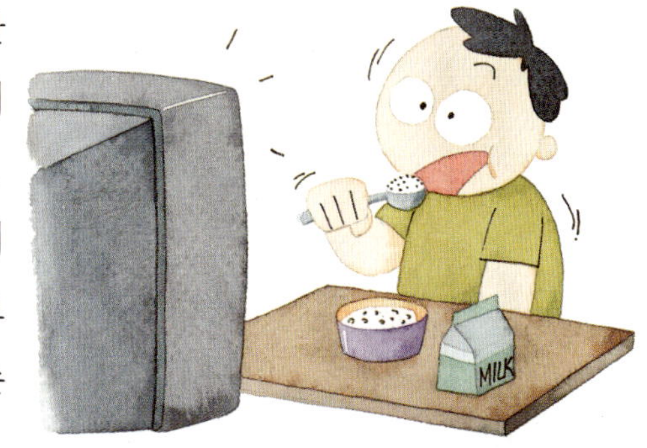

이 가기 때문이에요.

⑪ 아이가 음식을 남긴다고 야단치지 말고, 처음부터 적당량을 덜어서 주도록 하세요.

⑫ 아이의 방에 음식을 두지 마세요. 아이들은 먹을 것이 눈에 보이면 저절로 손이 가기 마련이므로, 간식을 먹다가 남기면 왔다갔다하면서 집어먹게 두지 말고 밀폐용기에 담아서 따로 보관하고 먹을 시간이 되면 꺼내주도록 하세요.

⑬ 가족이나 친구들과 같이 할 수 있는 운동을 선택하여 규칙적으로 운동을 할 수 있도록 유도해 주세요. 축구나 야구, 배드민턴, 줄넘기 등 재미도 있으면서 경쟁심을 불러일으키는 운동을 해야 아이 스스로 흥미를 찾을 수 있어요.

⑭ 영양소 중 지방은 두뇌 성장에 필수적이므로 무조건 지방을 금하지 말고, 2세까지는 지방을 적당량 공급해 주도록 하세요. 식물성 지방이 함유된 호두, 잣, 참깨, 들깨, 참기름, 들기름, 땅콩 등은 오히려 비만을 예방해 주고 두뇌 발달에 도움이 되는 레시틴이 함유되어 있어 아이들의 비만 예방 식품으로도 좋아요.

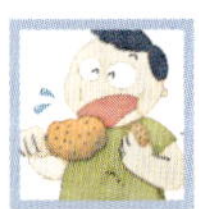 뚱뚱한 아이를 치료하려면?

성장기 아이가 과체중일 경우 치료의 목표는 체중 감량이 아니라 체중을 천천히 증가시키는 데 있습니다. 따라서 어린이 비만 환자는 처음부터 무리하게 식욕억제제를 먹이거나 체지방 분해 주사를 맞히는 것보다는, 아이의 생활 습관을 개선시키고 식이요법과 운동요법을 스스로 실천할 수 있도록 도와주는 것이 바람직합니다.

① 자기 조절이 가능한 15세 이후에는 체중 감량이 가능하나, 15세 이하의 아이들은 식사 조절이나 동기 부여가 어려워 스스로 체중을 감량하는 것이 어렵습니다. 따라서 초등학교에 들어가지 않은 아이는 체중을 천천히 증가시키는 것을 목표로 하고, 초등학생은 키에 적당한 표준 몸무게를 목표로 하여 부모님이 자녀의 체중 관리를 도와주어야 합니다.

② 체중 감량은 처음부터 욕심내지 말고 현실적으로 가능한 감량 목표를 세우는 것이 좋아요. 만약 단기간에 많은 양을 줄이면 성장에 지장이 올 수 있으므로, 2주에 0.5kg 정도를 감량 목표로 하세요.

③ 체중을 측정하기 위해 체중계에 자주 올라가다 보면 기대했던 바와 같이 눈에 띄는 체중 변화가 없어 실망하게 되고 또한 쉽게 포기할 수 있으므로, 1주일에 1회 정도 체중계에 올라가 체크하도록 하세요.

④ 체중 감량 목표를 달성한 후에는 감량된 체중을 6개월 이상 유지하는 것이 중요합니다. 따라서 목표에 도달한 후 6개월 동안은 체중 감량을 할 때의 식사 습관과 운동 습관을 지키도록 하며, 6개월이 지나서는 운동은 계속하되 식사량을 천천히 조금씩 늘려 또래아이들과 비슷한 식사량에 도달하도록 도와주세요.

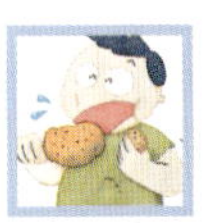

체중 감량에 도움이 되는 식이요법

① 무조건 굶지 말고, 하루 세 끼 식사를 꼭 챙겨주세요. 아침식사는 반드시 하고, 저녁에는 식사량을 반으로 줄이세요.

② 평소 식사량의 2/3 정도에서 시작하여 조금씩 식사량을 줄이고, 음식은 천천히 꼭꼭 씹는 습관을 들이도록 하세요.

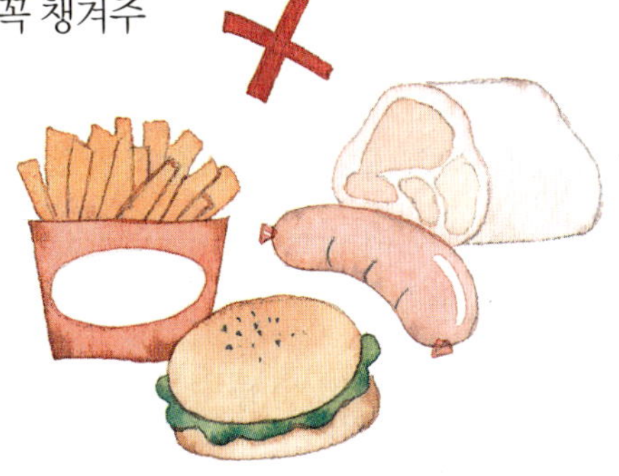

③ 튀긴 음식 · 인스턴트 식품 · 햄 · 소시지 등 육식이나 기름기가 많은 음식은 피하고, 대신 참 깨 · 들깨 · 잣 · 호두 등 식물성 지방 이 함유된 식품으로 영양분을 대체시 켜 주세요.

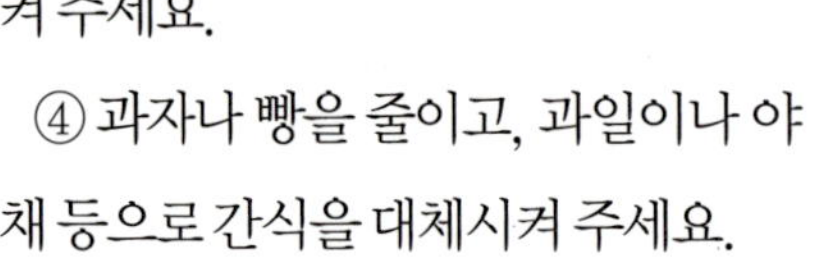

④ 과자나 빵을 줄이고, 과일이나 야 채 등으로 간식을 대체시켜 주세요.

⑤ 성장을 위해 우유를 하루에 두 잔 이상 마시도록 하며, 콜라 · 사이다와 같은 탄산 음료는 가급적 마시지 않도록 하세요. 탄산 음료는 뼈 속에서 칼슘 이 빠져나가게 하여 성장을 방해할 수 있기 때문입니다.

⑥ 체중 감량을 할 때는 복합비타민제를 먹이거나 한약으로 원기를 보충하 는 것도 좋습니다.

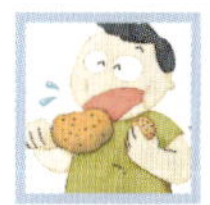 체중 감량에 도움이 되는 운동요법은요?

① 20~30분 정도 되는 거리는 차를 타지 말고, 걸어다 니게 하거나 자전거를 타고 다니도록 하세요.

② 엘리베이터나 에스컬레이터 대신 계단을 이용 하도록 유도하세요. 이 때 곁에 같이 있 는 엄마나 친구와 함께 계단을 이용하면 아이는 더욱 힘을 얻을 수 있을 거예요.

③ TV를 보면서도 훌라후프, 싸이클, 러 닝머신을 하는 등 운동에 습관을 들여주 세요.

④ 1주일에 네 번 정도 식사 후에 가족이 함

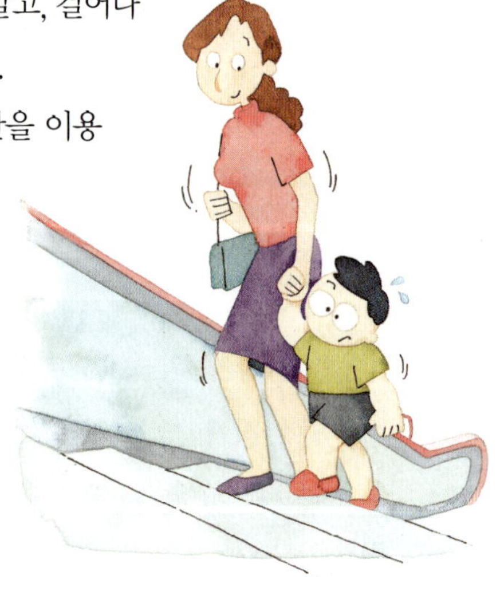

께 40분~1시간 정도 산책이나 운동장 돌기를 하세요.

⑤ 하루에 30분 정도는 땀이 날 정도로 규칙적으로 운동하도록 하세요. 빨리 걷기나 줄넘기, 축구, 수영, 자전거 타기 등 유산소운동이 체중 감량에 적합해요.

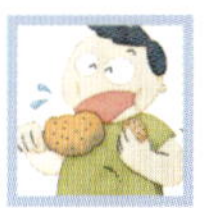

비만을 막는 생활 실천법

1. TV를 보면서 밥을 먹지 않는다

밥을 먹을 때 텔레비전을 보면 어느 정도 먹고 있는지를 알 수가 없습니다. 그러다 보면 자신의 양보다 많이 먹는 경우가 종종 생깁니다. 또한 텔레비전을 보면서 군것질을 하는 것이 습관이 될 수 있으므로, 텔레비전을 볼 때는 간식이나 식사를 하지 않도록 합니다. 시청 시간도 1시간 정도로 줄이는 것이 좋아요. 텔레비전을 너무 오랫동안 보면 계속 앉아만 있어야 하므로 운동 부족이 되기 쉽기 때문입니다.

2. 야채 위주로 먹는다

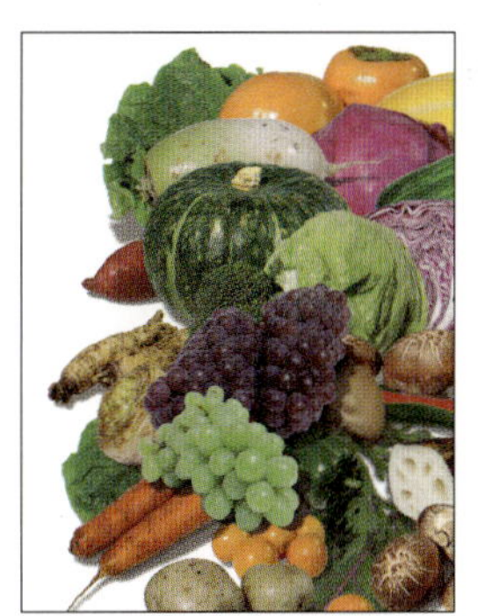

야채는 무기질과 비타민이 많아 몸 안 음식물의 연소를 도와줍니다. 또한 수분은 많고 칼로리는 높지 않아 많이 먹어도 살이 찔 염려가 없습니다. 아이의 식단을 야채 위주로 차려준다면 비만의 걱정에 시달리지 않을 것입니다.

3. 외식이나 패스트푸드는 삼간다

아이들이 좋아하는 햄버거, 감자 튀김, 프라이드 치킨은 지방이 많이 들어 있는 고칼로리 식품입니다. 게다가 집에서 먹는 밥보다 자극적이고 맛이 강해 아이들이 더 많이 먹게 됩니다. 그러므로 외식의 횟수는 될 수 있으면 줄이고, 외식을 하더라도 야채 위주의 메뉴를 선택하도록 합니다.

4. 잘 먹는 음식의 칼로리를 알아둔다

아이들이 좋아하는 음식은 대략의 칼로리를 알아두세요. 칼로리를 고려하여 식단을 구성하면, 칼로리 과잉을 막을 수 있습니다.

5. 오랫동안 씹어 먹는다

그냥 꿀꺽꿀꺽 넘어가는 음식은 소화도 잘 안 되고 많이 먹게 되며, 나중에 지방으로 남아 있는 경우가 많습니다. 오랫동안 씹으면 침이 많이 분비되어 소화가 잘 되며, 적당량만 먹어도 배가 부름을 느끼게 됩니다. 어릴 때부터 이유식을 제대로 해서 오랫동안 씹는 연습을 시키도록 하세요.

6. 하루 1시간 정도는 꼭 운동을 한다

어린이 비만의 가장 큰 원인은 먹는 것은 많은 대신 운동량이 적기 때문입니다. 한창 자랄 나이의 아이들은 입맛이 좋아 많이 먹게 되는 경향이 있는데, 그 반면 요즘은 뛰어놀 수 있는 장소가 마땅치 않아 운동량이 적을 수밖에 없습니다.

어릴 때부터 하루 1시간 정도는 운동시간으로 정하여 동네를 같이 돌거나 맨손체조를 하는 등 간단한 운동을 실천해 봅시다.

7. 아이의 비만에도 스트레스는 금물이다

어른과 마찬가지로 아이도 스트레스를 받으면 먹는 것으로 푸는 경우가 많습니다. 비만으로 병원에 오는 아이들 중에서 상당수의 아이들이 심리치료를 같이 받는 것도 이런 이유 때문입니다. 엄마는 아이가 과도한 스트레스를 받지 않도록 배려해 주세요.

8. 세 끼를 꼬박꼬박 먹고, 폭식을 피한다

안 먹을 때는 계속 안 먹다가 갑자기 폭식을 하게 되면 살이 찝니다. 매끼 식사를 규칙적으로 하는 것이 비만 예방의 지름길입니다. 아이는 스스로 양을 조절하기 힘들기 때문에 엄마가 옆에서 봐주면서 조절해 주도록 합니다.

9. 식이조사표나 운동표를 만들어 체크한다

아이가 먹는 것을 좋아하고 많이 먹는 아이라면, 1주일 동안 어느 정도 먹고 어느 정도 운동을 했는지 체크해 보세요. 식이조사표와 운동표를 만들어 놓으면 아이의 식생활에 어떤 문제가 있는지 금세 발견하게 되며, 운동시간도 조절해 줄 수 있을 것입니다.

1주일 단위로 식이조사표나 운동표를 만들어 작성하며 맨 밑에는 체중을

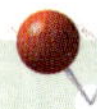

어릴 때는 뚱뚱해도 괜찮다구요?

어릴 때 통통한 아이는 자라면서 키로 간다고 생각하여 무조건 먹이는 경우가 있는데, 그것은 잘못된 생각입니다.

아이와 어른의 살이 찌는 원리가 달라서 어릴 때 살이 찌면 주로 지방세포의 수가 늘어나고, 어른이 되어 살이 찌면 지방세포의 수는 그대로이고 지방세포의 크기만 커집니다. 따라서 어릴 때 뚱뚱한 아이는 커서 살을 빼도 지방세포의 수는 그대로이기 때문에 다시 살찌기가 쉽고, 또 살을 빼기도 어려워서 대부분 성인 비만으로 이어집니다.

또한 어린이도 비만이 있으면 고혈압, 당뇨, 고지혈증, 동맥경화 등 성인병을 불러오는 등 건강상의 문제가 생길 수 있습니다. 무엇보다도 아이 자신에게 가장 큰 문제는 뚱뚱하다고 놀림을 받거나 따돌림을 당하는 등의 마음의 상처입니다.

따라서 아이가 어릴 때부터 체중을 관리해야 하며, 특히 부모님이 비만인 경우 자녀의 비만 예방을 위해 식사와 생활양식 지도에 각별한 신경을 써야 합니다.

적는 칸을 만들어 어느 정도 조정되었는지를 살펴봅니다. 처음에는 별다른 차이가 없겠지만, 음식 습관을 하나씩 고치는 과정 속에서 자연스럽게 체중 조절이 이루어질 것입니다.

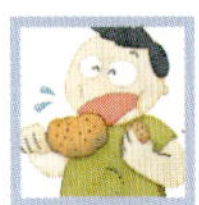

비만을 치료하는 처방은요?

체중이 또래보다 30% 이상 많이 나가는 중등도·고도 비만의 아이들은 가정에서 식이요법과 운동요법만으로 체중조절이 힘들 수 있어요. 특히 부모님으로부터 비만 체질을 유전적으로 타고나 또래보다 덩치가 크고, 식욕이 너무 왕성한 아이들은 식이요법과 운동요법을 병행하면서『체감차(體減茶)』를 마시면 도움이 됩니다.

『체감차』는 식욕 억제와 이뇨 작용이 강한 율무, 몸 안의 노폐물을 배설시켜 주는 목통, 기혈 순환을 도와주는 황기, 그리고 공복감을 없애주는 감초로 구성되어 꾸준히 복용하면 체중 감량과 체질 개선의 효과를 거둘 수 있습니다.

주의할 것은 감초에 스테로이드 성분이 들어 있기 때문에 꼭 한의사 선생님의 처방과 지시를 따라야 합니다.

체감차

구 성 약 재

율무, 목통, 황기, 감초.

얼굴이 창백하고, 어지럽대요

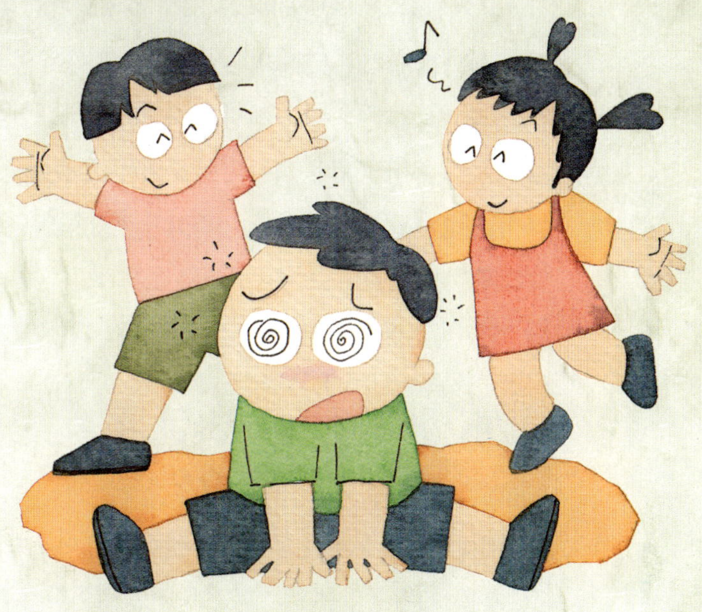

아이들은 태어날 때 생후 6개월 정도를 버틸 수 있는 **철분을** 엄마 뱃속에서 받고 태어나며, 6개월이 지나면 철분이 서서히 부족해지므로 음식으로 철분을 보충해 주어야 합니다. 그런데 6개월이 지나도 **모유와** 우유만 먹는 아이나 미숙아는 철분이 모자라서 **빈혈이** 되기 쉽습니다. 특히, 우유는 모유에 비해 철분흡수율이 떨어지므로 우유만 먹는 아이는 철분 보충이 더욱 필요합니다. 그러므로 생후 6개월이 지나면 고기나 야채를 넣은 이유식을 먹이기 시작하세요. 통계에 의하면 놀랍게도 10% 이상의 아이들이 빈혈 증세가 있다고 합니다.

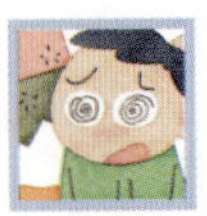

아이에게 빈혈이 있는지 어떻게 알 수 있나요?

생후 6개월이 지나면 몸에서 철분이 서서히 부족해지기 때문에 빈혈 증세가 눈에 띄게 나타나지는 않습니다. 따라서 아이가 생후 6개월이 지나면 일단 철분 부족을 가장 염두에 두고 아이를 유심히 관찰할 필요가 있습니다.

빈혈이 심해지면 얼굴과 손톱 색이 창백해지고 핏기가 없어 보이며, 피부가 까칠까칠해지고, 목소리나 우는 소리에 힘이 없고 생글생글 잘 웃거나 놀지 못하고 보챕니다. 말을 하면서 자신의 의사표현을 할 정도가 되면 어지럽다고 하며, 우유나 밥을 먹는 양이 줄어들고, 음식을 먹으면 구역질을 하기도 하며, 체중이 줄기도 합니다. 이러한 증세가 보이면 병원에 가서 검사를 받아 보도록 하세요.

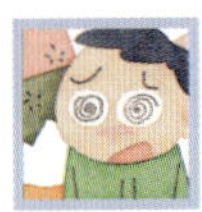

빈혈을 예방하려면 어떻게 할까요?

① 6개월 이후부터는 모유와 함께 고기와 야채로 이유식을 만들어 먹이세요. 처음 1개월 동안은 1일 1회 수유 전에 먹이다가 2개월째부터 1일 2회로 늘립니다. 처음에는 1큰술 분량을 2~3회로 나누어 먹이고, 2일 정도 지나면 2큰술을 먹입니다. 8개월부터는 1일 3회, 이유식을 먹이세요.

시중에 철분강화 분유가 나와 있지만, 철분이 아무리 많이 들어 있어도 분유나 우유에 들어 있는 철분은 모유나 음식으로 먹는 것보다 흡수가 어려워 빈혈 예방에 비교적 효과가 떨어집니다.

② 돌이 지나면서부터는 우유를 하루 500cc로 제한하세요. 일단 우유에 맛을 들인 아이는 우유로 배를 채워 음식을 잘 먹으려 하지 않고, 특히 우유는 철분의 흡수를 방해하기 때문에 우유와 철분이 함유된 식품을 같이 먹는 것은 좋지 않습니다.

③ 철분이 많이 든 식품으로는 쇠고
기, 쇠간, 굴, 대합, 조개, 김, 미역, 다
시마, 파래, 건포도, 깻잎, 시금치, 브
로콜리, 콩, 굴, 바지락, 고등어, 장어,
꽁치 등이 있어요. 이런 식품들을 아
이들에게 소화·흡수되기 쉽게 부드
럽게 조리해서 주세요.

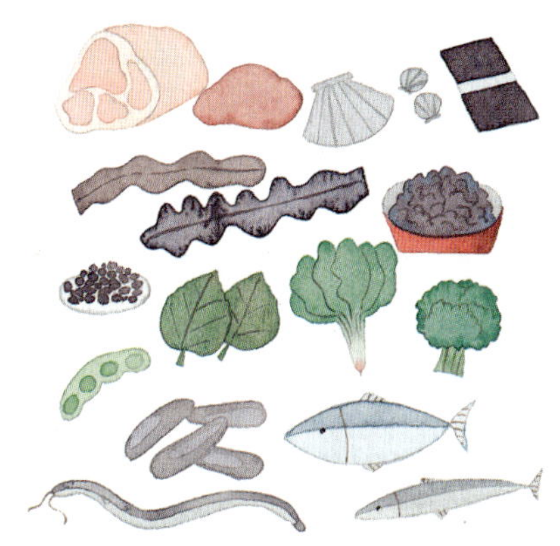

④ 철분이 풍부한 식품에 과일·채
소, 멸치를 같이 넣어 요리해 주세요. 멸치의 칼슘과 과일과 채소에 풍부한
비타민 C는 철분이 아이의 몸으로 잘 흡수되도록 도와주기 때문이에요.

⑤ 아이가 태열이나 아토피의 기미가 보이거나 부모님이 알레르기 질환이
있다면 보통 12개월 이후에 이유식의 시작을 권장하지만, 빈혈 예방을 위해
서는 생후 6개월부터 알레르기와 관련이 없는 식품들로 조심스럽게 이유식
을 시작해 보도록 하세요. 철분이 풍부하면서 알레르기와 크게 관련이 없다
고 알려진 식품으로 시금치, 깻잎, 미역, 다시마, 김, 브로콜리 등이 있어요.
이들 식품을 하나씩 곱게 으깨어 밥물로 이유식을 만들어 먹여보고 별 이상
이 발견되지 않으면, 계속 먹여도 좋습니다.

철분제를 먹였더니, 대변이 검게 나와요?

아이에게 철분제를 먹이면 검정색의 대변이 나오고, 설사, 복
통, 구역질이 나타날 수 있어요. 간혹 철분 시럽을 먹
이면 치아가 검게 착색이 되기도 하지만, 철분제
를 빨대로 먹거나 복용 후 양치질을 깨끗이 하면
없어져요. 이와 같은 현상은 철분제의 색소 때문인
데, 철분제 복용을 중지하면 곧 좋아지므로 너무 걱정하지
않아도 됩니다.

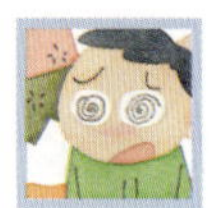

빈혈이 있을 때의 치료법은요?

병원에서 검사를 하여 철분 부족이 발견되면 의사선생님이 철분약을 처방해 주실 거예요. 비타민 C가 함유된 과일 주스에 철분 시럽을 타서 하루 2~3회 식사 사이에 먹이세요. 비타민 C는 철분이 몸에 더 잘 흡수되도록 도와주기 때문이에요. 이렇게 철분약을 2~3개월 정도 복용하면 빈혈 증세는 호전될 것입니다.

단, 철분을 과다하게 먹이는 것은 오히려 건강에 위험하므로 6개월 이상, 처방 용량 이상 먹이지 않도록 주의하세요. 그리고 철분 흡수를 방해하는 우유는 철분제와 같이 먹이지 않도록 하고, 3시간 정도의 시간차를 두고 먹이는 것이 효과적입니다.

이처럼 철분제를 먹이면, 대부분의 소아빈혈은 쉽게 치료가 됩니다. 그러나 철분제나 철분이 든 음식을 먹여도 혈액의 철분 수치가 정상으로 교정되지 않고 어지럼증이나 체력 저하, 식욕 저하 등의 증세가 지속되고, 체중이 늘지 않는 경우가 있습니다. 이런 경우에는 아이가 선천적으로나 후천적으로 위장관이 약해서 철분제 흡수가 잘 안 되기 때문입니다.

이럴 때에는 소화기관의 흡수 기능을 강화하고, 골수에서 피가 잘 생성되도록 돕는 한약을 먹이면 많은 도움이 됩니다. 피의 생성을 돕는 『사물탕(四物湯)』이라는 처방에는 철분이 풍부한 숙지황이라는 한약재가 들어 있기 때문에 철분을 따로 먹이지 않아도 되며, 여기에 소화기관의 기능을 강화하는 인삼과 황기를 가미한 『가미사물탕(加味四物湯)』을 먹이면 영양분과 흡수 두 마리의 토끼를 잡을 수 있어요.

사물탕

구 성 약 재

숙지황, 백작약, 천궁, 당귀.

가미사물탕

구 성 약 재

숙지황, 백작약, 천궁, 당귀, 인삼, 황기.

밤만 되면 짜증을 내면서 심하게 울어요

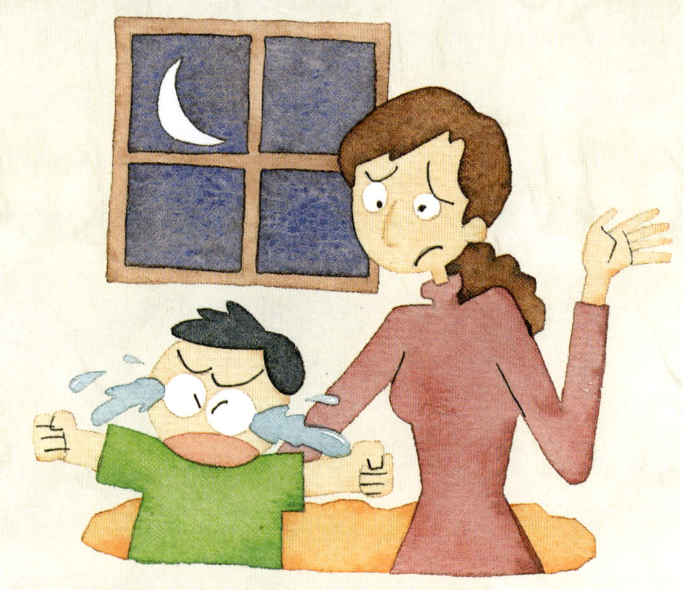

아이가 밤에 쉽게 **잠들지** 못하고 계속 보채고 울거나 1~2시간 잠들었다 가 갑자기 깨어나 울며 보채는 징후를 한방에서는 '소아야제증' 이라고 합니다. 이런 증세는 젖에 체했거나 벌레에 물렸을 때, **염증성 질환**이 있을 때, 갑 작스런 **큰 소리**에 놀라서도 생길 수 있습니다. 이런 경우에는 밤에 푹 잘 수 있도록 잠자리를 편안하게 해주고, 마음을 안정시켜 주는 것이 좋습니다.

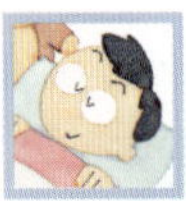

낮에는 멀쩡한데, 왜 밤만 되면 우는 걸까요?

《동의보감》에서는 낮에 잘 놀던 아이가 밤만 되면 큰 소리로 우는 것을 '야제(夜啼)'라고 하였습니다. 야제(夜啼)의 원인은 크게 네 가지가 있는데, 그 중 가장 대표적인 것이 비한증(脾寒證)과 심열증(心熱證)입니다.

'비한증(脾寒證)'은 비장(脾臟)에 한기(寒氣)가 들어 배가 아파서 우는 것으로, 주로 새벽에 울음이 시작되며 안색이 창백하고 입에서 찬 기운이 나오며 손·발과 배가 찬 것이 특징입니다.

'심열증(心熱證)'은 속이 답답해서 우는 것으로, 주로 초저녁에서부터 시작하여 자정까지 울음이 계속되며 얼굴이 벌겋고 입안에 열이 있으며 배가 뜨겁고 땀을 많이 흘리는 특징을 갖습니다.

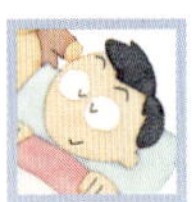

밤중에 아이가 우는 것을 다스리려면요?

1. 배가 아파서 울 때는……

배가 아파서 울 때는 한증(寒證)에 의한 경우가 대부분입니다. 이 때는 볶은 까치콩을 가루내어 먹여보세요. 까치콩은 한약건재상에서 변두콩 또는 백편두라는 이름으로 구입할 수 있는데, 이것을 볶아 가루낸 뒤 한 번에 4g씩 진하게 끓인 대추차로 하루 서너 차례 먹이세요.

까치콩과 대추차는 신경을 안정시키는 효과가 있어 함께 복용하면 더욱 효과가 좋습니다. 까치콩은 건강한 아이에게도 평소 수시로 먹이면 좋습니다.

2. 열과 땀이 나면서 울 때는……

신경이 예민하고 열과 땀이 나면서 울 때는 골풀 달인 물을 먹여보세요.

골풀의 약재명은 '등심'입니다. 골풀은 신경을 안정시켜 주고 열을 떨어뜨립니다. 열이 올라 얼굴이 벌겋게 상기되면서 가슴이 답답하여 밤마다 계속 울 때 먹이면 좋은 효과가 있습니다.

골풀 속살 12g을 600cc의 물을 붓고 끓여 물의 양이 반으로 줄면 그 물을 냉장고에 보관해 두고 하루 동안 여러 차례로 나누어 조금씩 먹이면 됩니다.

3. 짜증을 내고 보채면서 울 때는……

한밤중에 자다 말고 갑자기 깨서 온갖 짜증을 내고 보채면서 울 때는 굴껍질을 달여 그 물을 먹여보세요. 굴껍질에는 탄산칼슘과 인산칼슘, 유산칼슘, 케라틴 등 뼈를 구성하는 각종 성분이 풍부하며 진정 작용과 해열 작용이 뛰어납니다. 그래서 아이가 불안해 하거나 짜증을 낼 때 먹이면 효과가 있습니다. 항상 미열이 있거나 몸이 약해서 유난히 땀을 많이 흘릴 때도 좋습니다.

굴껍질은 한약건재상에서 '모려' 라는 이름으로 판매하고 있습니다. 진정·해열을 목적으로 하면 생껍질 그대로 쓰고, 땀이 유난히 많을 때는 프라이팬에 볶은 뒤 끓이도록 하세요.

4. 잠을 못 자고 칭얼댈 때는……

호두죽을 쑤어 먹이세요. 아이가 밤에 잠을 잘 자지 못하거나 신경이 날카로워 자주 보채고 짜증을 부릴 때는 날마다 호두를 2~3알씩 꾸준히 먹이면 날카로운 신경이 가라앉고 증세가 나아지는 효과를 볼 수 있습니다. 또 호두는 영양가가 풍부하고 소화·흡수도 잘 되는 식품이므로 허약하고 신경질적인 아이에게 죽을 쑤어 먹이면 건강에도 도움이 됩니다.

호두죽을 만드는 방법은, 속껍질까지 벗긴 호두 10알과 쌀 1컵을 잘 불려서 섞은 다음 으깨거나 믹서에 갈아놓습니다. 준비된 호두와 쌀을 냄비에 담고 물 1컵을 부은 다음 황설탕을 약간 넣고 끓여서 먹이면 됩니다. 단, 호두는 몸이 차가운 아이에게는 좋지만, 열이 많은 아이가 지나치게 많이 먹으면 소화 기능에 장애가 생겨 속이 메스꺼워질 수도 있으므로 아이가 열이 날 때는 먹이지 않도록 합니다.

5. 한밤중에 잠에서 깨서 울 때는……

한방에서는 대추가 오장의 기능을 보하고 12경맥을 돕는다고 하였습니다. 특히 대추는 심장의 기능을 도와 혈액이 잘 돌게 하고 신경을 안정시키며 소화·흡수 능력을 키우고 히스테리 증세에 도움을 줍니다.

또 불면증에도 잘 듣는데, 아이가 밤에 잠을 잘 자지 못하면 대추에 파의 흰 뿌리를 넣고 차로 끓여 저녁에 마시게 하면 효과가 있습니다. 더러 한 곳에 오래 있지 못하고 밤중에 자

밤에 우는 아이는 수면 습관이 중요해요!

잠이 들고나면 아무리 큰소리를 내도 아침까지 그대로 자는 아이가 있는가 하면 한밤중에 몇 번이고 깨서 우는 아이가 있습니다. 갓난아이 때는 잘 잤는데 생후 7개월이 지나면서부터 밤중 울음이 시작되는 경우도 있습니다.

이렇게 밤에 우는 아이들은 이유가 전혀 없는 것은 아닙니다. 대표적인 것이 배가 고파서 우는 것인데, 자기 전에 우유를 적게 먹으면 밤중에 배가 고파서 깨게 됩니다. 밤중 수유는 되도록 삼가는 것이 좋겠지만 젖을 먹여 다시 잠이 들고 만족해 한다면 먹여도 상관없습니다. 하지만 이런 습관이 오래 간다면 다른 방법을 찾는 것이 바람직합니다.

밤에 잠자리에 들 무렵 목욕을 시키고 우유를 충분히 먹이거나 배가 든든해지도록 이유식을 먹여보세요. 또는 밤에 잠이 깨면 보리차를 먹여서 다시 재우는 것도 좋은 방법입니다.

주 깨거나, 밤중에 악몽을 꾸는 것처럼 깜짝 놀라 자지러지게 우는 아이를 볼 수 있는데 이 때는 『감맥대조탕(甘麥大棗湯)』을 쓸 수 있습니다.

　감맥대조탕(甘麥大棗湯)을 만드는 방법은 감초와 통밀의 쭉정이인 부소맥, 대추를 알맞게 섞어 넣어서 차처럼 끓이면 됩니다.

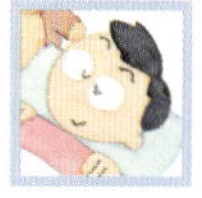

아이가 편안하게 잠이 들게 하려면……

1. 쾌적한 잠자리를 꾸며주세요

아이가 편안하게 잠들 수 있게 하려면 잠자리를 쾌적하게 만들어 주는 것이 중요합니다.

　① 실내 환기를 자주 시켜주세요

아이가 잠드는 방은 낮 동안에 충분히 환기를 시켜서 항상 쾌적하게 잠이 들 수 있도록 해주어야 합니다. 또한 2시간에 한 번씩 창문을 열어주는 것도 필요합니다.

　② 난방 기구를 놓아두지 마세요

잠자는 아이에게 뜨거운 바람이 직접 닿는 것은 위험합니다. 얇은 이불로 체온조절을 해주는 것이 보다 더 안전합니다.

　③ 이불은 보송보송하게 해주세요

아이의 침구는 1주일에 두세 번은 햇볕에 말려 자연소독을 시켜주는 것이 좋습니다. 이불이 보송보송하고 쾌적한 느낌이 들어야 아이도 쾌면을 할 수 있기 때문입니다.

　④ 텔레비전을 치워 두세요

아이가 잠드는 방에는 가급적 방 안에 텔레비전을 두지 마세요. 텔레비전을 보느라 잠을 자지 않을 수 있습니다.

　⑤ 순면 소재의 침구를 사용하세요

잠자리에는 땀을 흘려도 흡수가 잘 되고 통기성이 좋은 순면 소재 침구를 준비하는 것이 좋습니다. 세탁도 쉬울 뿐만 아니라 뒤척여도 살에 닿는 느낌이 나쁘지 않기 때문입니다.

⑥ 조용한 음악을 들려주세요

잠들 시간이 되면 조용한 클래식이나 자장가를 들려주어 잘 시간임을 알게 해주세요. 거실에서 음악을 틀어 간접적으로 음악을 듣는 것도 분위기 조성에 도움이 됩니다.

⑦ 스탠드를 활용해 보세요

완전히 불을 끄고 아이를 재우면 어둠을 두려워할 수 있으므로 스탠드를 켜서 부분조명으로 방안의 밝기를 적당하게 조절해 주세요.

2. 잠자리를 안전하게 준비해 주세요

돌 전 아이의 사망 원인 중 1위가 '돌연사증후군' 입니다. 수면중에 생기는 사고를 막을 수 있도록 잠자리를 돌봐 주세요.

① 두꺼운 이불은 덮어주지 마세요

신생아에게는 부드러운 솜이 들어간 이불은 덮어주지 마세요. 잠자는 도중에 질식할 위험이 있기 때문입니다. 아이가 추위를 느낀다면 겉싸개를 덮어주세요.

② 침대가 안전한지 항상 확인하세요

침대와 매트리스 사이에 어른의 손가락 두 개가 들어갈 공간만 있어도 아이에게는 위험합니다. 또한 아이가 일어날 정도가 되면 완충 패드는 제거하는 것이 더욱 안전합니다. 매트리스는 가능한 한 가장 낮은 상태로 유지하는 것이 바람직합니다.

③ 어른 침대에서 아이를 혼자 재우지 마세요

낮잠을 재울 때도 어른 침대에서 아이 혼자 재우지 마세요. 혹시 몸부림을 치다가 바닥으로 떨어질 위험이 있습니다. 가능하면 바닥에 작은 패드를 깔고 눕혀 놓는 것이 안전합니다.

④ 부모와 한 침대에서 자지 않도록 하세요

젖먹이 아이와 부모가 한 침대에서 잘 경우 엄마나 아빠가 몸부림을 쳐서 아이를 누르게 되는 경우도 발생할 수 있습니다. 유아 침대나 요람을 부모의 침대 가까이에 놓는 것이 보다 더 안전합니다.

⑤ 아이의 머리 위쪽에 장난감을 걸어두지 마세요

아이가 혼자 자고 있을 때는 침대 위에 장난감이나 모빌 등을 걸어두지 마세요. 물건이 아기 위로 떨어지거나 아기가 잡아당겨 다칠 위험이 있기 때문입니다.

아이가 젖을 먹고 나서 갑자기 울어요!

아이가 젖을 먹고 난 다음 갑자기 심한 울음을 터뜨리는 것을 '콜릭(영아 산통)' 이라고 합니다. 대개 생후 3~4개월 사이에 이 증세가 나타납니다. '콜릭'을 일으키는 아이는 팔·다리를 들어올리고 얼굴이 빨개지며, 몸을 움츠리고 비명을 지르는데, 이 때 복부를 만져보면 딱딱한 것을 알 수 있습니다.

콜릭의 발작은 반드시 우유나 젖을 먹고 난 다음에만 일어나며, 아이를 흔들어 주거나 안정시켜 주면 방귀가 나오면서 울음을 그치게 됩니다.

이 같은 증세의 가장 큰 원인은 아이의 소화기 계통 발육 미숙으로, 보통 생후 4개월이 지나면 저절로 없어집니다. 아이가 우는 것이 무엇 때문인지 확실히 알지 못하는 경우에는 대부분 '콜릭'이라고 판단할 수 있습니다.

이를 예방하기 위해서는 수유시 공기를 적게 마시게 하며 수유 후에는 반드시 트림을 시키고, 조용하고 편안한 환경을 만들어 주어야 합니다.

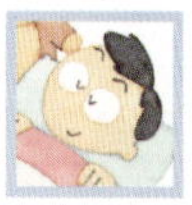 # 아이의 숙면을 돕는 마사지법

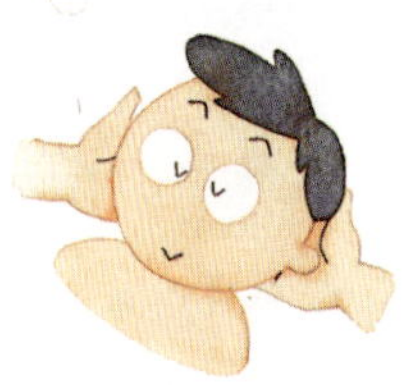

1. 머리 마사지

머리 아래로 손가락을 넣어 뒷머리를 살짝 눌러준 다음 이마로 손을 옮겨 관자놀이로 천천히 내려온다.

2. 얼굴 마사지

아이와 눈을 마주친 다음 한 손가락으로 눈 주위를 원을 그리듯 마사지해 준다. 집게손가락으로 코와 볼, 귀를 마사지해 준 다음 큰 원을 그리면서 입을 만져준다.

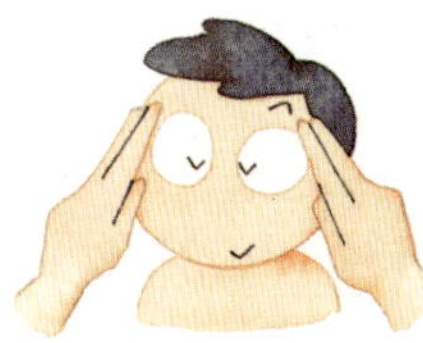

3. 팔 마사지

양 팔을 아래쪽으로 마사지해 주고 다시 팔을 들어올렸다가 부드럽게 내려준다. 팔을 들었다가 가슴으로 포개면서 쭉쭉 만져준다.

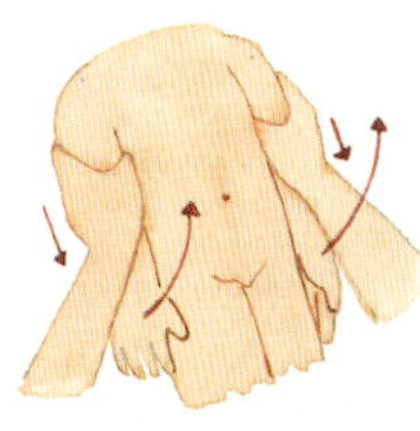

4. 다리 마사지

엉덩이와 넓적다리, 종아리를 차례대로 만져준다. 다리 근육이 풀렸다 싶으면 다리를 배로 살짝 밀어주듯이 마사지해 준 다음 위 아래로 페달을 굴리듯 돌려준다.

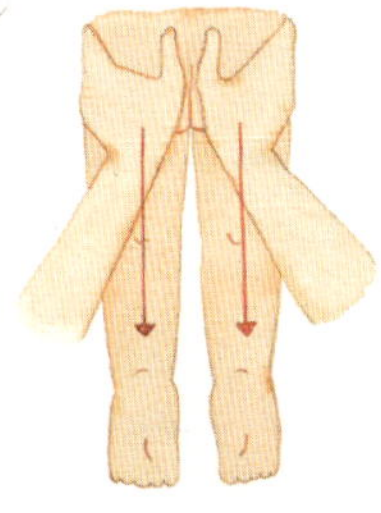

5. 등 마사지

어깨에서 손까지 만져준 다음 등, 엉덩이, 발가락을 쭉쭉 만져준다. 견갑골 위에서 아래로 마사지하고 갈비뼈에서 엉덩이 쪽으로 근육을 문질러 준다.

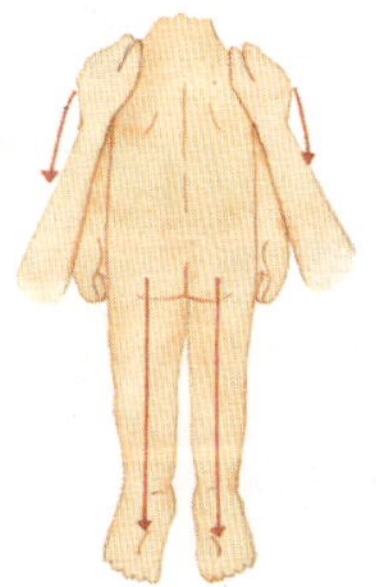

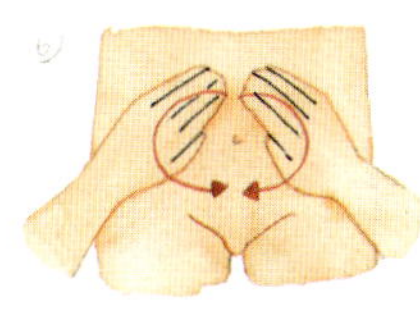

6. 배 마사지

배 위에서 장을 따라 두 부분으로 나눈 다음 같은 방향으로 주물러 준다. 중심에서 바깥쪽으로 원을 그리면서 배꼽 아래를 부드럽게 만져준다.

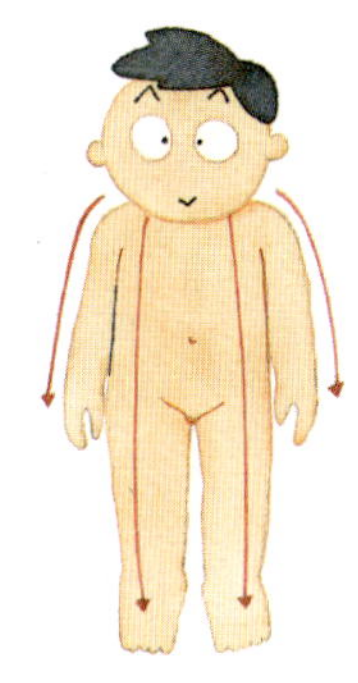

7. 몸 전체 마사지

부분 마사지가 끝난 다음 어깨에서 손까지, 머리부터 발끝까지 길게 이어서 마사지해 준다. 머리, 어깨, 손끝으로 내려오면서 마사지를 끝낸다.

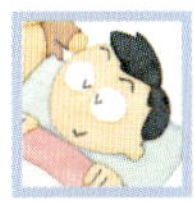

밤에 울고 보채는 아이를 치료하는 처방은요?

비한증(脾寒證)으로 한밤중에 울고 보채는 경우에 비장(脾臟)을 따뜻하게 데워주는 『육신탕(六神湯)』, 『익황산(益黃散)』 등의 처방으로 복부의 혈액과 기운을 소통시키면 통증이 멎으면서 밤울음이 없어집니다.

심열증(心熱證)으로 초저녁부터 짜증을 내면서 울고, 얼굴이 벌겋게 달아오르고, 입에서 더운 열기가 나올 때는 심장의 열을 식혀주는 『도적산(導赤散)』을 먹이면 마음이 안정되면서 밤울음도 줄어들게 됩니다.

육신탕	익황산	도적산
구 성 약 재	**구 성 약 재**	**구 성 약 재**
백복령, 백편두, 인삼, 백출, 감초, 산약, 생강, 대추.	황기, 진피, 백작약, 생감초, 자감초, 인삼, 황련.	생지황, 목통, 감초, 등심.

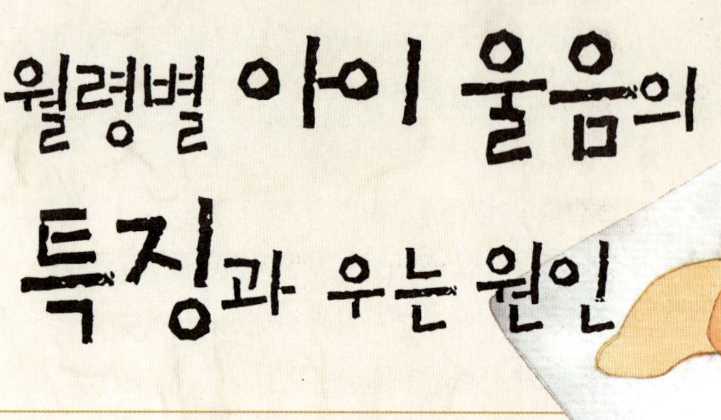

월령별 아이 울음의 특징과 우는 원인

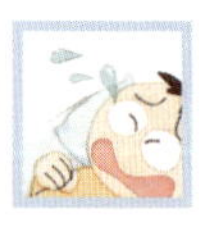

월령별 아이 울음의 특징

● **신생아** 갓난아이가 자신의 의사를 표현할 수 있는 방법은 울음뿐입니다. 배가 고프다거나 목이 마르다거나, 기저귀가 젖어서 불쾌하다거나 하는 모든 의사를 울음으로 표현하는 것입니다. 또 갓난아이의 울음은 가장 큰 운동이기도 합니다. 횡격막으로부터 가슴, 목으로 진동이 전해지면서 우렁찬 울음소리가 된다는 것은 아이가 몸의 모든 기능이 정상적이라는 것을 말해줍니다. 건강한 아이의 울음은 처음 1~2회 정도의 울음소리가 길게 이어지다가 그 후부터는 서서히 리드미컬하게 리듬을 타게 됩니다.

● **생후 1~2개월** 이 시기의 아이들은 기저귀가 젖지 않고, 배가 고프지 않

아도 웁니다. 생리적 욕구 외에 주변의 환경이나 자극 등으로 우는 시기입니다. 조금씩 깨어 있는 시간이 길어지는 아이는 주위에 보이는 것, 들리는 것에 대해서도 반응을 보이고, 이러한 자극이 없으면 울게 됩니다.

● **생후 3~5개월** 이 시기의 아이들은 어르면 소리내어 웃고 밤이 되면 잠을 자고 아침에 깨는 등 생활 패턴에 익숙해지는 시기입니다. 또 아이들은 울면 엄마가 와서 자신을 돌봐주고 놀아준다는 것을 알게 됩니다. 따라서 아이들은 엄마를 불러들이기 위해 한밤중에 격렬하게 울기도 합니다. 이것은 어두운 상태에서 주위에 엄마가 없다고 느끼는 심리적인 불안감 때문입니다.

● **생후 6~9개월** 이 시기에는 가족의 얼굴이나 목소리를 구별할 줄 알고 몸의 발달로 기는 데 능숙한 시기입니다. 따라서 낯선 사람에 대한 불안감, 엄마가 자기 옆에 없다는 노여움 등의 정서적인 부분들이 원인이 되어 우는 일이 많아집니다. 우는 소리도 힘이 들어가 있고 꽤 우렁찹니다. 7개월이 되면 낯가림이 심해서 울음이 가장 많아집니다.

● **첫돌 무렵** 낮에 잘 먹고 잘 놀고 잠이 든 아이가 갑자기 자지러지게 우는 바람에 소스라치게 놀라 잠이 깨는 경우가 종종 있습니다. 이렇게 시작된 아이의 '밤 울음'을 달래다 보면 오히려 엄마가 더 울고 싶어질 때도 있어요. 이러한 아이의 '밤울기'를 '야경증(夜驚症)'이라고 하는데, 원인은 아직 분명치가 않습니다. 다만 아이가 성장하면서 겪는 하나의 과정으로 이해됩니다.

● **첫돌 이후** 돌 이전에는 넘어지거나 다치면 아프거나 또는 깜짝 놀라서 울지만 돌이 지나면서는 주위 사람들의 눈치를 살피면서 울게 됩니다. 이것

은 아이가 그만큼 자신을 주장하는 기교가 생긴 것입니다. 애정을 듬뿍 받고 싶다는 욕구와 더불어 다른 사람이 자신에게 어떻게 행동하는지 예측하는 마음 등을 행위로 나타내는 것이죠.

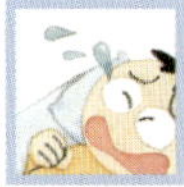

아이의 울음에는 의미가 있어요!

● **배가 고플 땐, '낮고 짧게'**　낮고 짧은 소리로 울고, 짧은 울음을 일정한 패턴으로 반복할 때는 배가 고프다는 신호입니다. 손가락을 빨면서 기운없이 칭얼거리기도 합니다.

● **피곤할 땐, '점점 더 심하게'**　눈을 비비거나 하품을 하면서 짜증 섞인 울음을 터트릴 때는 몸이 피곤하다는 뜻입니다.

● **안아달라고 할 땐, '힘차게'**　아이들은 스킨십을 원할 때도 울음으로 의사를 표시합니다. 안아줄 때까지 힘차게 계속 울 때는 아이를 들어올리거나 위치를 바꿔서 안아주도록 합니다.

● **스트레스를 받을 땐, '날카롭게'**　짜증스러운 울음과 함께 날카롭게 앙앙거리면서 울 때는 주변의 환경으로 인해 스트레스를 받고 있다는 의미입니다. 밝은 불빛이나 시끄러운 소음이 원인일 수 있습니다.

● **아플 땐, '악을 쓰면서'**　울면서 점점 얼굴이 빨개지고 그 소리가 날카로워지면 몸이 아픈 경우가 많습니다. 느닷없이 울면서 첫 소리가 긴 울음은 갑작스런 통증을 느끼기 때문이므로 아이의 몸을 살피도록 합니다.

● **졸릴 땐, '징징거리면서 길게'**　징징거리면서 칭얼대는 울음소리를 반복할 때는 엄마한테 요구할 것이 있을 때, 몸을 만지거나 이불을 쥐고 울 때는 졸립다는 신호입니다.

툭하면 신경질이에요

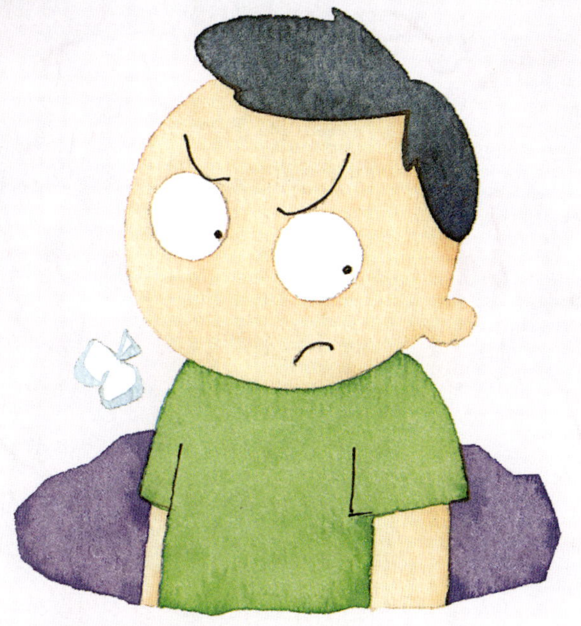

잘 노는가 싶다가도 어느 새, 툭 하면 **신경질**과 짜증을 내는 아이를 돌보기란 여간 어렵지 않습니다. 기분을 맞춰주는 것도 한두 번이지, 어느 정도 시간이 흐르다 보면 엄마가 지쳐서 같이 신경질을 내고 있는 경우도 있죠. '신경질적인 아이'는 **감수성**이 예민하거나 섬세하다고 보면 큰 문제는 되지 않겠지만, 정도가 지나쳐 다른 사람을 불쾌하게 하거나, **친구**를 잘 사귀지 못하고, 유치원이나 학교생활 등의 단체생활이 어려운 경우에는 적절하게 교정해 줄 필요가 있어요.

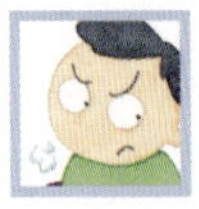# 아이가 왜 이렇게 신경질을 부릴까요?

1. 선천적으로 타고난 경우

태어날 때부터 신경질적인 기질을 타고날 수도 있습니다. 이런 경우 흔히 엄마의 태교를 생각해 볼 수 있어요. 즉 엄마가 임신을 했을 때 태교에 신경을 쓰지 못하거나 과민해 있었다면 신경질적인 아이가 태어나는 경우가 많기 때문이에요.

2. 체력이 약한 경우

잦은 병치레로 체력이 약해진 아이들은 신경도 쇠약해져서 짜증을 부리고, 신경질적으로 변할 수 있어요.

3. 부모의 간섭이 심한 경우

아이가 하는 일에 대해 부모가 지나치게 참견하고 간섭을 하면, 아이는 어쩔 수 없이 부모의 뜻에 따라 자신이 원하지 않는 일을 하게 돼죠. 이런 일이 반복될수록 아이는 점점 부정적인 사고를 키우게 되고 신경질적인 성격이 됩니다. 이런 이유로 주로 맏이가 신경질적이고 예민한 성격을 갖게 됩니다.

4. 부모가 신경질적인 경우

부모가 신경질적인 경우 특히, 엄마가 신경질적이고 예민한 경우에 아이도 신경질적인 경우가 많습니다. 부모가 청결과 규범을 지나치게 강조하거나 강제적으로 과외교육을 시키는 것도 아이를 신경질적으로 만들 수 있어요. 과잉보호로 독립심이 없는 아이들이 성격 또한 신경질적인 경향이 있는 것도 이 때문이에요.

부모가 자녀에게 무관심하거나 부모가 없는 아이들은 다른 사람의 눈치를 보며 자라기 때문에 성격이 신경질적으로 될 수 있어요.

집이 대로변이나 상가, 공사장, 공항 등 소음이 심한 곳에 위치해 있으면 아무래도 아이의 신경이 예민하게 변할 수 있습니다.

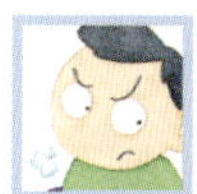 신경질적인 아이는 어떤 반응을 보일까요?

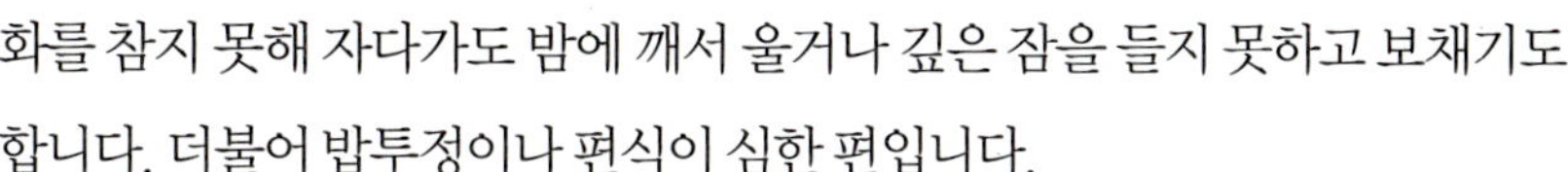

예민한 성격이거나 충분한 애정을 받고 자라지 못하는 아이들 대부분이 툭 하면 신경질을 부리거나 사소한 일에도 불같이 화를 냅니다. 또한, 짜증을 내다가 제풀에 울어 버리는가 하면 뾰로통하게 삐쳐서 도통 말을 하지 않기도 합니다. 심한 경우는 자신 스스로 화를 참지 못해 자다가도 밤에 깨서 울거나 깊은 잠을 들지 못하고 보채기도 합니다. 더불어 밥투정이나 편식이 심한 편입니다.

이런 반응을 보이는 것은 특정한 질환이라기보다는, 한마디로 정서적으로 안정되지 못해 나타나는 것으로 이해하면 됩니다.

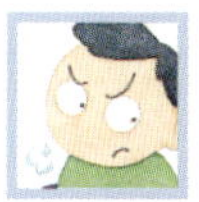 신경질적인 아이라면 어떻게 해야 하나요?

아이가 신경질적이라면 무조건 아이탓만 할 것이 아니라, 부모 스스로에게 문제가 없는지 되돌아볼 필요가 있어요. 자신에게 문제가 있다는 것을 발견하면 양육방식을 변화시키는 것도 괜찮은 방법이며, 자녀에게 여유와 안정을 찾도록 도와주는 것도 필수적입니다.

① 아이에 대해 지나치게 관심을 쏟거나 아이의 행동 하나하나에 간섭을 하는 부모는 먼저 자신의 행동과 생각을 고쳐야 합니다. 아이가 할 수 있는 일은 충분히 경험하고 거기에 따르는 책임을 지도록 독립심을 길러주세요.

② 아이에게 너무 완벽함을 기대하지 마세요. 자녀가 실수를 하면 '오늘은 어떻게 해서 이런 잘못을 했구나. 그렇지만 이번의 실수는 경험으로 생각하고, 다음에는 잘할 수 있을 거야.' 라고 격려해 주세요. 야단보다는 칭찬과 격려가 자녀를 더욱 올바른 길로 이끌어줄 수 있답니다.

③ 아이의 성장과정에 맞는 눈높이 교육이 필요합니다. 절대로 부모님이나 큰 아이를 기준으로 평가하지 말아야 합니다.

④ 집안 분위기를 밝고 따뜻하게 조성하여, 아이가 자신의 집을 이 세상에서 가장 편안한 곳으로 느낄 수 있도록 해주세요. 특히 아이 앞에서 부모가 부부 싸움을 하거나 신경질을 내지 말아야 하며, 온화한 모습과 다정한 말씨를 보여주도록 하세요.

⑤ 야외 소풍을 자주 나가세요. 조용하고 정적인 놀이보다는 자연과 접하며 다른 사람들과 함께 몸을 움직이는 활발한 놀이를 하는 것이 좋습니다.

⑥ 체험학습이나 야외학습, 극기훈련 등 아이에게 다양한 경험의 기회를 제공해 주세요. 또래와의 집단 생활에서 자유롭게 행동하다 보면, 역할 분담을 통해 책임감도 키우게 되고 잘못한 일도 때로는 용납된다는 것을 경험하게 됩니다. 이런 과정을 통해 아이는 조금씩 여유와 안정을 찾을 수 있습니다.

신경질적인 아이에게 도움이 되는 약재는요?

1. 용안육

용안육은 마음을 안정시켜 주는 효능이 있어서 신경질적이며 잘 놀라는 아이들에게 좋습니다. 다른 한약재와 달리 단맛이 있어 어린아이도 잘 먹을 수 있을 거예요. 용안육 20g에 물 700cc를 붓고 달여 반으로 줄면 하루 동안 여러 번으로 나누어 먹이세요.

2. 산대추씨(산조인)

아이가 잠을 깊이 못 자고 자주 깨며, 보챌 때 산대추씨를 달여 먹이세요. 산대추씨는 신경을 안정시켜 주는 한약재로, 특히 밤에 숙면을 취하지 못하면서 자주 깨고 그로 인해 성장이 늦어지는 아이에게 좋습니다. 산조인을 노랗게 볶아 병에 보관한 뒤, 산조인 20g에 물 700cc를 붓고 달여서 반으로 줄면 하루 동안 여러 번으로 나누어 먹이세요.

3. 대추

대추는 심장 기능을 도와 혈액이 잘 돌도록 하고 신경을 안정시켜 히스테리, 불면증에 도움을 줍니다. 신경질적이고 밤에 칭얼대는 아이는 대추 8개와 산조인 10~20g에 물 800cc를 붓고 달여 반으로 줄면 하루 동안 여러 번으로 나누어 먹이세요.

4. 호두

호두는 마치 뇌의 모양과 같아 뇌신경을 편안하게 만들어 주는 효능이 있어요. 아이가 잠을 잘 자지 못하거나 신경이 날카로워 자주 보채고 짜증을 부릴 때는 날마다 호두를 2~3알씩 꾸준히 먹이도록 하세요.

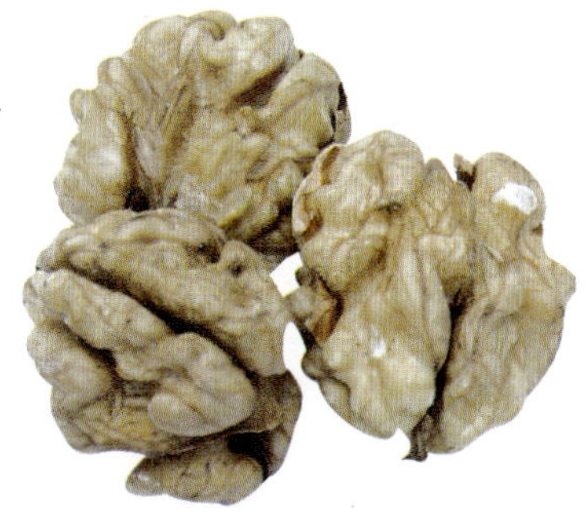

특히 호두는 뇌신 경세포의 구성 성분인 레시틴이 풍부하여 아이들의 두뇌 계발에 도움이 되며, 비타민 B_1과 비타민 E가 풍부하여 영양소의 소화·흡수를 도와줍니다. 잔병치레로 허약해지고 신경이 예민해진 아이에게 호두와 대추를 함께 죽으로 끓여 먹이면 아주 좋습니다.

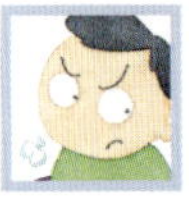 신경질이 심한 아이의 치료법은요?

한의학에서는 아이가 신경질을 부리고 짜증을 내는 것은 스트레스나 긴장으로 간(肝)의 기운이 뭉치거나, 화(火)가 위로 떠오르기 때문이라고 봅니다.

예를 들어 부모의 간섭이나 참견으로 인해 자신이 하고 싶은 것은 하지 못하고, 하기 싫은 것을 억지로 한 아이는 자신의 불만을 속으로만 삭인 결과로 간(肝)에 좋지 않은 기운이 뭉치게 되었다고 볼 수 있습니다. 이 때는 간장(肝臟)에 뭉쳐 있는 기운을 풀어주는 『육울탕(六鬱湯)』이 좋습니다.

반대로 신경질과 투정을 밖으로 터뜨리고 자주 화를 내는 아이는 화(火)가 위로 떠올랐다고 볼 수 있습니다. 이 때는 화(火)를 가라앉히고 신경을 안정시키는 『시호가용골모려탕(柴胡加龍骨牡蠣湯)』에 뇌를 진정시켜 주는 용안육이나 산조인을 가미하여 처방하면 성품을 어느 정도 부드럽게 진정시킬 수 있습니다.

육울탕

구 성 약 재

향부자, 창출, 신곡, 치자, 연교, 진피, 천궁, 적복령, 패모, 지각, 소엽, 감초, 생강.

시호가용골모려탕

구 성 약 재

시호, 반하, 복령, 계지, 인삼, 용골, 모려, 대황, 생강, 대추.

변을 볼 때마다 변비로 고생해요

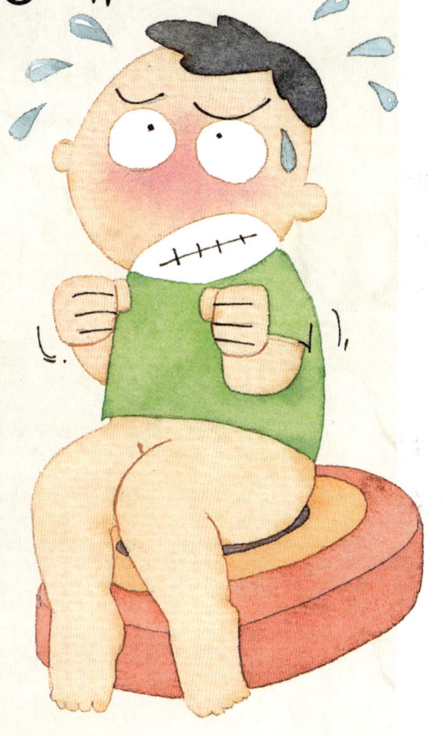

흔히 엄마들은 아이가 **변**을 매일 보지 못하거나 또는 변이 크고 딱딱하면 무조건 변비라고 생각하는 경향이 있어요. 그러나 **배변 습관**에는 체질에 따라 개인차가 있기 때문에, 2~3일에 한 번 변을 보더라도 그것이 습관이 되어 아이가 전혀 불편해하거나 힘들어하지 않는다면 정상이라 할 수 있어요. 3~4일에 1회 정도로 평소보다 배변횟수가 줄고, 날마다 변을 보더라도 대변을 볼 때 **힘**이 들고 변을 보고 나서도 충분히 시원하지 않고 뭔가 남아 있는 듯한 느낌이 들면 '**변비**'라고 합니다.

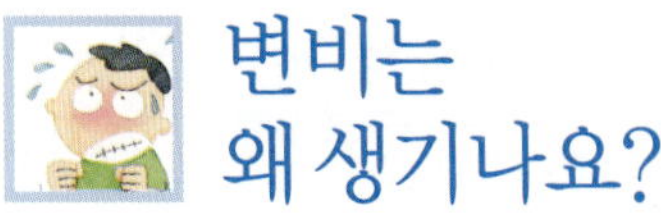

변비는
왜 생기나요?

① 변비는 대부분 섬유질과 수분 부족으로 생깁니다. 분유를 먹는 아이나 이유식을 시작한 초기에 변비가 생기면 수분 부족에 의한 경우가 많고, 돌 이후에는 밥보다는 우유를 많이 먹는 아이에게 잘 생깁니다.

② 대변을 참는 습관이 변비를 악화시킵니다. 딱딱하고 굵은 대변이 나오다 항문이 찢어져서 피가 난 이후에는 아이들은 아파서 아예 대변을 참아 버리는 경향이 있어요. 그렇게 참다 보면 대변은 더욱 단단해지고 굵어져서 배변이 힘들어지는 악순환이 반복됩니다.

③ 대 · 소변 가리기를 엄하게 강요당하는 경우에도 아이가 볼일 보는 자체에 스트레스를 받아 변비가 될 수도 있습니다.

④ 병치레를 하고 나서 변비가 오는 경우도 있어요. 열로 인해 탈수 현상이 일어날 수도 있고, 또한 먹는 양이 줄어드니 변비가 오기 쉬운 것이죠.

아이가 제대로
변을 보지 못할 때는요?

① 4개월 미만의 아이는 하루 두 번, 포도 주스나 사과 주스를 먹이세요. 또는 분유나 물 60cc에 설탕을 1 큰술 정도 타서 먹이면 대장의 연동 운동이 활발해져서 수월하게 대변을 볼 수 있습니다.

② 4개월~12개월의 아이는 하루 두 번씩 고구마, 살구, 자두, 복숭아, 배, 콩, 시금치, 사과 같은 섬유질이 많은 음식을 갈아서 먹이세요. 녹즙기를 사용하면 섬유질이 걸러지므로, 섬유질 확보를 위해 강판으로 갈아 먹이는 것이 좋습니다.

③ 첫돌이 지난 아이는 하루 세 번, 사과 · 양배추 · 시금치 · 고구마 등을

껍질째 갈아서 먹이세요. 특히 사과의 껍질에는 펙틴이라는 섬유소가 풍부해 장의 연동 운동을 도와주므로, 대장의 운동이 가장 활발한 아침에 사과를 껍질째 갈아 먹이는 것이 아주 효과적입니다.

④ 첫돌이 지난 아이의 변비를 예방하기 위해서는 하루에 우유를 500~700cc 정도로 제한하고 밥과 반찬을 주식으로 하는 습관을 들이세요. 변비 때 국에 참기름이나 들기름 1큰술을 타서 밥을 말아 먹이면 변이 부드럽게 나옵니다.

⑤ 하루 1ℓ 정도의 물을 마시게 하고, 변비가 생기게 하는 식품인 우유·아이스크림·요구르트·치즈·바나나·감 등은 한동안 먹이지 않도록 하세요.

⑥ 아침식사 후 10분 동안 변기에 앉아 있는 배변 습관을 갖게 해주세요. 아이가 좋아하는 장난감을 주어서 긴장을 풀어지게 하는 것도 도움이 됩니다. 그러나 15분 이상이 지나면 아이에게 대변을 보는 일이 스트레스가 될 수 있으므로 더 이상 강요하지 않도록 하세요.

⑦ 대변 완화제나 관장제는 처음에는 변비가 해소되는 것 같지만, 습관성이 되면 대장 스스로 운동하는 기능을 잃어버리게 되므로 가급적 의사의 진단 없이는 사용하지 않는 것이 좋습니다.

⑧ 마사지의 진행 방향은 장의 운동 진행 방향과 동일하게 배꼽을 중심으로 시계 방향으로 해주세요. 특히 아이의 왼쪽 아랫배로 올수록 지긋이 힘을 주어 밀어주세요. 왼쪽 아래로 갈수록 직장과 항문에 가까워지기 때문에, 가장 확실하게 자극할 수 있는 부위입니다.

변을 보고 난 후, 항문이 찢어져서 피가 나요?

하루 4~5회, 1회 10분 정도씩 미지근한 물에 좌욕을 시켜주세요. 좌욕을 하면 항문 쪽으로 혈액순환이 좋아져 대장의 연동 운동 또한 활발해질 수 있는 효과가 있기 때문입니다.

특히 대변이 항문 근처에까지 밀려와 있는 상태에서 변을 보지 못하고 아이가 절절 매거나 눈물이 그렁그렁할 때는 대야에 따뜻한 물을 받아 엉덩이를 담그고 앉아 있게 하면 통증이 줄어들고 대변 또한 잘 볼 수 있게 돼요. 좌욕을 하다가 대변이 나올 때에는 아이의 무릎에 양쪽 팔을 끼고 안아서 대변을 수월하게 볼 수 있는 자세를 만들어 주세요. 항문 주위의 찢어진 부위는 후시딘이나 마데카솔과 같은 연고를 면봉에 묻혀 발라주세요. 그래도 계속해서 피가 나면 소아과를 방문하세요.

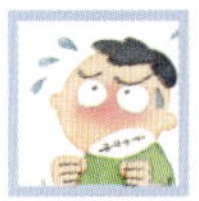

변비 해소에 효과적인 식품

1. 사과

사과에 들어 있는 펙틴이라는 섬유소는 대장의 연동 운동을 촉진시켜 대변을 수월하게 볼 수 있게 해줍니다. 또한 사과는 정장 작용이 있어 설사에도 도움이 됩니다. 녹즙기로 즙을 내 먹이면 변비 치료에 별 도움이 되지 못하므로, 강판에 갈아서 주스로 먹이도록 하세요.

2. 자두

다른 과일에 비해 섬유질이 3~6배 정도나 많은 만큼 변비에 큰 도움이 됩니다. 강판에 갈아서 주스로 먹이세요.

3. 잣죽, 참깨죽, 호두죽

식물성 기름이 많이 함유된 잣, 참

깨, 호두는 대변을 부드럽게 만들어 변을 쉽게 보도록 도와줍니다. 하루 2~3회 미지근하게 데워 공복에 먹이세요.

4. 고구마

고구마는 물에 녹지 않는 섬유를 갖고 있어 대변의 양을 증가시켜 배변이 쉬워지도록 합니다. 이 섬유질은 껍질에 풍부하므로 껍질째 쪄서 먹는 것이 효과적입니다.

5. 미역

미역은 장을 튼튼하게 해서 변비와 설사, 양쪽에 모두 효과적인 식품입니다. 말린 미역을 분쇄기에 갈아, 죽을 끓일 때 이용하면 좋습니다.

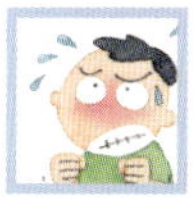

변비 해소에 좋은, 약죽 4가지

1. 오자죽

> **재료** 깨 · 잣 · 호두 · 복숭아씨(볶아서 껍질을 깐 것) · 살구씨 각각 10g, 쌀 70g.
> **만드는 법** ① 모든 재료를 깨끗이 씻어 30분 정도 불린다.
> ② 불린 재료를 믹서기에 갈아서 물을 넣고 중불로 서서히 끓인다.
> ③ 죽이 잘 퍼지면 소금으로 간을 하여 먹는다.

2. 소자 · 욱리인 · 호두죽

> **재료** 소자 · 욱리인 · 호두 각각 10g, 쌀 70g.
> **만드는 법** ① 쌀을 씻어 30분 정도 불린다.
> ② 불린 쌀과 소자, 욱리인, 호두를 믹서기에 넣고 물을 부어 곱게 간다.
> ③ 모든 재료를 냄비에 넣고 중불에서 서서히 끓인다.
> ④ 죽이 잘 퍼지면 참기름 1작은술과 소금으로 간을 하여 먹는다.

3. 고구마죽

> **재료** 고구마 1개, 쌀 70g, 설탕 조금.
>
> **만드는 법** ① 쌀을 씻어 30분 정도 불린다.
>
> ② 고구마를 씻어서 껍질째 1cm 크기로 깍뚝썬다.
>
> ③ 불린 쌀과 고구마를 믹서기에 넣고 물을 부어 곱게 간다.
>
> ④ 모든 재료를 냄비에 넣고 중불에서 서서히 끓인다.
>
> ⑤ 죽이 잘 퍼지면 기호에 따라 설탕을 약간 넣어 먹는다.

4. 검은깨현미죽

> **재료** 검은깨 · 현미 각각 70g, 잣 · 소금 조금씩.
>
> **만드는 법** ① 검은깨는 물에 깨끗이 씻어 일어 건진 다음 프라이팬에 재빨리 볶는다.
>
> ② 현미는 물에 씻어서 30분 정도 불린다.
>
> ③ 볶은 검은깨와 불린 현미를 믹서에 넣고 물을 부어 곱게 간다.
>
> ④ 검은깨와 현미가 갈아지면 고운 체에 걸러 즙만 받는다.
>
> ⑤ ④의 검은깨현미즙을 냄비에 넣고 중불에서 서서히 끓인다. 죽이 잘 퍼지면 소금
> 으로 간을 하고 잣을 넣어 먹는다.

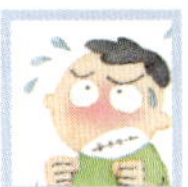

변비 치료에 좋은 처방은요?

변비가 심한 아이는 장의 연동 운동을 활성화시키는 동시에 단단해진 대변을 부드럽게 풀어주는 한약을 복용시키면 웬만한 변비는 무난히 해결될 수 있습니다. 특히 한약은 천연 약물을 재료로 하기 때문에 내성이 없고, 장 기능을 정상화시켜 줌으로써 변비의 재발을 예방하는 장점이 있습니다. 장 운동을 촉진시키고, 정장 기능이 있는 대표 처방으로 『통유탕(通幽湯)』이 있어요. 통유탕은 복통 없이 대변을 쉽게 볼 수 있도록 도와주기 때문에, 장이 약한 아이들이 먹기에 좋답니다.

통유탕

구 성 약 재
승마, 도인, 당귀신, 생지황, 숙지황, 감초, 홍화.

설사가 심해요

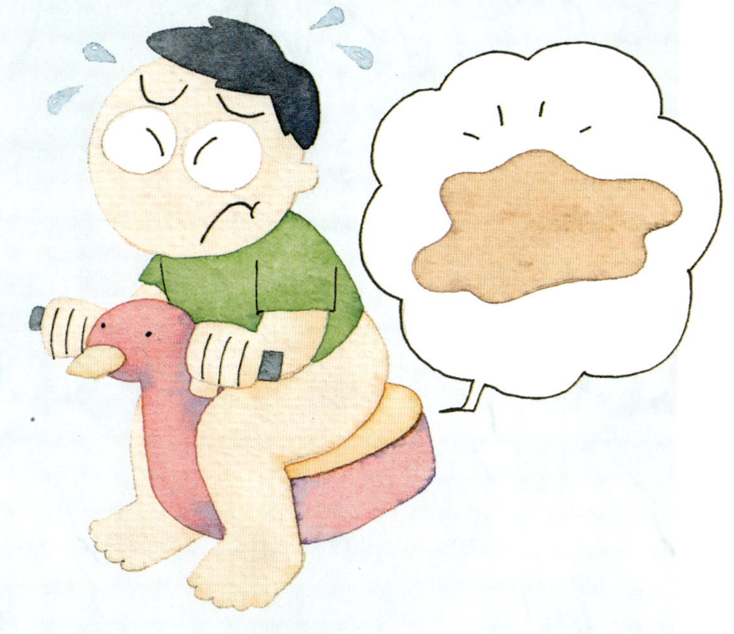

설사는 장에 들어온 **영양분과 수분**이 흡수되지 않고 대변으로 배설되는 것으로, 평소보다 상당히 묽은 변을 보거나 변을 자주 보는 것을 말합니다. 대변의 묽기는 체질이나 즐겨 먹는 음식에 따라 개인차가 있기 때문에 원래 대변이 무른 아이라면 정상으로 봅니다. 따라서 아이의 **대변**이 평상시와 어떻게 다른지 자세히 살펴보아야 하며, **설사**를 하는 것 같다면 변을 본 기저귀를 비닐 봉지에 싸서 의사선생님께 보여주는 것이 정확한 진단을 위해 가장 좋은 방법입니다.

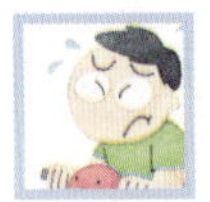

설사를 하는 원인에는요?

아이들이 설사를 하는 주요 원인은 장염으로, 기저귀나 상한 음식에 묻어 있던 바이러스와 세균이 아이의 장으로 들어가 감염이 되는 경우가 흔합니다. 그리고 알레르기를 일으키는 음식을 먹거나 감기에 걸렸을 때도 설사를 합니다. 때로는 기생충에 감염되어도 설사를 할 수 있습니다.

1. 유행성 설사

매년 늦가을부터 겨울철까지는 유행성 설사에 걸리는 아이들이 많습니다. 거의 물과 같은 설사를 하는 것이 특징인데, 과거에는 원인을 몰라 가성 콜레라라고 불렀으며, 의학용어로는 '로타바이러스 장염' 이라고 합니다. 주로 생후 3개월에서 24개월 사이의 아이에게 잘 생기는데, 건조한 늦가을인 10월 말경부터 많이 발생합니다.

음료수, 음식, 손, 기저귀를 통해 입으로 감염되지만 공기에 있는 균이 호흡기를 통해 전염되기도 합니다. 1~3일의 잠복기를 거친 다음 발열, 구토 같은 증세를 보이다가 물 같은 설사를 하기도 합니다. 푸른색, 노란색, 쌀뜨물 같은 색의 설사를 하루에 7~10회 정도 하므로 탈수증에 주의해야 합니다.

원인균이 바이러스이기 때문에 특별한 치료법은 없으며, 자연 치료되므로 증세에 따른 대증요법만 해주면 됩니다. 발병 후 3~4일간은 전염성이 높으므로 집안에 설사 환자가 있으면 아이와는 당분간 접촉을 피하도록 합니다. 손을 자주 씻고, 음료수·음식물 등의 위생관리를 철저히 해야 합니다. 모유를 먹는 아이가 우유를 먹는 아이에 비해 가성 콜레라의 감염 빈도가 낮다는 보고가 있습니다.

2. 장의 감염으로 인한 설사

만약 코 같은 끈적한 점액이 섞인 곱똥이나 피가 섞여 있으면 식중독이 겹쳐서 오는 증세일 수 있으므로 변 검사를 해봐야 합니다. 물만 먹어도 토할 정도로 아이의 증세가 심하면 무리해서 음식을 먹이지 말고, 수분을 충분히 공급해 주어야 합니다.

3. 감기나 폐렴 등 호흡기 감염으로 인한 설사

감기 바이러스가 원인으로 구토와 설사를 동반하며 2세 이상의 아이들이 잘 걸립니다. 처음에는 구토를 하다가 하루 정도 뒤에 물 같은 설사와 열을 동반하고, 콧물과 기침 등 감기 증세가 같이 나타납니다. 아이의 신체는 아직까지 많은 부분이 미숙하므로, 몸의 어느 기능이 약화되면 증세가 그 부위에만 그치지 않고 몸 전체로 반응하게 됩니다. 따라서 감기로 인해 열이 나면 설사로 발전하기도 하는 것입니다. 돌 발진이나 중이염, 폐렴에 의해서도 설사를 할 수 있습니다.

4. 음식물의 변화로 인한 설사

모유를 먹이는 엄마들은 아이의 묽은 변을 보고 종종 놀라는 경우가 있습니다. 그러나 일반적으로 모유를 먹는 신생아는 우유를 먹는 아이보다 변을 자주 보고, 묽은 변을 보게 되므로 걱정할 필요는 없습니다. 또 장염 등으로 인해 설사를 한다고 해서 모유 먹이는 것을 중단할 필요도 없습니다. 다만 설사 초기에는 장에 부담을 줄 수 있으므로 양을 줄였다가 조금씩 원래 상태의 양으로 늘려가도록 합니다. 이 때 참고할 것은 모유가 나오는 시간입니다.

아이에게 젖을 물리고 나서 처음 2분 동안에 전체 먹는 양의 50%, 4분이 지난 후에 80~90%, 5분이 넘어가면서는 먹는 양의 거의 대부분이 나오므로, 모유의 양을 줄일 때는 이 리듬을 염두에 두어야 합니다.

이유식 때문에 설사를 하는 아이도 있습니다. 이유식을 진행할 때 아이의 위장의 발달 정도는 생각하지 않은 채, 음식을 성급히 또는 너무 많이 먹이기 때문입니다. 아이가 흡수하기 어려울 정도로 많은 음식이 들어오거나 소화시키기 힘든 음식이라면 설사를 할 수 있습니다. 설사가 심하면 이유식을 중단했다가 설사가 멎으면 다시 시작하세요. 대신 약간 묽게 먹이고 기름기 있는 고기나 치즈 같은 음식을 이용한 이유식은 당분간 피하도록 하세요.

잠을 잘 때는 괜찮은데, 낮에 묽은 변을 자주 보는 경우가 있습니다. 이것은 주스나 과자류를 너무 많이 먹어 올 수 있는 현상입니다. 이러한 간식류의 섭취를 줄이면 묽은 변을 보는 횟수가 감소될 수 있습니다.

5. 음식물 알레르기로 인한 설사

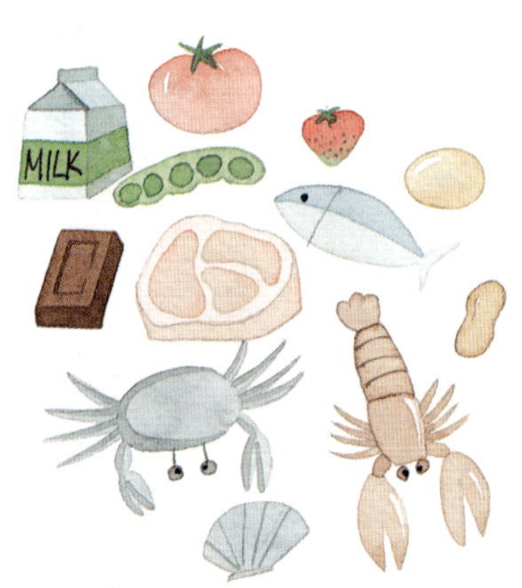

평소 먹지 않던 음식물이나 약물을 먹고 나서 복통·구토와 함께 설사가 나면 음식물 알레르기를 의심할 수 있습니다. 알레르기를 일으키는 식품으로는 땅콩, 달걀, 우유, 딸기, 토마토, 초콜릿, 콩, 생선, 돼지고기, 게, 가재, 조개 등이 있습니다. 이 때는 피부에 두드러기가 생길 수도 있습니다. 이런 경우에는 알레르기를 일으키는 음식물의 섭취를 삼가고 나서 2일 정도가 지나면 설사가 그치게 됩니다.

6. 유당불내증이 원인인 설사

아이가 장염을 앓고 난 후에 장기간 설사를 하는 경우가 있습니다. 이것은 장염 때문에 장이 손상을 입어 분유에 있는 유당을 제대로 소화시키지 못하는 유당불내증 때문입니다. 가성 콜레라를 앓고 난 후에는 1~2주 동안 유당불내증으로 인한 설사를 하는 경우가 있습니다. 그러나 한 달 정도가 지나면 대부분 나아집니다.

7. 장이 꼬여서 발생하는 설사

변에 토마토케첩 같은 피가 섞여나오고 아이가 1시간 간격으로 자지러지게 울면 장이 꼬였을 수 있습니다. 이 때는 대변을 본 기저귀를 가지고 빨리 아이를 병원에 데려가야 합니다.

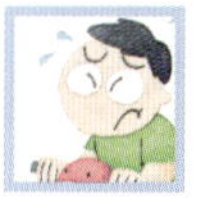 ## 아이가 설사를 할 때, 엄마가 꼭 알아야 하는 것들!

① 설사를 그치게 하려고 의사선생님의 처방 없이 지사제를 쓰면 안 됩니다. 설사란 우리 몸이 장에 들어온 나쁜 세균이나 바이러스를 배출시키는 현상인데, 이 때 무조건 지사제를 쓰면 바이러스나 세균을 대장에서 머무르게 하는 결과를 초래할 수 있기 때문입니다.

② 설사를 그치게 하는 것보다 수분 공급이 가장 우선입니다. 아이들이 설사를 하다 보면 수분과 전해질 부족으로 탈수 현상에 쉽게 빠지므로, 이를 막기 위해 전해질 용액을 공급해 주는 것이 가장 중요합니다.

집에서 쉽게 만들 수 있는 전해질 용액은 물 500cc에 소금 1/4작은술(1.25g)과 설탕 1큰술(15g)을 녹인 것으로, 이 용액을 우윳병에 넣어 수시로 먹이도록 하세요. 또는 이온 음료와 물을 1:1로 섞어 500cc 정도 만든 후 소금을 아주 조금 타서 먹여도 좋아요.

③ 모유를 먹는 아이는 모유를 계속 먹여도 됩니다. 처음에는 2~3분간 먹이다가 3~4시간 간격을 두고 1~2분씩 수유 시간을 늘리세요. 만약 장기간 설사를 할 때는 의사선생님과 상의해서 먹이도록 하세요.

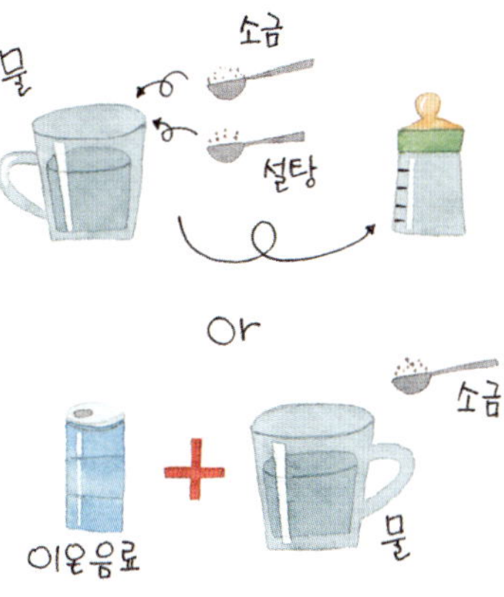

④ 설사를 하는 모든 아이들에게 특수 분유를 먹일 필요는 없어요. 의사선생님이 우유 알레르기라고 진단한 경우에만 특수 분유를 먹이고, 설사가 그치면 평소 먹던 것으로 바꿔주면 됩니다. 특수 분유는 설사를 치료하는 약이 아니므로 아이가 설사할 때마다 진단 없이 함부로 먹이지 말아야 합니다.

⑤ 설사가 심한 급성기(1일~2일째)에는 분유를 끊고 전해질 용액만 먹이고, 급성기가 지나면(2일째부터) 분유를 먹이세요. 일반 분유를 먹였을 때 설사를 하는 경우에는 두유로 바꿔 보세요. 분유를 먹는 틈틈이 바나나, 구운 사과, 감자, 당근을 쌀과 함께 끓여 미음 상태로 시작해서 차츰 죽으로 바꿔주고, 여기에 기름기 없는 생선이나 익힌 야채 등을 조금씩 더하세요. 기름진 음식은 설사가 멈출 때까지는 피하도록 하세요.

⑥ 아이의 손을 비누로 자주 씻어주고, 대변을 본 후에는 엉덩이도 비누로 깨끗하게 씻어주세요. 설사를 할 때에는 종이 기저귀를 사용하는 것이 좋으며, 엉덩이가 짓무르지 않게 자주 바꿔줘야 합니다. 또한, 방바닥을 깨끗이 닦아서 다른 사람에게 전염되지 않도록 해주세요. 변이 묻은 아이의 옷은 다른 아이의 옷과 분리해서 살균 세탁을 하고, 변기에서 변을 보는 아이라면 변기 청소도 청결히 할 필요가 있어요. 아이와 접촉이 잦은 엄마도 비누로 손을 깨끗이 자주 씻도록 하세요.

⑦ 엉덩이의 짓무름을 막기 위해 미지근한 물로 깨끗이 씻어주고 나서 마른 수건이나 드라이어로 잘 말려 주세요. 기저귀 발진이 있다면 의사선생님께 말씀을 드려서 같이 치료를 받도록 합니다.

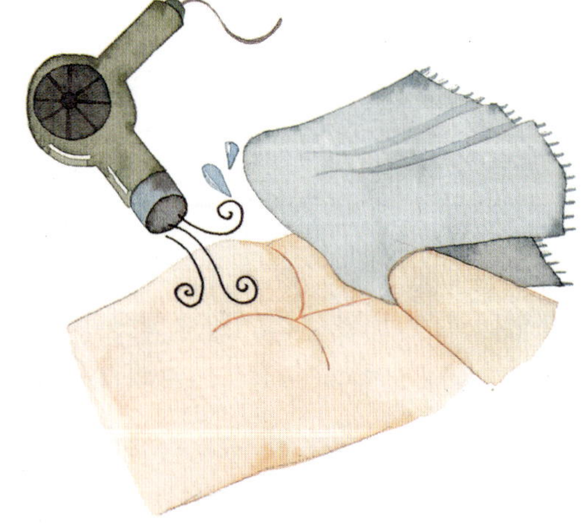

⑧ 아이가 설사를 많이 한 후에 몸이 축 늘어지고 오줌을 누지 않으면 탈수증이 생긴 것이므로, 빨리 응급실로 가서 즉시 수분을 공급해 주도록 하세요.

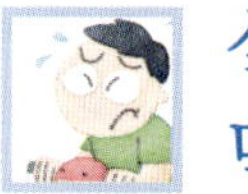

설사를 다스리는 민간요법은요?

1. 복령 · 차전자 · 달걀죽

복령과 차전자는 대장으로 수분이 배출되는 것을 막아주기 때문에 설사를 멎게 하는 데 도움이 됩니다. 또 소화가 잘 되는 달걀과 함께 쌀을 넣어 죽을 끓이면 장에 자극을 주지 않아 영양 섭취에 도움을 줄 수 있기 때문입니다.

> **재료** 불린 쌀 5작은술, 달걀 노른자 1개, 복령 · 차전자 각 8g, 참기름 1큰술, 소금 조금.
>
> **만드는 법** ① 복령과 차전자를 물 2컵을 부어 반으로 줄 때까지 달인다.
> ② 불린 쌀을 프라이팬에 넣고 참기름을 부어 볶는다.
> ③ 불린 쌀에 복령과 차전자 달인 물을 부어 중불에서 푹 끓인다.
> ④ 쌀알이 완전히 퍼지면 달걀 노른자와 소금을 조금 넣고 저어주면서 중불에서 한 번 더 끓인다. 달걀이 반숙이 될 정도로 끓으면 불을 끈다.

2. 곶감 · 대추 · 밤 달인 물

곶감과 밤에는 지사 작용을 하는 타닌 성분이 들어 있어 수분의 과다 배설을 막아주기 때문에 설사로 인한 탈수증을 다스릴 수 있습니다. 밤은 속껍질을 벗기지 않고 사용하는 것이 좋습니다. 대추는 기력을 보충하고 비 · 위장을 보하는 작용이 강해 설사가 있을 때 함께 달여 마시면 효과가 좋습니다.

> **재료** 곶감 2개(하얀 가루가 많이 묻은 곶감이 좋아요), 대추 5개, 밤 2개(속껍질을 벗기지 말고 통째로 쓰세요), 물 3컵.
>
> **만드는 법** ① 모든 재료를 냄비에 넣고 물과 함께 끓인다.
> ② 팔팔 끓으면 약한 불로 줄여 물이 반으로 줄 때까지 달인다.
> ③ 달인 물을 반 컵씩 나누어 먹인다.

3. 매실차

매실은 살균 작용이 있어서 식중독으로 인한 설사를 멎게 하는 데 도움이 됩니다. 내장 평활근을 이완시켜 복통을 완화시킵니다.

> **재료** 매실 1되, 설탕 500g.
> **만드는 법** ① 유리병에 매실과 설탕을 켜켜로 담고 봉해서 그늘진 곳에 보관한다.
> ② 한 달 정도 지나 매실즙이 우러나면 체에 걸러 즙만 따로 보관한다.
> ③ 설사를 하면 따뜻한 물에 매실즙 2큰술을 타서 먹인다.

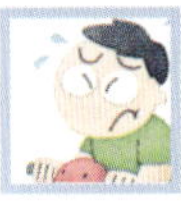

설사를 치료하는 처방은요?

설사는 크게 급성 설사와 만성 설사로 나눌 수 있습니다.

급성 설사란, 식중독이나 장염 등 대장의 염증성 질환에 의해 물 같은 설사 또는 폭포 같이 퍼붓는 설사를 하는 경우입니다. 이 때는 살균 작용과 소염 작용이 있는 약으로 대장의 염증을 줄여주면서, 이뇨 작용이 강한 약을 써서 대장으로 수분이 많이 머무르지 못하게 하여 설사를 줄이는 치료를 합니다. 그 대표 처방이 『위령탕(胃苓湯)』으로 배에서 '꾸르륵꾸르륵' 물 흘러가는 소리와 함께 물 같은 설사를 자주 하며, 몸이 무겁게 느껴져 축 처지는 증세가 있을 때 쓸 수 있어요.

만성 설사란, 원래 위장의 영양분 흡수력과 대장의 수분 흡수력이 약한 체질로 찬 우유나 찬 음식·기름진 음식을 먹으면 대변이 묽어지고, 소화가 안 된 상태의 음식이 대변으로 그냥 나오기도 하는 경우를 말합니다. 이 때는 『삼령백출산(蔘苓白朮散)』이라는 처방으로 위장과 대장의 기능을 보강해 주면 정상적인 변이 나오면서, 먹는 것을 싫어하던 아이는 소화가 잘 되어 밥도 잘 먹게 됩니다.

위령탕
구성약재
창출, 후박, 진피, 저령, 택사, 백출, 적복령, 백작약, 육계, 감초, 생강, 대추.

삼령백출산
구성약재
인삼, 백출, 백복령, 산약, 감초, 의이인, 연육, 길경, 사인, 백편두.

밤마다 이불에 지도를 그려요

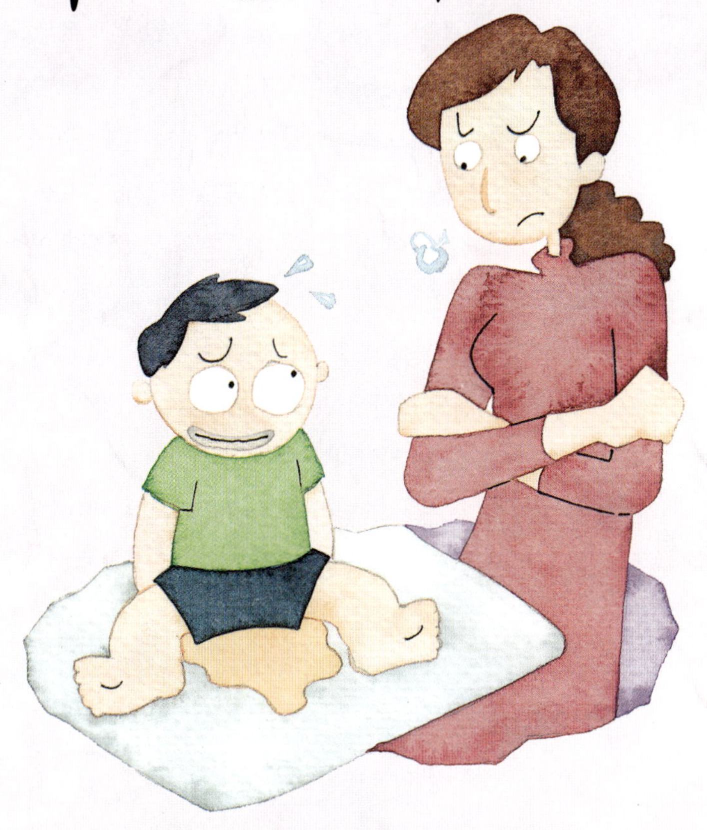

아이들은 보통 만 2세를 전후해서 **대·소변**을 가리는데, 만 5세가 지나서도 밤에 오줌을 싸는 것을 **야뇨증**이라고 합니다. 통계에 의하면 5~6세 아이들의 약 20%가 야뇨증이 있으나, 나이가 들수록 매년 5~10%씩 **자연치유**되어 **15세**에서는 1% 이하로 줄어든다고 합니다. 주로 남자아이나 맏아이에게서 야뇨증이 많이 나타나는 경향이 있습니다.

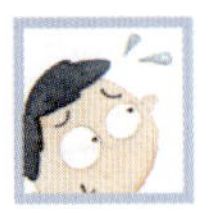
밤에 오줌을 싸는데,
이상이 있는 것은 아닌가요?

야뇨증은 1차성 야뇨증과 2차성 야뇨증으로 나눌 수 있어요.

1. 1차성 야뇨증

태어난 이래로 줄곧 소변을 가리지 못하고 밤에 오줌을 싸는 경우로 전체 야뇨증의 80%를 차지합니다. 주로 부모로부터 유전되는 경향이 있어서, 양쪽 부모가 야뇨증이 있었다면 자녀가 야뇨증이 있을 확률은 80%이며 한쪽 부모만 야뇨증이 있었다면 자녀가 야뇨증이 있을 확률은 44%입니다.

그 외 선천적으로 항이뇨 호르몬의 분비가 적거나 성장 발달이 미숙한 아이에게서 야뇨증이 나타날 수 있어요.

2. 2차성 야뇨증

6개월 이상 소변을 잘 가리다가 갑자기 야뇨증이 나타나는 것입니다. 이사나 취학, 강압적인 소변 가리기, 장기간 엄마와의 헤어짐, 부모의 이혼이나 사별, 동생의 출생 등에 의한 심리적 스트레스가 가장 중요한 원인입니다. 그 외 사고로 비뇨기계에 이상이 생기거나, 요로에 감염이 되어도 야뇨증이 생길 수 있어요.

2차성 야뇨증의 경우 비뇨기계 문제를 치료해 주거나 스트레스를 해소시켜 주면 야뇨증 또한 저절로 없어지므로 크게 걱정하지 않으셔도 돼요.

 # 밤에 오줌을 싸면
어떻게 해야 하나요?

야뇨증을 해결하는 방법에는 두 가지의 열쇠가 있습니다.

첫째는 아이 스스로 소변을 가리겠다는 강력한 의지이며, 둘째는 부모의 적극적인 협조와 칭찬 그리고 격려입니다. 야뇨증이 있는 아이들은 신체적으로는 특별한 문제가 없는 경우가 대부분이기 때문에, 아이와 부모가 함께 노력하면 특별한 치료를 받지 않아도 해결될 수 있어요.

열심히 노력한 결과로 한두 번 소변을 가리게 되면, 아이는 소변 가리기에 점차 자신감을 갖게 되어 밤에 소변을 가리는 것도 점차적으로 문제없이 해낼 수 있어요.

① 저녁식사 이후에는 물, 우유, 음료수는 물론 초콜릿, 유제품, 아이스크림, 과일, 코코아 등 이뇨 작용이 있는 음식은 먹이지 마세요.

② 저녁식사 때는 인스턴트 식품이나 라면 · 찌개국물 · 국 등 짠음식을 먹이지 말고, 저녁식사 이후로도 과자나 치즈 등 소금이 함유된 식품을 먹지 않도록 주의시켜 주세요.

③ 자기 전에 반드시 소변을 보도록 습관을 들이고, 잠자는 아이를 억지로 깨워 소변을 보게 하지는 마세요. 숙면을 방해하면 키의 성장뿐만 아니라 방광의 성장도 방해할 수 있기 때문이에요.

④ 야뇨 증세가 있다고 기저귀를 채우지 마세요. 기저귀를 사용하면 아이가 수치심이 생겨 오히려 소변 가리기에 자신감이 떨어질 수 있기 때문이에요.

⑤ 요나 침대에 비닐커버를 씌우고 이불을 자주 세탁해 주며, 잠자리에는 항상 여벌옷을 준비해 두세요.

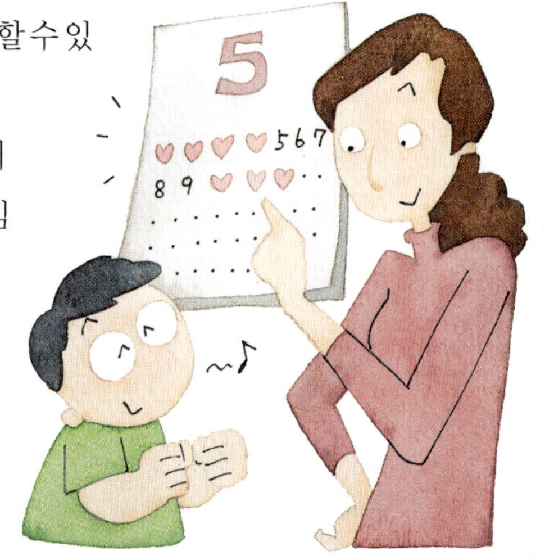

벌을 주기 위해 젖은 이불이나 더러운 이불을 그대로 쓰게 하면 아이의 성격 형성에 부정적인 영향을 미칠 수 있으므로 이불과 옷은 잘 갈아주되, 젖은 이불과 옷을 세탁기에 넣거나 이불 커버를 씌울 때에는 아이가 함께 동참하게 하세요.

⑥ 아이의 방에 커다란 달력을 붙여두고, 이불에 오줌을 싸지 않은 날에는 칭찬 스티커를 붙여주세요. 예를 들어 스티커가 10개 모아지면 선물을 주어서 소변 가리기에 의욕과 자신감이 생기게 하세요.

⑦ 오줌을 싸더라도 심하게 야단치지 마세요. 특히 형제나 친구들 앞에서 야단을 치면, 아이는 수치심과 모욕감이 들 수 있어요.

아이의 자존심을 지켜주기 위해 비밀은 꼭 보장해 주세요. 그리고 '다른 아이들도 밤에 오줌을 싼대', '아빠도 어렸을 때는 오줌을 쌌대' 등 격려의 말로 안심시켜 주세요.

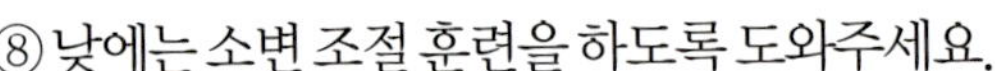

⑧ 낮에는 소변 조절 훈련을 하도록 도와주세요.

소변이 마려울 때는 즉시 화장실로 가지 말고 조금만 참았다가 화장실로 가도록 하세요. 처음에는 10을 셀 때까지 참으라고 하고, 점차 20, 30을 셀 수 있을 정도로 참는 시간을 늘리도록 하세요. 화장실에 가서는 한 번에 소변을 다 보지 말고, 소변을 보다가 잠시 멈추었다가 다시 시원하게 보도록 연습을 시키세요.

이 훈련을 하면 잠자는 동안 만들어지는 소변을 저장할 만큼 방광의 크기가 커지기 때문에, 이불에 오줌을 싸는 일이 줄어들 수 있어요. 또한 소변을 너무 자주 보거나 팬티에 오줌을 지리는 아이에게도 이 훈련을 시키면 소변 조절 근육이 튼튼해져서 증세가 호전될 수 있답니다.

대 · 소변 가리기를 잘하려면……

1. 만 18~24개월 사이에 대 · 소변 가리기가 시작됩니다. 보통 만 24개월에 26%, 30개월에 85%, 36개월에 98%의 아이가 낮 동안 대 · 소변을 가리게 됩니다.
2. 대체로 남자아이보다 여자아이가 빨리 가리기 시작합니다.
3. 대부분의 아이들은 낮시간에 대변을 먼저 가리기 시작합니다. 보통 『낮 동안 대변 가리기→밤 동안 대변 가리기→낮 동안 소변 가리기→밤 동안 소변 가리기』 순서로 진행합니다. 낮 동안의 대 · 소변 가리기가 완성이 되고 나서 수개월 후에야 밤 동안의 대 · 소변 가리기가 이루어집니다.
4. 배변 훈련에 걸리는 시간은 평균 3개월입니다.
5. 보통 만 4세까지는 대 · 소변 가리기가 완성됩니다.

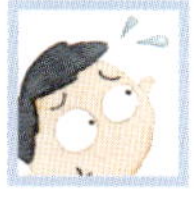 # 야뇨증을 다스릴 수 있는 식품은요?

1. 은행

은행은 신장과 방광을 튼튼하게 하여 소변이 자주 마려운 것을 억제하는 효능이 있어, 예로부터 야뇨증 어린이의 치료에 많이 쓰여 왔습니다.

은행을 프라이팬에 파랗게 될 때까지 볶아 속껍질을 비벼 벗긴 뒤 5~7알 정도씩 씹어먹도록 하세요. 단, 은행에는 청산이라는 독성 물질이 함유되어 있기 때문에 반드시 익혀서 먹이고, 아이에게 하루 5~7알 이상은 먹이지 마세요.

2. 감꼭지

은행 다음으로 야뇨증 치료에 좋은 것이 감꼭지에요. 감꼭지는 수렴 작용이 강해서 아이들의 야뇨증이나 설사에도 좋고, 근육의 경련을 진정시켜 주는 역할이 있어 횡격막 경련으로 인한 딸꾹질을 멈추게 하는 데도 도움이 됩니다.

감을 먹고 나서 꼭지를 버리지 말고 실에 꿰어 말려둔 후, 말린 감꼭지 4~5개를 물 500cc로 끓여 물이 반으로 줄면 수시로 나누어 먹이세요.

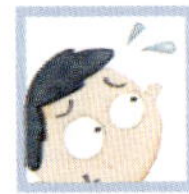

야뇨증을 다스리는 찜질 · 지압요법!

야뇨증이 있을 때는 방광이 위치해 있는 아랫배를 따뜻하게 찜질해 주면 도움이 됩니다. 특히 아랫배 중에서도 관원혈(關元穴)이라는 경혈에 하루 3~5장 정도 뜸을 떠 주면 더욱 좋습니다.

배꼽에서 아랫배를 더듬어 내려가다 보면 뼈에 걸리게 되는데, 배꼽과 이 뼈 사이를 다섯 등분하여 3/5 되는 지점이 관원혈(關元穴)이에요.

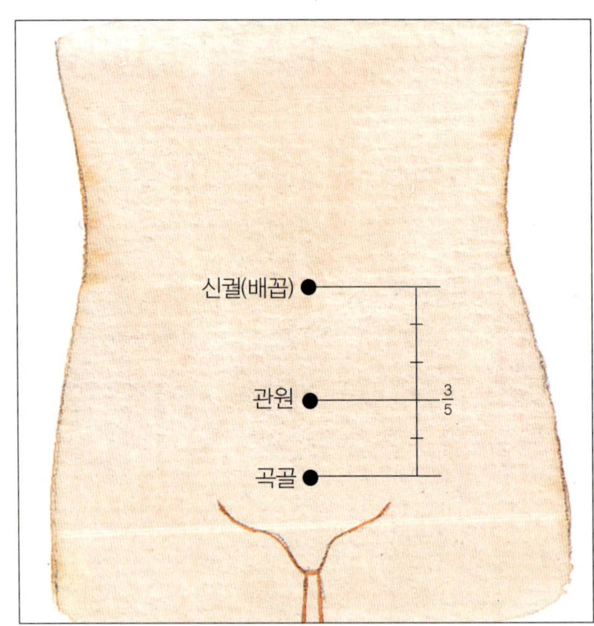

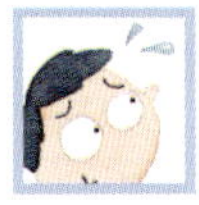
야뇨증을 치료하는 처방은요?

　소변 조절 훈련과 믿을 만한 민간요법 등등을 이용해 보았는데도 야뇨 증세가 계속된다면, 한의원을 방문해 보는 것이 좋습니다. 한방에서는 대개 신장(腎臟)의 양기(陽氣) 부족으로 방광의 출구인 괄약근이 느슨해져 야뇨증이 생긴다고 봅니다.

　'물이 흘러내리는 것을 거두어들인다' 라는 뜻을 지닌 『축천환(縮泉丸)』은 그 이름처럼 야뇨증의 대표적인 처방으로, 부족해진 신장(腎臟)의 양기(陽氣)를 불어넣어 주는 역할을 합니다. 또한 느슨해진 방광의 괄약근을 조여주고 약해진 위장 평활근에 탄력도 생기게 해주는 효과가 있어요.

　주로 '얼굴이 창백한 아이가 야뇨증과 함께 맑은 소변을 자주 봐요', '옷을 벗기 전에 소변이 흘러요', '묽은 변을 자주 봐요' 등의 증세가 있으면 『축천환』을 쓰면 좋습니다.

축천환

구 성 약 재
오약, 익지인.

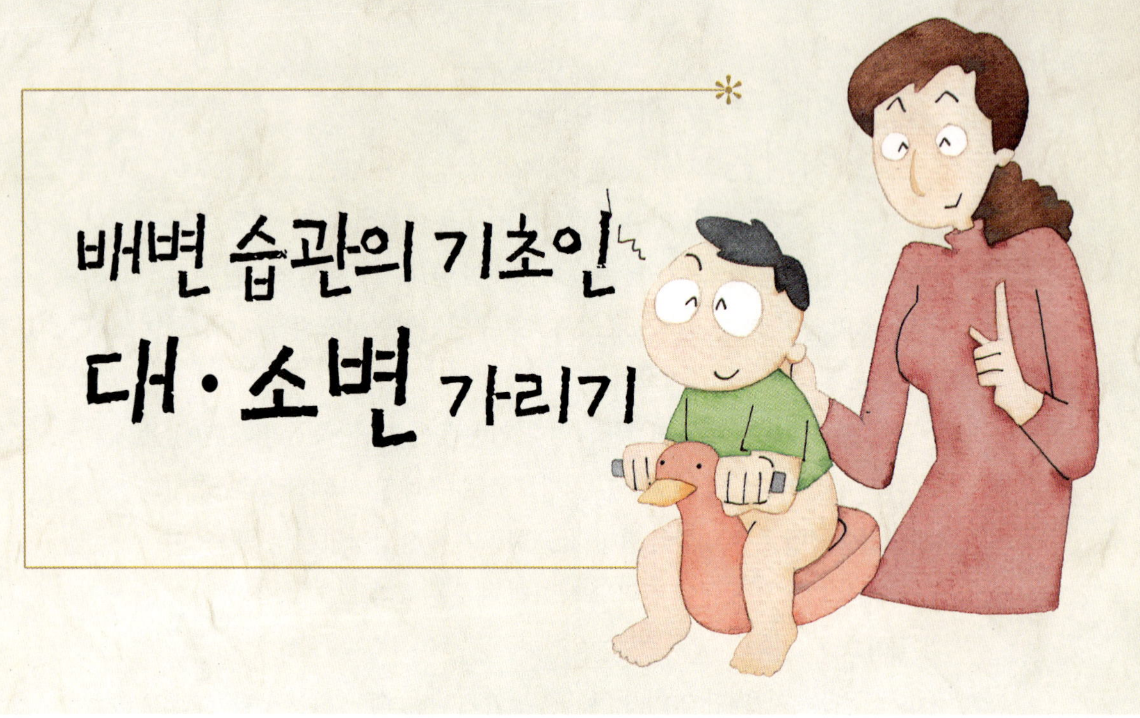

배변 습관의 기초인 대·소변 가리기

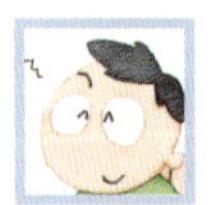
언제쯤 대·소변 가리기를 할 수 있나요?

대·소변 가리기는 만 18개월부터 24개월 사이에 시작하는 것이 좋습니다. 보통 만 3~4세가 되면 낮에 대·소변을 가리게 되고, 몇 개월에서 몇 년이 지나면 밤에도 대·소변을 가릴 수 있게 됩니다. 개인차가 있기는 하지만 일반적으로 만 4세까지는 대·소변 가리기가 완성되므로, 만 5세가 넘어서도 밤에 대·소변을 가리지 못하면 진료를 받아볼 필요가 있습니다.

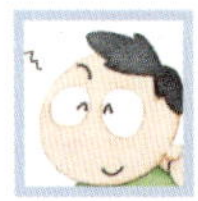
아이가 대·소변을 가릴 준비가 되었는지 확인해 보세요

① 낮에 2시간 정도는 소변을 참을 수 있어야 해요.

② "쉬 마려워?", "응가 마려워?", "화장실에 갈까?" 등의 말을 이해할 줄
알아야 해요.

③ "응가", "쉬", "똥" 등의 표현을 말이나 행동으로 표현할 줄 알아야 해요.

④ '옷 벗기'나 '옷 입기' 등을 표현할 줄 알거나 스스로 할 수 있어야 해요.

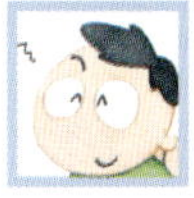

대 · 소변을 잘 가리기 위한 훈련

1. 대 · 소변에 대한 용어부터 정하세요

"꿍", "쉬", "오줌", "똥", "대변", "소변" 모두 좋아요. 중요한 것은 아이가
대 · 소변에 대한 부정적인 생각을 갖지 않도록 하는 것이에요. 부모님이 더
럽다고 찡그리거나 대변을 가리키며 "지지"라고 하면, 아이는 죄책감을 갖
고 대 · 소변 보는 것을 거부할 수 있습니다.

2. 다른 아이가 하는 것을 보여주는 방법도 좋아요

여아는 또래아이나 언니가 변기에 볼일을 보는 것을 보여주고, 남아는 또
래아이나 형이 변기를 이용하는 것을 보여주면 호기심에 스스로 따라하려
합니다. 그러나 다른 성별의 아이가 대 · 소변을 보는 것
을 보면 아이가 혼란스러워 하므로 처음으로 대 · 소
변 가리기를 시작할 때는 보여주지 않는 것이 좋아요.

3. 변기를 따로 마련해 주세요

대 · 소변을 가리기 전에 미리 아이의 변기를 따로 준비
해서 아이가 친숙하게 여기도록 해주세요. 처음에는 의

자처럼 앉혀서 장난도 치고 책도 읽게 하세요. 변기와 친해지면 아이가 보는 앞에서 기저귀에 있는 똥을 변기에 떨어뜨려 변기가 무엇을 하는 곳인지 알려주세요. 그리고 아이가 변기에 자연스럽게 앉기 시작하면 기저귀를 벗기고 변기에 앉혀보기 시작하세요.

4. 시작은 언제나 힘들어요

처음 시작할 때는 서투르기 때문에 그냥 싸버리고 나서 '쉬쉬'라고 합니다. 이 때는 소변을 가릴 준비가 되었다는 증거이므로 알려주기만 해도 잘 했다고 칭찬해 주고, 다음에는 일을 보기 전에 알려달라고 하세요.

5. 아이가 보내는 신호를 관찰하세요

대·소변이 마려울 때 아이는 얼굴을 찡그리거나, 얼굴이 상기되거나, 엉거주춤 서 있기도 합니다. 이런 신호를 보이면 아이를 변기에 몇 분간 앉혀 보세요. 그 훈련이 되면 낮잠 자기 전이나 식후 20분 정도에 변기에 앉혀 대·소변을 보도록 시도해 보세요.

6. 변기는 볼일 보는 곳이라는 걸 알게 해주세요

아이가 대·소변을 보고 싶어하는 것 같으면 '쉬 마렵니? 쉬 하자!'며 변기로 유도하세요. 아이가 변기에 앉으려 하지 않으면, 장난감이나 책을 갖다주고 이야기도 해주세요. 1분이 지나서 아이가 일어나고 싶어하면 그냥 나오게 하세요. 그리고 아이가 5분 넘게 잘 참고 앉아 있어도 변이 나오지 않으면 '쉬가 안 나오니까, 일어나자!'고 하여 변기는 볼일을 보는 곳이라는 인식을 시켜줍니다.

7. 칭찬으로 용기를 주세요

아이가 다른 곳에서 실수를 하더라도 야단치지 말고, 한 번이라도 성공하면 대단히 잘 했다고 칭찬을 하고 상도 주세요.

8. 혼자서 닦는 법을 가르쳐 주세요

대 · 소변 보기가 익숙해질 무렵이 되면 혼자서 닦는 방법도 가르치세요.

특히 여자아이는 앞에서 뒤로 닦도록 가르쳐 주세요. 그리고 볼일을 본 후에는 반드시 화장실로 데려가 손을 씻겨주어, 볼일을 본 후에는 손을 씻는 습관이 몸에 배게 해주세요.

9. 밖에서 화장실을 이용할 수 있게 해주세요

대 · 소변 가리기가 잘 이루어지면, 외출하여 밖의 화장실을 사용할 수 있도록 연습을 시키세요. 집안의 화장실만 사용하던 아이는 유치원이나 학교에 가면 볼일 보는 것이 힘들어질 수 있습니다.

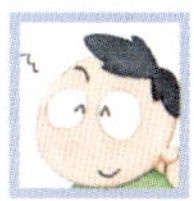 ## 대 · 소변 가리기를 거부하면, 어떻게 하나요?

30개월이 지난 건강한 아이가 대 · 소변 가리기를 거부할 때는, 대부분 엄마가 너무 강압적으로 대 · 소변 가리기 훈련을 시켰기 때문입니다. 싫다는 아이를 억지로 시키면서, 야단까지 치면 아이는 반항심으로 더욱 거부하고 성격도 삐뚤어질 수 있습니다. 대 · 소변 가리기는 자기가 할 수 있을 때 자연스럽게 하는 것이 가장 좋아요. 이 때는 더 이상 아이에게 대 · 소변에 대해 간섭을 하지 말고 '대변은 하루에 한 번쯤은 봐야 하며, 스스로 변기에 가서

봐야 해' 라고 알려주세요. 그리고 나서는 대 · 소변에 대해 언급하지 않는 것이 좋아요.

그 대신 아이가 스스로 대 · 소변을 가리면 달력에 예쁜 스티커를 붙여주고, 스티커가 일정한 개수로 모이면 아이에게 상을 주세요. 이렇게 해서 2주 정도 아이가 잘 가리게 되면 이런 방법을 서서히 중지하고, 특정한 곳에 변기를 두어서 아이가 볼일을 보고 싶을 때 스스로 변기를 사용하도록 해주세요.

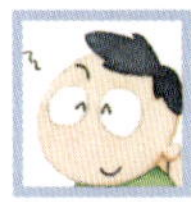

잘 가리던 아이가 실수를 할 때는, 어떻게 하나요?

아이들은 동생이 생기거나, 환경이 변하거나, 부모님이 싸우면 심리적으로 스트레스를 받아서 갑자기 오줌을 싸기도 합니다. 이 때 야단을 치거나 때리면 더욱 나빠지므로 안아주면서 엄마의 사랑을 확인시켜 주세요. 그리고 '옷에다 볼일을 보면 기분이 나쁘지? 소변은 변기에 가서 보면 기분이 상쾌하고 좋을 것 같아.' 라는 식으로 약간의 자극만 주세요.

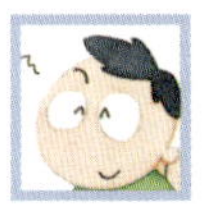

대변을 지릴 땐, 어떻게 하나요?

만 4세가 지난 건강한 아이가 대변을 지리는 것을 '유분증' 이라 합니다. 주로 남자아이가 낮에 대변을 지리는 경우가 많아요. 유분증은 장에 기형이 있는 경우도 있지만, 대부분 심리적인 스트레스로 인한 경우가 많아요.

유분증이 있으면 일단 병원에 가서 장에 이상이 없는지를 확인한 후, 아이의 스트레스의 원인을 찾아서 심리적 안정감을 주어야 합니다.

아토피가 있어요

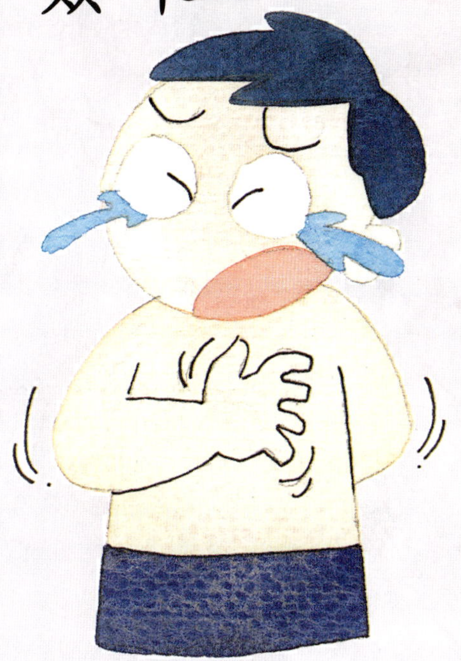

"**아** ~ 어떡하나요? **토**끼 같은 우리 아이가 **피**가 나도록 빡빡 긁어대고 있어요!"

아토피 피부염을 앓는 아이를 보고 지은 삼행시에 부모의 안타까운 마음이 그대로 드러납니다. 흔히 **태열**로 불리는 유아의 아토피 피부염은 한번 발생하면 잘 낫지 않아 평생 고질병으로 남는 수가 많아요. 그러므로 엄마들은 아이가 아토피가 있으면 어릴 때부터 **관리**를 잘 해 줄 필요가 있어요.

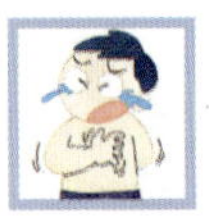

아토피 피부염이란 무엇인가요?

아토피 피부염이란 알레르기 질환의 하나로, 흔히 태열(胎熱)이라고 불리는 만성 피부병입니다. 생후 2~6개월 사이에 양 뺨에 붉게 부푼 반점으로 시작해 얼굴과 머리에 붉은 반점과 진물, 딱지 등이 생기며 전신으로 퍼지기도 합니다. 두 살 정도 되면 증세가 숨었다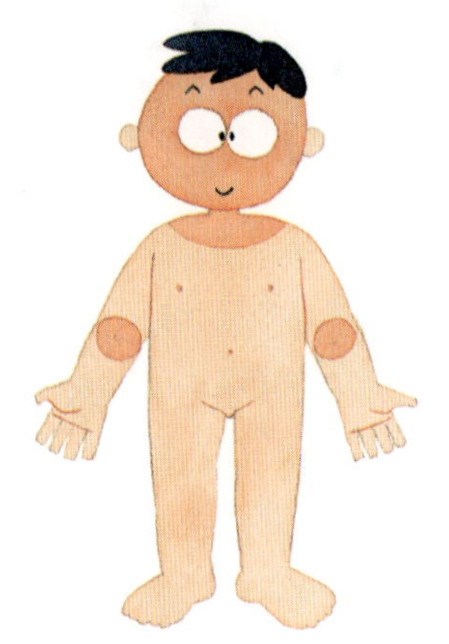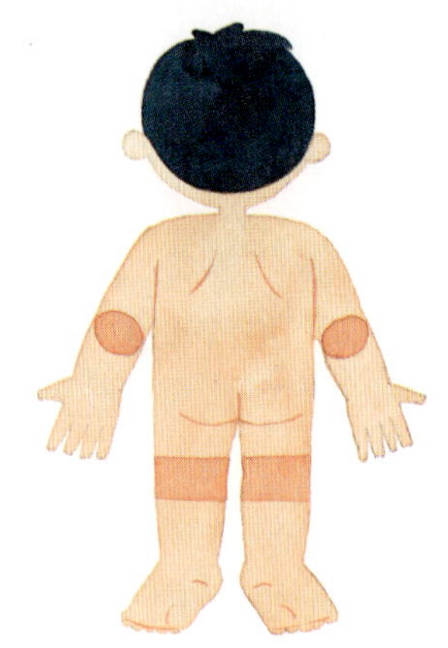가 네 살 정도부터 다시 나타나기 시작해요.

얼굴, 목, 팔꿈치 안쪽, 무릎 뒤쪽 등 피부가 접히는 부위에 잘 생기며 유아기보다 진물은 적고 오히려 피부가 건조하고 거칠며 가려움이 심합니다. 피부를 계속 긁다 보니 상처가 생기고 그 결과 피부가 소가죽처럼 두꺼워지기도 해요. 공기가 건조한 가을과 겨울에 증세가 악화되는 경향이 있으며, 여름에는 피부가 접히는 부위에 땀이 차서 가려움증이 심해집니다.

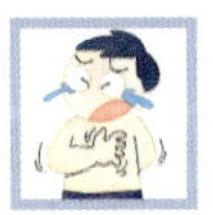

아토피는 유전되나요?

아토피는 부모로부터 유전되는 경향이 있어요. 아토피 환자의 가족 중에는 아토피를 비롯한 알레르기 질환이 있는 사람이 많아 아토피는 체질과 유전의 영향이 상당히 크다고 볼 수 있어요. 그러나 요즘 들어서는 청소년이나 성인이 되어 갑자기 아토피가 생기거나 또는 부모님은 아토피가 없는데 아이는 아토피가 생기는 경우도 종종 있습니다. 이를 공해 · 정서 불안 · 잦은 인

스턴트 식품 섭취 때문으로 보고 아토피를 단순한 유전 질환이 아닌 일종의
문명병으로 보는 견해도 있습니다.

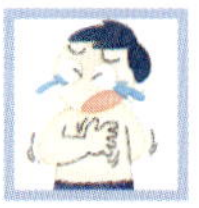 ## 아토피 피부염이 있을 때, 어떻게 하나요?

  아토피 피부염은 증세의 악화와 완화가 반복되는 난치병으로, 그 원인이
확실치 않아 치료에도 많은 어려움이 있습니다. 따라서 아토피 환자를 치료
함에 있어서 완치보다는 증세를 완화시키고 고통을 최소화하는 관리의 개념
에 중점을 둡니다. 아토피 관리는 무엇보다도 환자 스스로 주의사항과 관리
법을 익혀 이를 실천하는 것이 가장 중요합니다.

1. 가려움증이 심할 때는……

  ① 가려움이 심할 때는 얼음주머니나 차가운 병으로 마사지를 해주세요.

  ② 아이의 손톱은 항상 짧게 잘라주고, 상처에 손이 가지 않도록 주의시키
세요. 잘 때는 면이나 타월로 글러브처럼 만든 장갑을 끼워 무의식중에 상처
부위를 긁지 못하게 하는 것도 좋은 방법입니다.

  ③ 비타민 C는 항염증 작용과 항산화 작용이 있어 가려움증 예방에 어느 정
도 도움이 됩니다. 약국에서 파는 비타민 C를 하루 권장량대로 복용하거나,
비타민 C 함유식품을 많이 먹이는 것도 좋아요. 하루
에 브로콜리 1송이, 감 1개, 딸기 10개, 감귤 2개 정도
면 충분합니다.

  ④ 1세 미만의 영아는 음식물 알레르기로 인해 가
려움증이 일어나는 경우가 많으므로, 알레르기를 일으
키는 음식물을 먹이지 않도록 하세요. 알레르기를 일으키는
식품으로는 콩, 우유, 달걀, 땅콩 등이 있어요.

2. 계절에 따른 피부 관리에 세심한 주의를……

① 공기가 건조한 봄, 가을, 겨울에는 가려움증이 악화되므로 피부 관리에 세심한 주의를 기울여야 합니다.

② 씻은 후에는 수분이 마르기 전에 오일이나 보습 로션을 반드시 발라주

콩, 우유, 달걀 – 3대 알레르겐 식품과 대체 식품

특정 식품이 원인인 아토피는 식사를 제한해야 하기 때문에 이것저 것 걸리는 것이 많아요. 특히 아토피의 원인을 제거하는 식품들 은 아이에게 중요한 영양 공급원인 경우가 많아 엄마의 걱정거리예요. 따라서 그 식품을 대신할 수 있는 다른 식품을 찾아 영양 밸런 스를 맞추는 등으로 무리 없는 식사를 준 비해야 합니다.

1. 콩 알레르기

콩은 양질의 단백질을 함유한 이외에 칼슘과 비타민 B_2의 공급원으로 영양면에서나 소화 · 흡수면에서도 매우 우수한 식품입니다. 콩 알레르기가 있는 아이의 경우에는 두 부나 콩가루 등의 대두 가공식품 이외에도 간장, 된장, 대두로 만든 식용유 등을 먹이지 않도록 합니다. 그 대신 달걀이나 유제품, 육류, 생선류를 적극적으로 먹이면 좋습니다.

2. 우유 알레르기

유제품은 단백질과 칼슘의 중요한 공급원이에요. 그 이외에도 비타민 $A \cdot B_2$ 등도 다 량 함유되어 있습니다. 우유를 제한하는 경우에는 단백질이 풍부하게 들어간 식품과 함께 미역 등의 해조류, 참깨, 분홍새우, 멸치 등 칼슘이 풍부한 식품을 함께 섭취하도 록 해주는 것이 좋아요.

3. 달걀 알레르기

달걀은 단백질이 풍부하고 지방, 비타민 $A \cdot B_1 \cdot B_2$ 등 영양소가 골고루 갖춰진 식품 이에요. 달걀 알레르기로 진단이 내려진 아이에게는 달걀 대신에 콩 및 콩제품, 흰살생 선, 육류(닭고기는 제외), 유제품 등 단백질을 다량 함유하고 있는 식품을 먹이도록 합 니다. 처음으로 달걀을 줄 경우에는 완숙 상태로 삶아서 달걀 노른자를 아주 조금 먹이 는 것부터 시작합니다.

세요. 다만 스킨 로션에는 알코올이 함유되어 있어 피부의 수분을 증발시킬 수 있으므로 바르지 않도록 주의하세요.

③ 여름철에는 땀이 나면 곧바로 씻어준 후 수건으로 톡톡 눌러 닦아주고, 그 위에 파우더를 얇게 뿌려 땀이 차는 것을 막아주세요.

3. 목욕을 시킬 때는……

① 목욕이나 샤워, 세수는 피부를 건조하게 하므로 자주 하지 않는 것이 좋아요. 땀이나 진물이 심하면 하루 두 번 정도가 적당합니다.

② 미지근한 물에서 약 20분 정도 가벼운 샤워를 하는 것이 좋아요. 때밀이 목욕과 뜨거운 욕탕에서 장시간 목욕하는 것은 피부염을 더욱 악화시킬 수 있으므로 피하도록 하세요.

③ 비누는 중성이나 약산성 비누를 사용하세요. 염증 부위는 피해서 비누칠을 하고, 비누칠 후 최대한 빨리, 깨끗하게 헹궈 주세요.

④ 욕조에 녹차를 우려낸 물과 소금을 한 컵 녹여서 목욕을 하면 증세 완화에 도움이 됩니다.

⑤ 목욕 후에는 비벼 닦지 말고, 부드러운 면수건으로 가볍게 톡톡 두드리듯이 닦아주세요.

⑥ 목욕 후 물기가 마르기 전에 천연 성분의 보습제나 오일을 충분히 발라주세요.

4. 옷을 입힐 때는……

① 아이의 옷을 구입할 때에는 소재가 면 100%이며, 만져보았을 때 촉감이 부드러운 것, 꽉 끼지 않는 헐렁한 것을 선택하세요. 옷 속의 바느질이 깔끔하게 처리되어 피부에 자극을 주지 않는 것이 좋아요. 새 옷을 사와서는 옷

속에 붙은 상표를 떼어내고, 깨끗이 빨아서 입히세요.

② 세탁은 무자극성 비누와 뜨거운 물을 사용하며, 특히 속옷은 삶아 빨아 주세요. 세탁 후에는 온수로 여러 번 헹구고, 세탁 후 사용하는 표백제나 섬유 유연제는 옷에 남아 피부를 자극할 수 있으므로 사용하지 않는 것이 좋아요.

③ 세탁 후에는 햇볕에 완전히 건조시키고, 다 말린 후에는 옷에 묻어 있는 먼지를 깨끗이 털고 옷장에 넣어 두세요.

④ 속옷은 뒤집어 입히세요. 바느질 선과 상표가 피부를 자극할 수 있기 때문이에요. 스타킹처럼 꽉 끼는 옷은 피하고 헐렁한 옷을 입히세요.

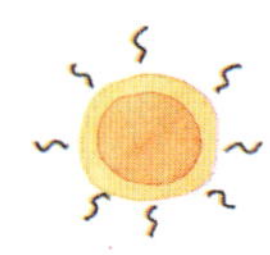

5. 실내 환경의 온도와 습도는……

① 아토피 아이가 있는 가정에서는 18~20℃의 실내 온도와 50~60%의 실내 습도를 적정하게 유지하는 것이 중요해요. 특히 공기가 건조한 가을, 겨울, 봄에는 가습기를 틀어 습도 유지에 만전을 기해야 하며, 가습기에서 세균이 번식하지 않도록 끓인 물을 매일 갈아주세요.

② 집먼지진드기의 서식처인 카펫, 커튼, 인형, 털이불, 애완동물 등 먼지가 앉을 수 있는 것은 모두 없애도록 하세요.

③ 침대는 사람의 비듬이 고여 집먼지진드기의 서식처가 되므로 사용하지 않는 것이 좋으나, 사용하려면 매트리스에 항균커버를 씌워 사용하세요. 이불과 베개는 매일 실외에서 털어주고 2~3일에 한 번은 햇볕에 말리고, 1주일에 한 번은 뜨거운 물로 깨끗이 빨아주세요.

④ 새로 지은 집에서는 페인트나 나무, 벽지, 접착제 등 건축자재에서 독소가 나오는 '새집증후군'이 아토피 피부염을 유발·악화시키므로, 적어도 완공된 지 3~4개월이 지나 독소가 어느 정도 배출된 후 입주하는 것이 좋아요.

6. 정서적으로 안정감을……

① 불안·스트레스·분노 등 정신적인 스트레스는 가려움증을 악화시키고, 또한 아토피가 있는 아이는 긁는 것으로 정신적 스트레스를 해소하려는 경향이 있어 무엇보다 마음의 안정을 유지하는 것이 중요해요.

② 가족들은 편안하고 안정적인 분위기를 조성해 주고, 아이가 긁을 때 '긁지 마!' 라는 날카로운 충고보다는 따뜻한 말로 진정을 시켜주는 것이 가려움증 해소에 도움이 됩니다.

③ 아이가 장시간의 싸움인 아토피를 이겨낼 수 있도록 용기와 격려를 북돋아 주세요.

④ 조금 큰 아이의 경우 명상이나 단전호흡, 요가 등 수련법을 익히게 하는 것도 도움이 됩니다.

7. 피부에 이상이 생겼을 때는……

피부에 이상이 생기면 빨리 치료해 주세요. 아토피 환자는 피부의 상처를 통해 바이러스나 곰팡이, 세균에 쉽게 감염이 되고, 벌레에 물리거나 잡초에 닿아도 잘 부르트고 덧나기도 하므로 곧장 치료해 주는 것이 좋아요.

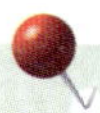

아토피 연고는 조심해서 사용하세요.

아토피 피부염에 가장 많이 쓰는 약은 스테로이드 연고입니다. 스테로이드 연고는 소염 작용과 면역억제 작용이 뛰어나 피부염 증세 완화에 큰 도움이 됩니다. 그러나 장기간 바르거나 많은 양을 쓰면 부작용이 나타날 수 있는 단점이 있으므로 반드시 의사선생님과 상의해서 사용하세요.
스테로이드 연고의 부작용으로는 '피부가 얇아진다', '실핏줄이 드러난다', '세균에 감염되기 쉽다', '여드름이 돋는다', '몸이 붓는다' 등이 있어요.

① 생후 1년 이내에 발생하는 아토피 피부염은 대부분 음식물이 원인으로 원인 식품을 먹이지 말아야 해요. 최근에 아이가 먹은 음식을 생각해 보고, 그 중 의심이 되는 식품을 2주일 정도 끊은 후 다시 1주일 동안 그 식품을 먹여보세요.

이 때 아토피 증세가 나타나면 그 식품이 알레르기를 일으키는 식품이므로 비슷한 영양분을 갖고 있는 '대체 식품'을 먹이세요. 아이가 아니더라도 아토피가 발생했을 때에는 이러한 방법으로 원인 식품을 찾아 대체 식품으로 바꿔 먹이도록 하세요.

② 아토피를 예방하기 위해서는 모유를 먹이고, 만 1세가 되기 전에는 알레르기를 일으키는 달걀, 우유, 콩, 땅콩, 밀가루를 먹이지 마세요. 만약 아토피 피부염을 앓은 적이 있는 부모에게서 태어난 아이는 또래아이보다 이유식을 1~2개월쯤 늦추고, 생후 2년까지는 달걀, 우유, 콩, 땅콩, 밀가루를 먹이지 않는 것이 안전해요.

그러나 만 3세 이후로는 음식물과 아토피 피부염은 크게 관계가 없으므로, 원인 식품을 먹여보고 아무 반응이 없다면 개의치 않고 먹여도 됩니다.

《아토피 유발 식품과 대체 식품》

유발 식품		대체 식품
밀	⇒	쌀, 감자
대두	⇒	해초, 건어물, 야채
쇠고기	⇒	생선
돼지고기	⇒	쇠고기, 생선
닭고기	⇒	쇠고기, 생선
고등어	⇒	다른 생선
달걀	⇒	대두
우유	⇒	대두
참기름	⇒	다른 기름

나쁜 음식	좋은 음식
인스턴트 식품 : 라면, 피자, 햄버거 등. 기름기 음식 : 튀김, 돼지고기, 닭고기, 오리고기, 돈가스 등. 탄산 음료 : 콜라, 사이다 등. 방부제 함유식품 : 소시지, 햄, 과자, 코코아, 아이스크림, 초콜릿 등. 매운 음식 : 고추, 마늘, 겨자, 생강 등. 분유.	현미, 잡곡밥. 콩, 율무, 팥. 된장찌개, 청국장 등 전통발효식품. 맵거나 짜지 않은 김치. 신선한 과일, 녹황색 채소. 해조류 : 미역, 다시마, 김. 모유.

③ 인스턴트 식품, 기름기가 많은 음식, 식품첨가제가 함유된 식품은 증세
를 악화시키므로 절대 금하도록 하며, 토속 식품을 먹이도록 하세요.

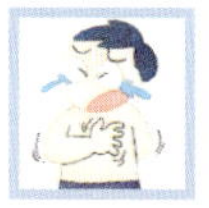

아토피를 치료할 수 있는 처방이 있나요?

한방에서는 아토피 환자의 체질에 따라 오장육부(五臟六腑)의 부조화에
의해 아토피가 발생한다고 보고, 오장육부(五臟六腑) 기능의 조화를 치료의
근본 목표로 삼습니다.

일단 증세가 심한 초기에는 몸에 있는 열독을 배출시키기 위해 『방풍통성
산(防風通聖散)』과 같은 약을 써서 피부염을 완화시키고, 그 다음에는 『생혈
윤부음(生血潤膚飮)』이라는
처방으로 피부의 정상적
인 기능을 찾아줍니다.
점차 증세가 완화되면
환자의 치우쳐진 오장육
부(五臟六腑) 기능의 균형을
맞추어 체질을 개선시켜 주는 치료를 시행합니다.

방풍통성산	생혈윤부음
구성약재	구성약재
활석, 감초, 석고, 황금, 길경, 방풍, 천궁, 당귀, 적작약, 대황, 마황, 박하, 연교, 망초, 형개, 백출, 치자.	천문동, 생지황, 숙지황, 맥문동, 당귀, 황기, 황금, 과루인, 도인, 승마, 술에 담갔다가 말린 홍화, 오미자.

이처럼 아토피라는 질환은 단순히 겉에서 보이는 피부만의 문제가 아니라,
환자 내부의 근본적인 문제를 해결해야 하므로 치료 기간이 보통 6개월 이상
은 소요됩니다. 그런데 한 번에 효과가 보이지 않는다고 실망하고는 여기저
기 병원을 찾아다니면서 겉핥기식 치료만 받으면, 완전한 치료를 제대로 받
지도 못하고 그 사이 아이의 건강은 더욱 나빠질 수 있어요.

따라서 아토피 환자와 보호자는 인내심을 가지고 꾸준히 치료에 임해야 하
며, 치료와 함께 생활관리도 철저히 해야 해요. 아무리 좋은 치료법이라도 관
리를 제대로 하지 않으면, 치료 효과가 떨어진다는 점을 명심하세요.

Q&A로 알아보는 아토피 피부염의 이모저모

Q : 2개월 된 아기인데 1개월 때부터 머리에 노란색 딱지가 생겨서 닦아도 좀처럼 없어지지 않아요?

A : 유아 습진일 가능성이 있으므로 비누로 깨끗하게 씻어주세요. 머리나 눈썹 부분에 생기는 딱지는 '유아지루성' 습진이라고 합니다. 아이의 피부는 엄마로부터 받은 호르몬의 영향으로 이러한 습진이 자주 보입니다. 샴푸나 비누로 잘 씻어주어도 딱지가 제거되지 않을 때는 올리브 오일 등으로 불린 다음에 씻어내면 깨끗하게 됩니다. 심한 경우라도 늦어도 6개월 이내에는 치료됩니다. 생후 1~2개월에는 아토피 피부염인지를 판단하기 어려우므로 습진이 심해지는 것 같으면 의사와 상담하세요.

Q : 아이에게 맞지 않는 식품은 수유중인 엄마도 조심해야 할까요?

A : 닭고기나 우유, 달걀 등 아토피를 유발하기 쉬운 식품은 자제하는 것이 좋습니다. 그러나 소량의 섭취는 괜찮으므로 1주일에 세 번 먹던 것을 한 번만 먹는다든지 한 번에 너무 많은 양을 먹지 않는 등 조심을 하면 됩니다. 특히 부모가 알레르기 체질이라면 음식 섭취에 더욱 주의해야 합니다.

Q : 알레르겐 식품은 가열해도 될까요?

A : 가열을 할 경우 알레르겐이 되는 단백질이 응고되어 그 작용이 약해질 수는 있지만 식품에 따라 다릅니다. 달걀의 경우 흰자는 노른자보다 알레르기가 일어나기 쉬운데, 가열하면 알레르겐이 약해집니다. 따라서 아토피인 아이가 이유식을 시작할 때 달걀이 맞는지 맞지 않는지를 알려면, 달걀을 완숙한 후 노른자를 조금씩 먹이는 것으로부터 시작하도록 합니다. 그러나 우유의 경우 가열해도 그다지 효과가 없으므로, 아이가 알레르기 반응을 보이는 식품은 계속해서 조심하는 것이 좋습니다.

Q : 아이가 아토피가 있는 것 같은데, 이유식은 어떻게 시작할까요?

A : 아이에게 아토피가 있는 것 같아 걱정이라면 이유식 시작 전에 음식 알레르기 검사를 하는 편이 안전합니다. 특정 식품에 양성 반응이 나타났다면 이유식의 시작을 조금 늦추고 의사선생님과 상의하세요. 만약 특정 식품에 대한 반응이 나타나지 않은 경우라면 일반적인 이유식을 시작한 후 반응을 잘 체크해 보세요. 단, 달걀, 생우유, 콩은 검사에서 음성 반응이 나왔더라도 생후 8개월 이후에 먹이는 것이 안전합니다.

피부에 좁쌀 같은 사마귀가 나요

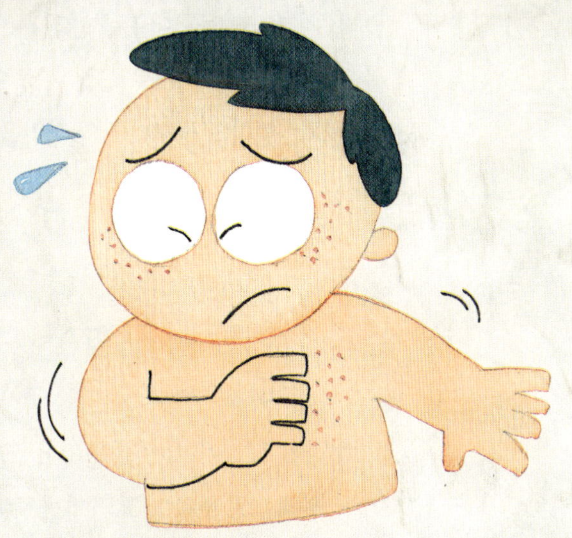

아이의 피부에 좁쌀만한 크기의 투명한 **사마귀**가 한두 개 생겼다가 나중에는 점점 온몸으로 퍼지기도 하고, 처음에는 한 아이가 생기더니 다음에는 형제들이 다 생기기도 하며, 없어졌다가는 다시 생기고 또 **점점** 많아져 아이를 성가시게 하는 병, 바로 '**물사마귀**'예요. 이처럼 물사마귀는 여기저기 또는 이 사람 저 사람 가리지 않고 전염이 잘 되기 때문에 아주 조심해서 관리해야 합니다.

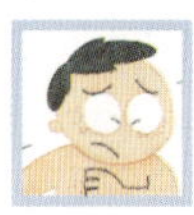 ## 물사마귀는
전염이 잘 된다고 하던데요!

물사마귀의 의학적인 이름은 '전염성 연속종'으로 전파력이 강한 '물사마귀 바이러스'에 의해 전염이 되는 성가신 피부 질환입니다. 아이들은 놀이방이나 유치원에 가서 물사마귀가 있는 아이와 놀다가 피부가 접촉되어 전염되기도 하며, 형제들끼리는 물사마귀가 있는 아이가 쓰던 수건이나 옷에 의해 전염이 되기도 합니다. 또는 수영장이나 목욕탕에서도 쉽게 감염될 수 있습니다. 그리고 물사마귀를 만진 손으로 몸의 다른 부위를 만지는 경우, 자기 몸 안에서도 여기저기로 쉽게 퍼질 수 있습니다. 물론 물사마귀를 가진 아이를 돌보는 엄마도 물사마귀의 전염을 피할 수는 없습니다.

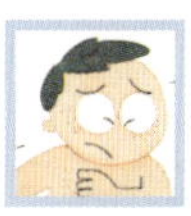 ## 물사마귀를 다른 피부병과
어떻게 구별할 수 있나요?

다른 피부병과 구별할 수 있는 물사마귀의 특징은 중앙부가 배꼽처럼 오목하게 파인 모양이라는 것입니다. 모양은 반구형으로 피부색이나 분홍색을 띠고, 불빛으로 비추면 표면에서 광택이 날 수 있습니다. 크기가 좁쌀 만한 것에서 팥알 만한 것도 있고, 피부 위로 솟아오른 것도 있고 피부 표면과 거의 같은 높이로 납작하게 깔린 것도 있습니다. 물사마귀는 대개 아프거나 가렵지는 않아 특별한 괴로움은 없습니다. 그러나 아이가 그것을 그냥 두지 않고 손톱으로 긁은 후 그 손으로 다른 부위를 만지면 금세 몸의 여러 부위로 퍼지는 것이 가장 큰 문제점입니다.

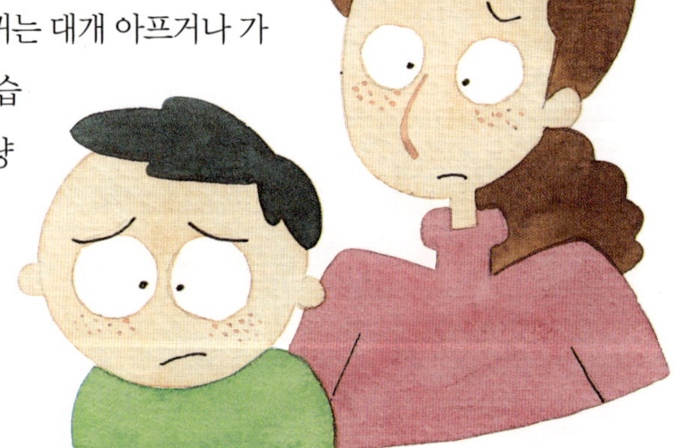

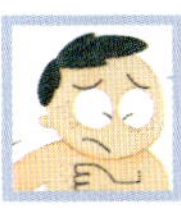 ## 물사마귀는 주로 어디에 생기나요?

물사마귀는 성기 주위나 항문에 잘 생기고, 이어 몸통, 얼굴, 손등으로도 퍼집니다. 그러나 손바닥과 발바닥에는 거의 생기지 않습니다. 물사마귀가 눈 주위에 생기면 합병증으로 결막염, 각막염 등을 일으킬 수 있으므로, 물사마귀를 만진 후에는 눈에 손을 대지 않도록 특별히 주의하도록 하세요.

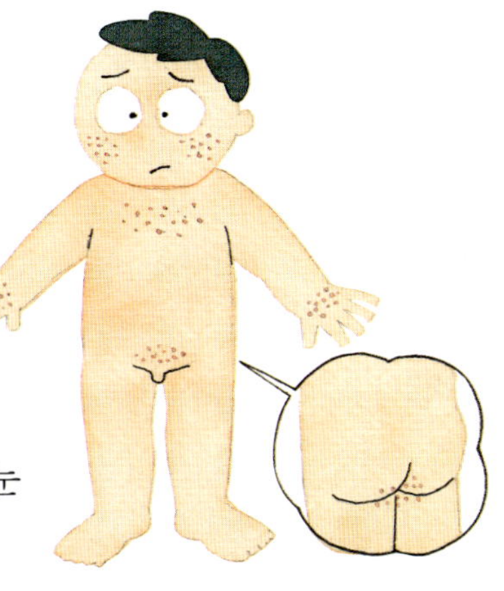

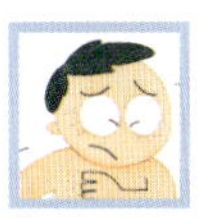 ## 물사마귀는 어떻게 관리하고, 예방하나요?

아이에게 물사마귀가 생겼다면 만지지 않도록 주의시키고, 만약 건드렸을 때는 비누로 손을 깨끗이 씻도록 해주세요. 그리고 물사마귀가 다 없어지기 전에는 다른 아이와 살을 맞대고 놀지 않도록 하고, 수영장이나 대중목욕탕에는 보내지 않도록 하세요. 물사마귀가 있는 아이는 혼자 쓰는 수건을 정해 주고, 다른 가족들이 같이 쓰지 않도록 하세요. 물사마귀가 있는 아이가 쓴 수건이나 옷은 따로 분리하여 삶아 빨아 입히세요.

놀이방이나 유치원 친구가 물사마귀가 있다면 그 친구와 몸을 접촉하지 않도록 하고, 쉬는 시간마다 비누로 손을 씻도록 하고 집에 돌아오면 비누로 깨끗하게 목욕을 시켜주세요.

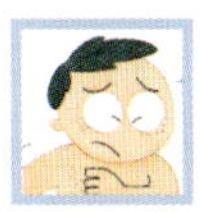 ## 물사마귀가 있으면, 피부과에서는 어떤 치료를 하나요?

유감스럽게도 아직까지는 물사마귀를 완치할 수 있는 특효약이 없습니다.

그래서 없어질 때까지 그냥 내버려 두라고 하는 의사선생님도 있고, 전염이 되는 것을 막기 위해 물사마귀를 다 떼어 내는 시술을 하는 의사선생님도 있습니다.

물사마귀가 있더라도 특별한 피부 질환이 없고, 물사마귀를 긁지 않을 자제력이 있는 아이는 그냥 내버려 두어도 될 것 같습니다. 그러나 습진이나 아토피 피부염이 있어서 온몸으로 퍼지기 쉽고, 사마귀를 무의식적으로 자꾸 건드리는 아이는 개수가 많아지기 전에 서둘러 치료하는 것이 좋습니다.

치료는 물사마귀 하나하나를 떼어 내는 시술을 하는데, 이 때 중요한 점은 한두 개를 남겨두면 다시 퍼질 수 있으므로 반드시 모두 찾아내어 치료를 해야 한다는 것입니다. 그러기 위해서는 병원을 찾기 전에 일단 엄마가 사마귀가 있는 부위를 다 찾아내어 체크를 한 후, 의사선생님께 알려주어 모두 치료할 수 있도록 도와주세요.

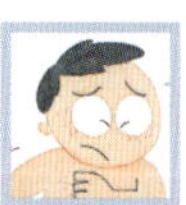

물사마귀를 치료할 수 있는 처방은요?

한의학에서는 수분대사의 기능이 잘 이루어지지 않으면 잉여수분이 피부에 모이고, 그것이 수독(水毒)이 되어 물사마귀가 된다고 봅니다. 따라서 수독(水毒)을 해독시키면서 수분대사 기능을 증진시켜 잉여수분을 배설하는 치료를 해 줄 필요가 있습니다.

『곽향정기산(藿香正氣散)』은 몸에 쌓인 수독(水毒)을 해독·배설하는 기능이 탁월한 처방으로, 여기에 몸에 생긴 사마귀나 종양 덩어리와 같은 이물질을 녹이는 효과가 강한 율무(의이인)를 배합하면 물사마귀의 증식과 재발을 어느 정도 막을 수 있습니다.

곽향정기산

구성약재

곽향, 소엽, 백지, 대복피, 백복령, 후박, 백출, 진피, 반하, 길경, 감초, 생강, 대추.

두드러기가 나서 고생해요

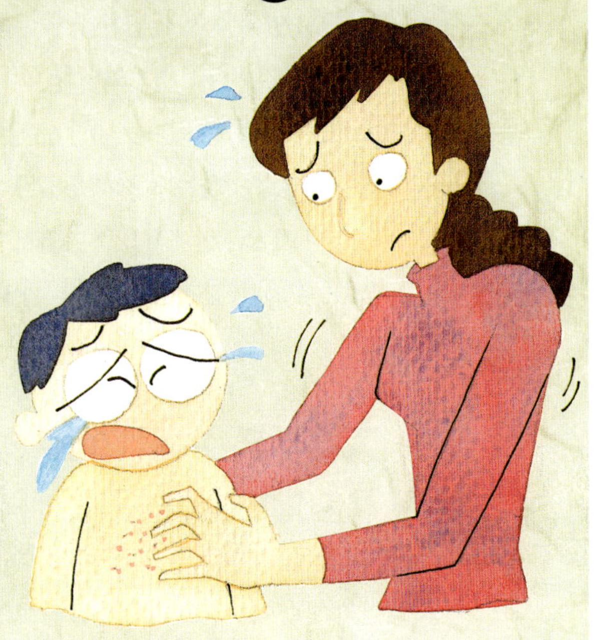

평소에는 아무렇지도 않던 아이가 갑자기 피부를 긁어대면 **두드러기**를 가장 먼저 의심하게 되는데요. 평소 잘 먹지 않던 음식을 먹거나, 새로 산 옷을 입거나, 풀에 피부가 쓸렸거나, 금속으로 된 장난감이나 목걸이 등을 만진 후 피부가 **울긋불긋** 돋아오르며 가려워한다면 두드러기일 가능성이 높습니다.

보통 두드러기가 생기면 전날 먹은 음식을 탓하면서 평생 그 음식과는 원수를 지는 경우가 대부분입니다. 하지만 두드러기를 일으켰던 음식이라도 몇 년이 지나면 먹어도 아무런 증세가 없을 수 있다는 사실을 아시나요?

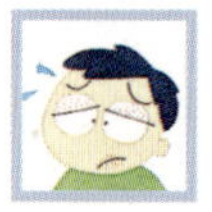

두드러기란
무엇인가요?

　두드러기는 흔히 '담마진' 이라고도 하는데요. 담마란 쐐기풀의 다른 이름으로 쐐기풀 가시에 찔리면 피부가 붓고 가려워지는 데서 붙여진 별명입니다. 풀에 쓸리거나 특정 음식물을 먹는 등 갑작스런 자극에 의해 우리 몸의 면역에 관계하는 세포들이 출동해 히스타민을 분비하여 혈관을 확장시키고, 그로 인해 혈액 성분이 피부 아래로 빠져 나와 팽진(부종)과 가려움증이 유발되는 것이 두드러기입니다.

　보통 하나의 팽진은 몇 분에서 길어야 2~3시간 정도 지속되며 기껏해야 하루를 넘지 못하는 것이 특징입니다. 그러나 이러한 팽진들이 동시에 생기는 것이 아니라 단계적으로 여기저기 나타났다가 사라지는 경우가 많아, 겉으로는 며칠 동안 계속되는 것처럼 보일 수도 있습니다.

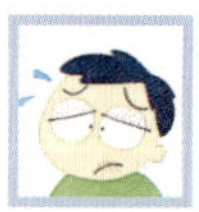

두드러기의 증세는
어떻게 나타나나요?

　처음에는 가려움과 함께 피부의 여러 부위가 부어오르고 이것이 차츰 퍼져 옆의 것과 어우러져 지도와 같은 모양을 형성하기도 합니다. 그러다가 몇 시간에서 최대한 24시간 이내에 점차 팽진은 사그라지는데, 그 때 다른 장소에 새로운 팽진이 생기기도 하며 사그라들었던 곳에서 일정 시간이 지나 또다시 팽진이 발생하기도 하는 등의 다양한 양상을 보입니다. 예를 들면, 아침에 가려움증과 팽진이 너무 심해 허겁지겁 병원에 진찰을 받으러 가면 이미 팽진이 사라져 황당한 장면을 연출하기도 하며, 매일 저녁 때만 되면 두드러기가 돋는다는 아이들도 있습니다.

　피부 이외 다른 곳에서도 증세가 나타날 수도 있어요. 내장까지 팽진이 생겨 심한 복통 · 구토 · 설사 등을 동반하는 경우도 있으며, 심하면 팽진이 입술 · 눈꺼풀 · 인두 · 후두 등 점막에 생기는 경우도 있습니다. 특히 입안이나 인두와 후두에 팽진이 생기면 기도가 막혀 숨을 쉬지 못하는 응급 상황이 생길 수 있으므로, 얼굴에 두드러기가 생긴 후 갑자기 쉰 목소리가 나거나 숨을 거칠게 쉰다면 급히 병원으로 가야 합니다.

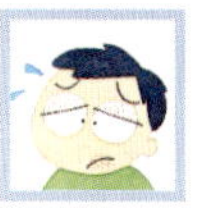

두드러기는 왜 생기나요?

아이 피부에 갑자기 두드러기가 생기면 원인을 찾아내는 것이 아주 중요합니다. 그래야 다음에 두드러기가 또 생기는 것을 어느 정도 예방할 수 있기 때문입니다. 일반적으로 가장 쉽게 의심할 수 있는 것이 음식이므로, 최근 아이가 먹은 음식과 약물을 모두 체크해 둘 필요가 있습니다. 그 외에도 곤충에 물리거나 기생충에 감염이 되거나 또는 풀이나 금속에 접촉하였거나, 공기 중 알레르기를 일으키는 물질을 흡입하였을 때에도 생길 수 있습니다.

두드러기의 원인	
식품	두드러기를 잘 일으키는 식품은 땅콩, 달걀, 우유, 딸기, 토마토, 초콜릿, 콩, 생선, 돼지고기, 게, 가재, 조개 등이 있습니다. 또한 식품에 첨가된 효모, 구연산, 색소, 향료, 방부제 등에 의해서도 두드러기가 발생할 수 있습니다.
약물	아스피린은 갑작스러운 두드러기를 일으킬 뿐만 아니라, 기존의 두드러기를 악화 · 재발시키는 경우가 많습니다. 그 외에도 페니실린, 비타민제, 호르몬제, 예방주사 등에 의해서도 두드러기가 생길 수 있습니다.
흡인물	공기 중에 떠다니는 새의 깃털, 솜, 미세먼지, 꽃가루, 향수 등이 호흡기에 흡수되어 두드러기가 발생할 수 있습니다.
곤충	벌, 진드기, 빈대, 모기, 벼룩 등의 곤충에 물리거나 접촉하여 두드러기가 발생할 수 있습니다.
감염	기생충, 곰팡이, 바이러스, 세균 등에 감염되어 두드러기가 발생할 수 있습니다.
접촉	금속 장신구나 풀에 접촉하거나, 땀이 흘러 두드러기가 발생할 수도 있습니다.

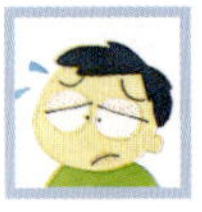
두드러기를 일으켰던 음식은 평생 먹지 말아야 하나요?

아이들에게 두드러기가 생기는 가장 흔한 원인은 식품으로, 대개 특정 식품을 섭취한 지 수 분에서 수 시간 후 두드러기가 생깁니다. 이는 특정 식품에 함유된 단백질에 항원성이 있어서 몸 내부에서 알레르기 반응을 일으키기 때문입니다. 한 가지의 식품에만 과민한 아이도 있고 몇 가지 식품에 과민한 아이도 있습니다.

두드러기의 원인이라고 의심되는 식품이 있으면 일단 그 음식을 끊어보고, 3개월 후쯤에 그 음식을 먹여서 두드러기가 생기는지 다시 확인해 보세요. 두드러기가 생기면 아이가 그 음식에 과민성이 있으므로, 당분간 금하는 것이 좋아요. 그런데 대부분의 엄마들은 두드러기를 일으키는 식품을 평생 먹지 말아야 한다고 생각하는데, 꼭 그렇지만은 않아요. 모든 사람들이 이 같은 과민 상태가 평생 지속되는 것은 아니고, 5~10년이 지나면서 과민 상태가 없어지는 경우도 흔합니다.

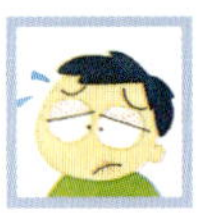
두드러기로 괴로워할 때는 어떻게 해야 하나요?

1. 냉찜질을 해주세요

두드러기가 생기면 아이들은 가려움 때문에 가장 괴로워하므로, 일단 옷을 헐렁하게 입히고 안정을 취해주세요. 그리고 비닐 팩에 얼음 덩어리를 넣어 두드러기가 난 부위를 문질러 주세요. 그러나 수건에 얼음을 넣어 문지르면 마찰로 인해 자극이 될 수 있으므로, 얼음 수건은 사용하지 않는 것이 좋아요.

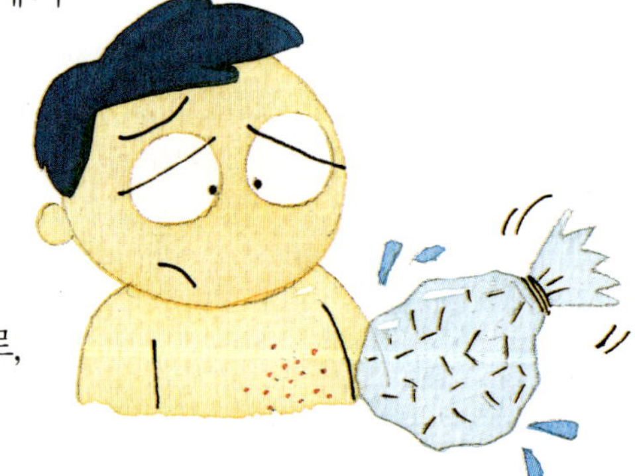

2. 탱자 열매 찜질

《동의보감》에는 '온몸에 두드러기가 돋아 가려울 때는 지실주를 먹고, 또 지실 달인 물로 아픈 곳을 씻는다.' 고 했습니다.

'지실' 이란 시골 울타리마다 심어진 탱자나무의 파랗게 덜 익은 탱자 열매의 한약명입니다. 지실은 성질이 약간 서늘하며 소염 작용이 강하기 때문에 지실을 달인 물로 두드러기 부위를 씻어주면 부기와 가려움증이 진정되는 효과가 있습니다. 또한 음식물을 먹고 두드러기가 났을 때에도 지실 달인 물을 마시면 좋습니다.

한약건재상에서 지실을 구입한 다음, 지실 5개를 600cc의 물을 붓고 달여 반으로 줄면 식혀서 종이컵에 나무젓가락을 꽂아 냉동실에서 얼리세요. 다 얼었으면 종이컵을 떼어내고 지실 얼음덩어리를 나무젓가락으로 잡고서 환부를 문질러 주세요. 지실 달인 물을 시원하게 해서 환부를 씻어주어도 좋습니다. 그리고, 지실 5개를 600cc의 물을 붓고 달여 반으로 줄면 그 물을 하루 동안 3~4번으로 나누어 먹이세요.

3. 소금 달인 물

소금은 소독력이 뛰어나고 진정 작용이 있어서 두드러기, 아토피 등 일체의 피부 질환 세척에 이용할 수 있습니다. 소금 100g과 물 1ℓ 를 끓여 반으로 줄면, 그 물을 미지근하게 식혀서 두드러기가 돋아난 부위를 헹궈주거나 거즈에 적셔서 피부에 10분 정도 얹어주세요.

4. 숯

숯은 구멍이 많이 뚫린 다공질로서 유해한 전자파 · 세균 · 먼지 등을 흡착하여 해독시키는 효능이 뛰어나며, 세포의 산화를 막아줌으로써 아토피나 두드러기와 같은 피부 질환을 예방해 주는 역할을 합니다.

욕조에 뜨거운 물을 받아 숯을 담가두었다가 몸을 담근 후 숯으로 몸을 문지르거나, 숯을 담가둔 물로 환부를 씻어주어도 좋습니다.

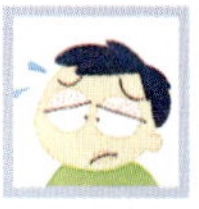

두드러기를 다스리는 처방은요?

소아과에서는 증세를 개선시키기 위해서 항히스타민제를 처방해 줄 것입니다. 경우에 따라 바르는 부신피질 호르몬 연고를 처방하기도 하며, 인두나 후두가 부어 호흡이 곤란할 때는 먹는 스테로이드를 복용하기도 합니다.

한의학에서는 두드러기를 '은진(癮疹)'이라고 합니다. 《동의보감》에서는 '은진은 풍(風)·열(熱)·습(濕)을 겸한 경우가 많고, 붉은 것은 화(火)를 겸한 것이다.'라며 두드러기는 주로 풍열습(風熱濕)과 화(火)에 의해 발생한다고 보고 있습니다. 즉 풍(風)에 의해 가려운 것이며, 열(熱)과 화(火)에 의해 열이 나고 붉어지는 것이며, 습(濕)에 의해 부어오르는 것입니다.

따라서 치료는 주로 몸 속에 잠복해 있는 풍열습(風熱濕)과 화(火)를 없애는 것을 목표로 『방풍통성산(防風通聖散)』이나 『청기산(淸肌散)』을 처방합니다. 음식물로 생긴 두드러기의 경우, 음식의 독을 풀어주는 『곽향정기산(藿香正氣散)』을 먹이면 두드러기·설사·복통 등의 증세가 줄어들고, 또한 소화기관의 기능이 강화되어 음식물 두드러기의 재발이 줄어듭니다.

방풍통성산	청기산	곽향정기산
구 성 약 재	구 성 약 재	구 성 약 재
활석, 감초, 석고, 황금, 길경, 방풍, 천궁, 당귀, 적작약, 대황, 마황, 박하, 연교, 망초, 형개, 백출, 치자.	형개, 방풍, 시호, 전호, 강활, 독활, 지각, 길경, 천궁, 적복령, 감초, 천마, 박하, 선퇴, 생강.	곽향, 소엽, 백지, 대복피, 백복령, 후박, 백출, 진피, 반하, 길경, 감초, 생강, 대추.

알레르기 비염으로 재채기가 심해요

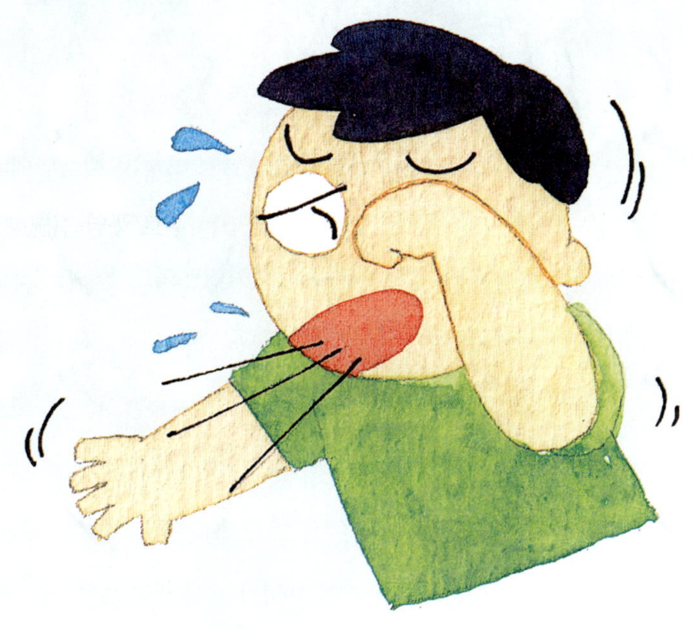

재채기에 **코막힘**까지……, 알레르기 비염의 특징은 아침에 재채기를 심하게 많이 하거나 맑은 콧물이 흐르면서 코가 막히는 것입니다. 알레르기 비염이 있는 아이들을 보면 눈 주위에 검은 색소의 침착이 있거나 코를 자주 비벼 코피가 잦습니다.

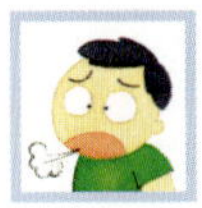

알레르기 비염의 증세는요?

알레르기 비염이란 특정 외부 물질에 대해 코 점막이 과민반응을 일으켜 염증이 생기는 것입니다. 주된 증세로는, 발작적으로 재채기를 하며 물같이 콧물을 줄줄 흘리고 코막힘을 호소합니다.

그 다음은 코·입천장·목구멍 등에 가려움증을 느끼며 후각 기능이 감퇴되어 냄새를 잘 맡지 못하게 됩니다. 또한 알레르기 결막염이 나타나면서 눈이 가렵고 충혈이 되거나 눈부심, 눈물, 눈곱 등이 나타나게 됩니다.

알레르기 비염이 있을 때 나타나는 합병증으로는 눈 밑이 거뭇거뭇하게 착색되는 변화가 있게 됩니다. 일반적인 합병증으로는 코가 막혀 입을 벌려 숨을 쉬게 되기 때문이 얼굴 형태가 길쭉하게 변형이 되고 치아의 배열이 잘 맞지 않게 됩니다. 그리고 축농증, 비용종(콧속에 생기는 물혹), 중이염이 동반될 수 있으며 집중력이 떨어집니다.

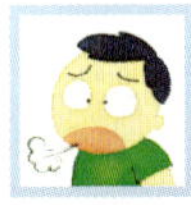

알레르기 비염과 감기를 구별하세요

엄마들은 흔히 아이가 재채기를 하고, 콧물이 나면 가장 먼저 감기를 의심하고 감기약을 먹이는 경향이 있어요. 이렇게 알레르기 비염이 발작적으로 나타날 때마다 감기약을 먹이다가 나중에는 별로 효과가 없어 병원으로 가 보면 감기가 아니라 알레르기 비염이라고 진단을 받는 경우가 종종 있어요.

이처럼 알레르기 비염을 감기로 착각하여 아이가 제때 치료를 받지 못해 고생하는 일이 없기 위해서는 감기와 알레르기 비염의 차이점을 알아둘 필요가 있어요.

① 감기에 걸리면 몸에 열이 나거나 온몸이 아프기도 하고 두통, 목의 통증, 기침, 가래 등 신체 여러 부위에 증세가 나타날 수 있어요. 그리고 감기는 맑은 콧물과 누런 콧물이 모두 나올 수 있어요.

② 알레르기 비염은 발작적인 재채기, 콧물, 코막힘 등 코의 증세만 있고 열, 두통, 몸살, 기침, 가래 등 신체 여러 부위의 증세는 없답니다. 또한 알레르기 비염은 2차적 세균 감염이 없다면 물 같이 맑은 콧물만 줄줄 흐릅니다.

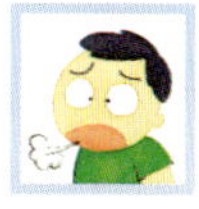

알레르기 비염은 유전이 되나요?

모든 알레르기 질환은 유전의 영향을 크게 받습니다. 통계에 의하면 양친 부모 모두 알레르기가 있는 경우 자녀의 약 75% 정도에서 알레르기 질환이 나타나고, 한쪽 부모가 알레르기를 가진 경우 자녀의 약 50% 정도에서 알레르기 질환이 나타난다고 합니다. 그러나, 요즘 들어서는 유전 외에도 환경오염과 인스턴트 식품의 과다 섭취, 스트레스 등에 크게 영향을 받아 발생하는 알레르기 환자의 수가 점차 늘어나고 있는 추세입니다.

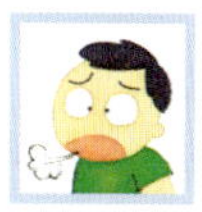

알레르기 비염은 언제 심해지나요?

알레르기 비염은 크게 온도 변화와 먼지에 의해 발작을 일으키는 경향이 있습니다.

일반적으로 봄, 가을처럼 일교차가 심할 때 일수록 눈에 띄게 증세가 악화되며, 특히 아침에 일어나 갑자기 찬바람을 쐬거나 찬물에 세수를 하면 코가 시큰시큰거리면서

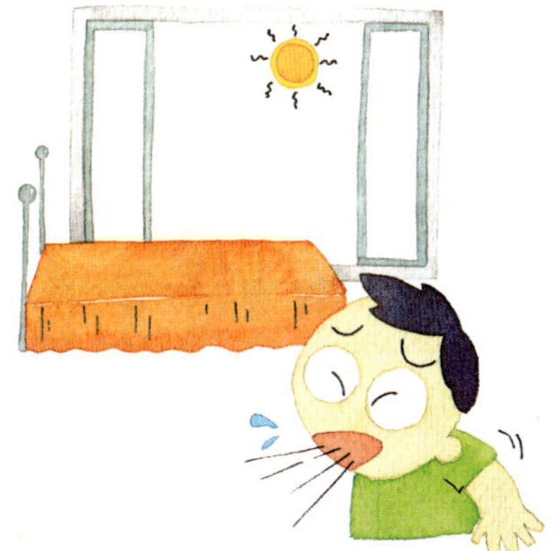

알레르기란?

정상적인 우리 몸의 면역체계는 외부에서 세균이나 바이러스 등 항원이라 불리는 나쁜 물질이 들어오면 이를 제거하기 위해 항체를 만들어 냅니다. 이렇게 만들어진 항체는 항원과 결합하여 항원이 더 이상 활동을 하지 못하게 하고(항원-항체반응) 그 과정에서 콧물과 기침, 열이 나는 것입니다. 그런데, 어떤 사람은 먼지나 집먼지진드기 등 사람에게 해롭지 않은 물질에 대하여 그것을 나쁜 물질(항원)이라 오해하고 그 물질에 대한 항체를 만들어 냅니다. 그리고 다음 번에 그 물질을 만나면 또 항원이라 여기고는 신속히 항체를 발사하여 항원-항체반응을 일으켜 콧물, 재채기, 기침, 두드러기 등의 증세가 생기는 것을 알레르기 반응이라고 합니다.

사실 알레르기도 일종의 면역반응이지만, 다른 사람들에게는 자연스럽게 받아들여지는 음식물이나 꽃가루 · 집먼지진드기 · 먼지 등에 대하여 너무 민감하게 반응하는 것이므로 '이상과민반응'이라고도 합니다.

재채기, 콧물 발작이 시작됩니다. 또한 백화점 · 지하철 · 지하 상가 등 먼지가 많은 곳에 가거나, 집안에서도 인형이나 애완동물을 갖고 놀다가 또는 청소할 때 먼지가 날리면 갑자기 발작이 시작됩니다.

　알레르기 비염의 가장 큰 원인 물질은 '집먼지진드기'로서, 집먼지진드기는 먼지 속에서 사람이나 동물의 피부에서 떨어지는 비듬을 먹고 살기 때문에 먼지가 날리는 곳에 가면 집먼지진드기가 코로 들어와 발작이 시작되는 것입니다. 따라서 아이의 알레르기 비염 발작이 언제 시작되는지를 유심히 살펴보고, 가급적 그와 같은 상황과 원인을 피하도록 도와주세요.

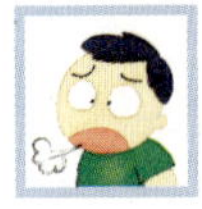

알레르기 비염의 발작을 줄이려면……?

　알레르기 질환의 가장 좋은 치료방법은 알레르기의 원인 물질(알레르겐)을 피하는 것입니다. 그러나 알레르기 비염의 경우에는 원인이 되는 물질이 한두 가지가 아니고, 생활에서 쉽게 접할 수 있는 것들이어서 완전히 피하기는 사실상 어렵습니다. 그러나 아이가 살아감에 있어서 어려움을 최소화하기 위해 가급적 다음의 사항을 지키도록 해주세요.

① 먼지가 쌓일 만한 것은 모두 치우세요. 집먼지진드기의 번식을 막기 위해 천으로 된 소파, 카펫, 담요, 커튼, 털 인형, 애완동물을 치우고 쓸데없는 소품이나 장식품 등은 미련없이 버리도록 하세요. 침대보다는 바닥에 이불을 깔고 자는 것이 좋으나, 만약 침대를 이용한다면 집먼지진드기가 투과할 수 없게 만들어진 침구를 이용하도록 하세요.

② 침구와 속옷은 자주 세탁하세요. 몸에 닿는 침구와 속옷은 삶아 빠는 것이 가장 좋지만 그것이 어렵다면 55℃ 이상의 온수로 세탁하며, 침구는 최소한 2주일에 한 번씩 세탁해 주세요. 빨래는 햇빛이 강한 오후 2~3시에 말려야 집먼지진드기를 줄일 수 있어요.

③ 하루에 한 번 이상 실내 환기를 해주세요. 코를 자극할 수 있는 먼지나 유해 물질을 제거하기 위해 하루 한 번 이상 실내 환기를 하도록 하세요. 먼지 제거를 위해 공기청정기를 사용하는 것도 좋아요.

④ 청소는 구석구석 깨끗하게 하세요. 진공청소기로 구석구석 청소한 후, 물걸레로 방바닥은 물론 장식장, 액자, 책꽂이, 가구 윗면, 가전 제품의 먼지까지 닦아주세요. 알레르기 비염이 있는 아이는 청소중이나 청소 직후에는 방에 들어가지 못하게 하세요. 외출 후에는 가족들 모두 바깥에서 옷을 털고 들어와 실내에 먼지를 들여오지 않도록 협조해 주세요. 또한 가습기나 공기정화기, 에어컨 등은 정기적으로 깨끗이 청소하고, 필터 교체 시기를 잘 지켜주세요.

⑤ 실내의 습도와 온도를 유지하세요. 실내 온도 18~20℃, 습도 40~45%로 유지하되, 특히 집먼지진드기와 곰팡이는 습한 곳을 좋아하므로 습도를 45% 미만으로 유지하도록 신경을 쓰세요.

⑥ 자극적인 것은 무조건 피하는 것이 좋아요. 가족 모두 방향제, 헤어 스프레이, 살충용 스프레이, 향수를 사용하지 말고, 아빠는 담배를 피우지 않도록 하세요. 또한 아이가 외출할 때는 갑자기 찬 공기와 먼지에 노출되지 않도록 반드시 마스크와 목도리를 해주세요. 찬물에 씻거나 찬 음식을 먹는 것, 여름에는 가급적 선풍기나 에어컨을 쐬는 것을 피하도록 해주세요.

⑦ 꽃가루가 날리는 계절과 황사나 대기 오염이 심한 날에는 외출을 삼가세요. 가급적 담배연기나 먼지가 많은 곳과 사람이 많은 곳은 피하며, 외출 후에는 반드시 양치질과 세수를 하도록 가르쳐 주세요.

⑧ 목욕 후에는 갑자기 체온이 떨어져 악화될 수 있으므로, 목욕은 오후 2~3시경에 하세요.

⑨ 평소에 일광욕, 건포마찰, 체조 등으로 신체를 단련하도록 하세요. 면역력 강화를 위해 냉수마찰을 시키는 부모님이 계시는데, 냉수마찰은 갑작스런 체온 변화를 가져와 알레르기 비염을 악화시킬 수 있으므로 피하는 것이 좋아요.

⑩ 라면이나 햄버거, 피자, 과자 등 인스턴트 식품을 금지하고, 육식보다는 채소와 해산물 위주의 식사를 준비해 주세요.

⑪ 스트레스는 알레르기를 악화시킬 수 있으므로, 아이에게 스트레스를 주지 않도록 도와주세요. 아이가 스트레스를 해소할 수 있는 취미생활을 권장하는 것도 좋고, 명상이나 단전호흡 등을 가르쳐 주는 것도 도움이 됩니다.

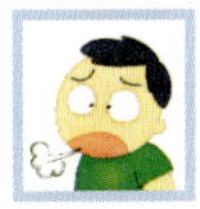

심한 재채기를 다스리는 민간요법은요?

콧구멍을 세척해 주면 코 점막에 붙어 있던 먼지나 이물질이 제거되면서 알레르기 발작이 어느 정도 진정될 수 있어요. 특히 외출 후나 청소 후, 재채기 발작이 일어날 때 코를 세척해 주면 도움이 되며, 평소에도 잠자기 전에 하루 한 번씩은 세척을 해주면 도움이 됩니다.

생리식염수를 사용하거나 또는 따뜻한 물 1컵에 죽염이나 구운 소금 1큰술을 녹여 소금물을 만드세요. 아이를 똑바로 눕힌 후 소금물에 솜을 적셔서 아이의 콧속에 넣어두고 10분쯤 지나면 빼주기를 3번 정도 반복해 주세요. 한쪽 코를 막고 다른 쪽 코로 소금물을 들이마신 다음 입으로 내뱉기를 여러 번 반복하는 것도 좋은 방법이나, 이 방법은 코에 강한 자극을 줄 수 있으므로 중학생 이상의 아이에게 시도하는 것이 안전합니다.

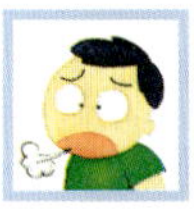 ## 알레르기 비염으로 재채기가 있을 때 효과적인 지압요법!

재채기가 날 때 또는 예방을 위해서는 'V자 지압법'이 도움이 됩니다. 양쪽 둘째손가락을 콧대 양쪽에 대고 뒤집어진 V자(∧) 모양을 만든 후, 손가락을 아래위로 왕복하여 20~30회 정도 비벼주세요. 이 때 입은 다물고 코로 숨을 쉬도록 하며, 콧바람 소리가 심하게 날 정도로 숨을 크게 들이쉬고 내쉬세요.

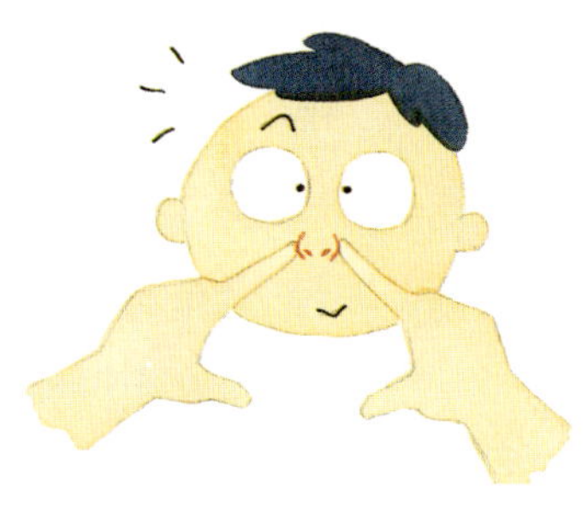

그리고 둘째손가락과 셋째손가락을 V자로 펴서 콧방울 양옆을 20~30회 정도 지긋이 눌러주세요. 이 곳은 '영향(迎香)'이라는 경혈로 알레르기 비염이나 축농증 증세 완화에도 도움이 되는 지압점이랍니다.

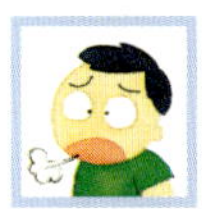 ## 알레르기 비염을 치료할 수 있는 처방은요?

알레르기 비염이 의심되는 환자가 병원을 찾으면, 의사선생님은 여러 가지

검사를 통해 알레르기를 일으키는 물질을 찾아주실 것입니다.

일반적으로 먼지, 집먼지진드기, 곰팡이, 동물의 털과 비듬, 바퀴벌레의 허물이나 배설물 등이 가장 흔한 알레르기를 일으키는 물질입니다. 이렇게 알레르기를 일으키는 물질이 밝혀지면, 부모는 아이가 가급적 이런 물질에 노출되지 않도록 보호해 주고 또한 아이에게 지도해 주는 것이 가장 중요해요. 그러나 알레르기를 일으키는 물질의 대부분은 일상생활 어디에서나 쉽게 접할 수 있는 것들이기 때문에, 이들을 완벽하게 피한다는 것은 현실적으로 어려움이 있어요. 그래서 아이의 알레르기 반응을 진정시키기 위해서는 전문적인 치료가 불가피한 것입니다.

알레르기 비염은 먼지나 온도 변화 등 외부 환경 변화에 쉽게 적응하지 못하는 경우에 발생합니다. 한방에서는 폐장(肺臟)이 외부 환경 변화로 부터 인체를 보호하고 적응시키는 것을 주관하는 장기이므로, 폐장(肺臟) 기운이 약한 아이가 알레르기 비염에 잘 걸린다고 여깁니다.

따라서 한방에서 알레르기 비염을 치료할 때는 코의 과민반응을 가라앉히면서 폐장(肺臟)의 기운을 강화하는 한약을 처방합니다. 이러한 효능이 있는 대표 처방으로 『가미통규탕(加味通竅湯)』이 있어요. 『가미통규탕』은 코의 과민반응을 진정시켜 코막힘과 콧물의 증세를 완화시켜 주는 역할을 합니다. 또한 폐장(肺臟) 기운을 강화시켜 아이의 체질을 개선시켜 주기 때문에 알레르기 비염에 많은 도움이 됩니다.

가미통규탕

구성약재

방풍, 강활, 고본, 승마, 갈근, 천궁, 창출, 황기, 독활, 백지, 마황, 천초, 석창포, 세신, 창이자, 감초, 생강, 대추, 총백.

다만, 알레르기 질환은 유전과 체질의 영향을 많이 받기 때문에 쉽게 치료가 안 되고 시간도 많이 걸립니다. 따라서 부모와 아이 모두가 인내심을 가지고 치료에 임하도록 하며, 치료와 함께 일상생활에서의 관리도 철저히 해주도록 하세요.

축농증으로 누런 코가 계속 나와요

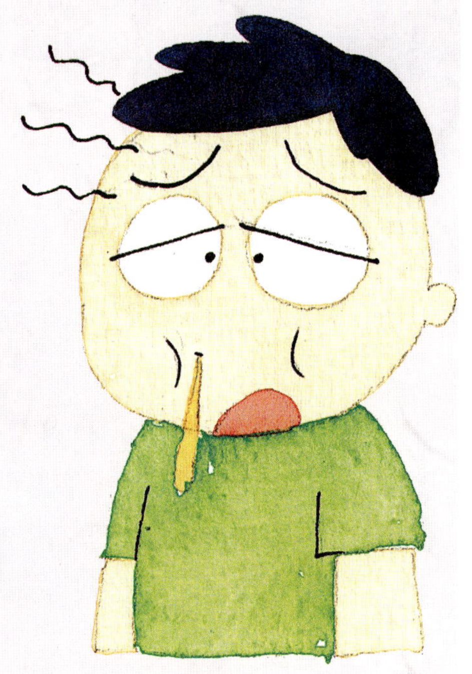

아이들이 감기 끝에 **누런 콧물**을 계속 흘리면 엄마들은 일단 축농증이 아닐까 의심합니다. 하지만 아이들이 누런 콧물을 흘리는 것은 축농증 외에 더 많은 원인이 있을 수 있고, 더구나 축농증은 일반적으로 생각하는 만큼 아이들에게 그리 흔치 않기 때문에 '누런 콧물=축농증' 이란 **잘못된 공식**에 그리 집착하실 필요는 없습니다. 만약 한쪽 코에서 누런 코가 열흘 이상 계속 나오고, 특히 잠을 자려고 누웠을 때나 아침에 자고 일어났을 때 기침을 많이 하고 누런 가래를 뱉어낸다면 축농증을 의심할 수 있어요.

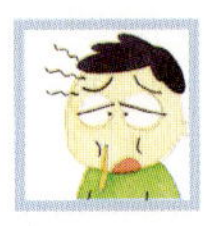

축농증이 뭐예요?

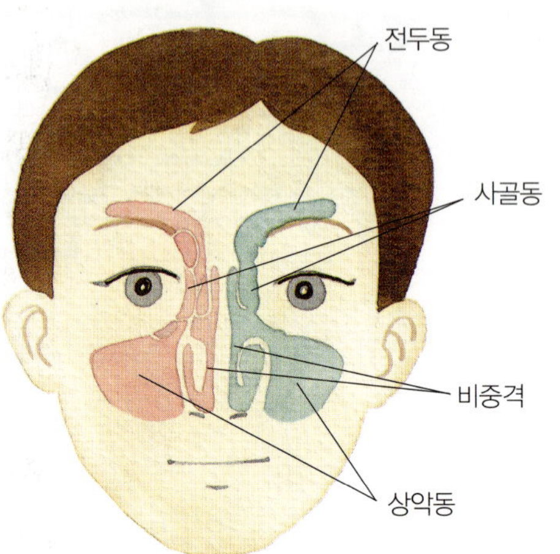

축농증은 말 그대로 콧속에 농이 고이는 병으로, 정확한 명칭은 '부비동염' 입니다. 부비동은 코 주위 뼈 속에 위치한 공기가 차 있는 공간이며, 종류로는 양 눈썹 위의 전두동, 양쪽 안면뺨 부위의 상악동, 양 눈 사이의 사골동 및 코 뒤에 깊숙이 위치한 접형골동이 있습니다. 부비동은 비강점막과 유사하나 약간 다른 종류의 점막으로 덮여 있으며, 코에 염증이 생기면 부비동까지 같이 침범되기 쉽습니다. 그래서 감기나 비염이 오래가면 부비동에도 염증이 파급되고, 이 염증이 오래되면 고름이 고여 축농증이 생기는 것입니다.

축농증은 단독으로 생기는 것이 아니라 오래된 감기나 만성 비염이 진행되어 생기는 것이므로, 감기가 평소보다 심하거나 제때 치료하지 않아 10일 이상 지속되었거나 또는 알레르기 비염이나 만성 비염이 있던 아이가 누런 코를 계속 흘린다면 축농증을 의심해 볼 수 있습니다.

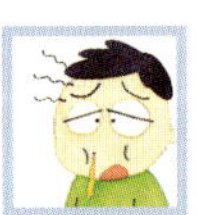

어린아이도 축농증이 생길 수 있나요?

아이들이 태어날 때에는 부비동이 제대로 형성되지 않기 때문에 만 두 살이 되기 전에는 축농증에 걸리는 경우가 거의 없습니다. 두 살 이후로는 부비동 중에서 상악동(눈 밑)과 사골동(양쪽 눈 사이)의 크기가 점차 커져 축농증이 생기기 쉬우나, 다른 부비동(전두동과 접형골동)은 고등학교 때까지 서서히 자라기 때문에 별로 문제가 되지 않습니다.

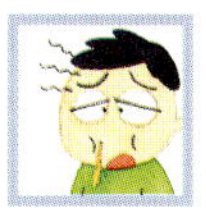

축농증일 때는 어떤 증세가 있나요?

만 두 살이 지난 아이가 감기를 열흘 이상 앓았거나, 비염으로 오랫동안 고생하다가 10일 이상 누런 코가 계속 나오고 아침에 자고 일어났을 때나 자려고 누웠을 때 기침이 심하다면 축농증을 의심해 볼 수 있습니다. 낮에 서 있을 때 고여 있던 농이 잠자려고 누우면 목 뒤로 흘러가 인후를 자극하고, 또는 잠잘 때 고여 있던 농이 아침에 일어나면서 목 뒤로 흘러가서 인후를 자극하기 때문이에요.

주로 한쪽 코에서 누런 콧물이 나오고, 열이 나고, 눈 주위가 붓고, 코맹맹이 소리가 계속 나오며, 킁킁거리며 콧물을 끌어모아 삼키는 일이 잦습니다. 그리고 머리가 심하게 아프며, 양쪽 볼에 뭔가 꽉 찬 듯한 답답한 느낌과 통증이 있고, 빛을 보면 눈이 부시거나 시리다고 합니다.

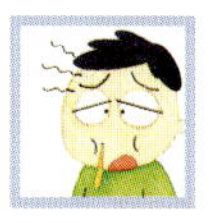

축농증을 다스릴 수 있는 식품은요?

1. 삼백초즙

축농증으로 코막힘과 누런 콧물이 많이 나올 때는 삼백초 달인 즙이 좋아요. 삼백초는 점막의 염증을 줄여주고 항균 작용이 있는 약초로서, 부비동의 염증으로 농이 고인 축농증에 효과가 있어요. 삼백초의 어린 싹을 그늘에 말렸다가 진하게 달여 하루 세 번, 식사하기 30분 전에 먹이세요.

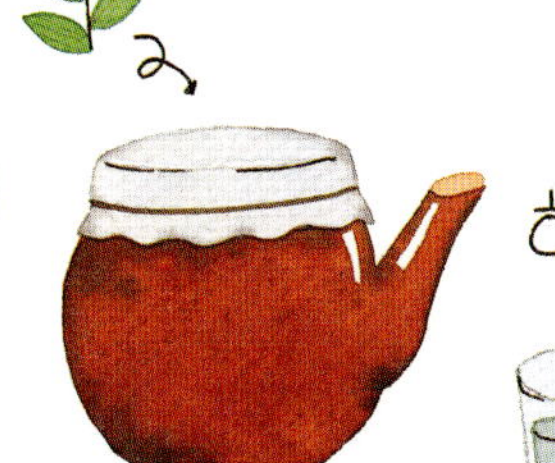

2. 머위줄기

머위에는 비타민 A가 풍부해 피를 맑게 하고, 콧속 점막의 염증을 줄여주는 역할을 합니다. 특히 농을 해독시켜 배출하는 효과가 커 코막힘을 해소시켜줍니다.

머위줄기 10g을 물 500cc로 달여 물이 반으로 줄면 하루 동안 나누어 먹이세요. 또는 머위줄기를 2cm 정도 길이로 썰어, 잠들기 전에 한쪽 콧구멍에 머위줄기를 밀어넣어 두고 30분이 지나 빼내고는 다른 쪽에도 똑같이 실시해 주세요.

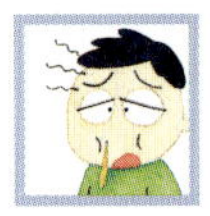

코를 시원하게 해주는 세척액 2가지!

1. 식염수 세척액

생리식염수를 전자 레인지에 따뜻하게 데워서 사용하거나 또는 따뜻한 물 1컵에 죽염이나 구운 소금 1큰술을 녹여 소금물을 만드세요.

아이를 똑바로 눕힌 후 소금물에 솜을 적셔서 아이의 콧구멍에 넣어두고 10분쯤 지나면 빼주기를 세 번 정도 반복해 주세요. 솜을 빼고 나서 코를 풀면 시원하게 뚫어지는 효과를 볼 수 있어요.

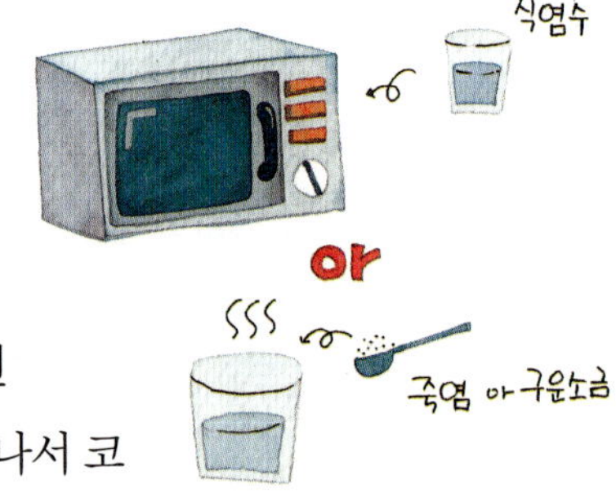

2. 삼백초 세척액

삼백초의 어린 싹을 그늘에 말렸다가 진하게 달여 식힌 다음, 소금을 조금 넣어 만든 세척액을 스포이드를 사용해 코 안을 씻어주면 코막힘이 해소됩니다.

또는 삼백초잎을 콧구멍에 막고 있는 것도 좋아요. 삼백초잎을 흐르는 물에 씻은 다음 손으로 비벼 부드럽게 한 후, 잎을 둥글게 말아서 콧구멍 안에 깊이 밀어넣어 주세요. 30분 정도 그대로 두었다가 잎을 뽑아내고 나서 코를 풀어주세요.

아이가 축농증이라면, 수술을 해야 하나요?

축농증이라면 무조건 수술을 해야 한다고 생각하시는 분들이 많아요. 사실 오래된 축농증으로 부비동 점막이 곪아 뼈까지 염증이 파급될 우려가 있거나 혹은 물혹이 생겼을 때는 수술을 해줄 필요가 있어요. 하지만 이런 축농증 수술은 성인에게만 해당되는 사항입니다. 부비동이 완전하게 성장한 성인의 경우 축농증이 생기면 고름이 깊숙이 고여 쉽게 배출되지 않기 때문에 곪기도 잘 하고 물혹도 잘 생깁니다.

하지만 똑같은 축농증에 걸려도 소아의 경우 부비동에 농이 많이 고일 만큼 크기가 완전히 자라지 않았기 때문에, 수술할 정도로 증세가 심각하게 진행되지 않습니다. 더구나 아직 성장 과정에 있는 부비동을 수술하면 부비동과 주변조직의 정상적인 발육에 지장을 미칠 수 있기 때문에, 아이들의 축농증은 수술을 하지 않는 것이 원칙입니다.

간혹 축농증의 재발로 코 안에 물혹이 생겼을 때에는 수술을 하기도 합니다.

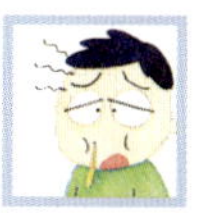

축농증을 다스리는 처방은요?

소아과에서는 아이들의 축농증에 항생제 치료를 원칙으로 합니다. 급성이라면 대개 감기가 나으면서 저절로 낫는 경우가 많으나, 아이들의 경우 병의 진행이 빠르고 예측이 불가능하기 때문에 처음에 항생제를 쓰는 경우가 있습니다. 축농증은 코의 염증이 부비동으로 파급된 결과 부비동에서 세균이 번식하고 염증이 생겨 농이 생기는 것이므로, 세균을 제거하기 위해 일차적으로 항생제를 투약하는 방법을 씁니다.

그밖에 증세에 따라서 콧물을 줄여주거나 기침을 줄여주는 약을 처방하기도 합니다. 일반적으로 소아 축농증에는 수술을 하는 경우가 매우 드물어요.

한방에서도 역시 약물치료를 원칙으로 합니다. 축농증이 오래된 정도와 증세에 따라 풍한증(風寒證)과 풍열증(風熱證)으로 나누어 치료합니다.

　　풍한증(風寒證)은 감기의 증세가 남아 오한, 발
열, 두통의 증세가 있으면서 맑은 점액성 콧물이
나오는 것이 특징입니다. 이 때는 감기의 병사(病
邪)를 발산시키는 『형방패독산(荊防敗毒散)』에
폐(肺)의 기운을 소통시켜 코를 뚫어주는 『창이자
산(蒼耳子散)』을 가미한 처방을 투여하면, 축농
증이 만성화되는 것을 막을 수 있습니다.
　　풍열증(風熱證)은 몸에 열이 있으나 오한의 증
세는 가볍고, 머리가 터질 듯한 통증이 있으며 기
침, 가래, 코막힘이 아주 심합니다. 냄새를 맡지
못하고 머리와 코에서 화끈한 열기가 느껴지며
누렇고 끈적한 콧물이 아주 많이 나오는 것이 특
징입니다. 이 때는 풍열(風熱)의 사기(邪氣)를 발
산시키는 『상국음(桑菊飮)』에 폐(肺)의 기운을 소
통시켜 주는 『창이자산』을 가미한 처방을 투여하
면 코가 시원하게 뚫어지면서 숨쉬는 것이 편안해질 것입니다. 특히 오래된
축농증의 경우 약물을 장기간 복용할 필요가 있는데, 한약에는 약재의 내성
이 없어 아이들에게는 안심하고 먹여도 됩니다.

형방패독산

구 성 약 재

강활, 독활, 시호, 전호,
적복령, 지각, 길경,
천궁, 형개, 방풍,
생강, 감초.

창이자산

구 성 약 재

신이, 창이자,
향백지, 박하엽.

상국음

구 성 약 재

상엽, 국화, 행인, 연교,
박하, 길경, 감초,
노근.

자주 **토**해요

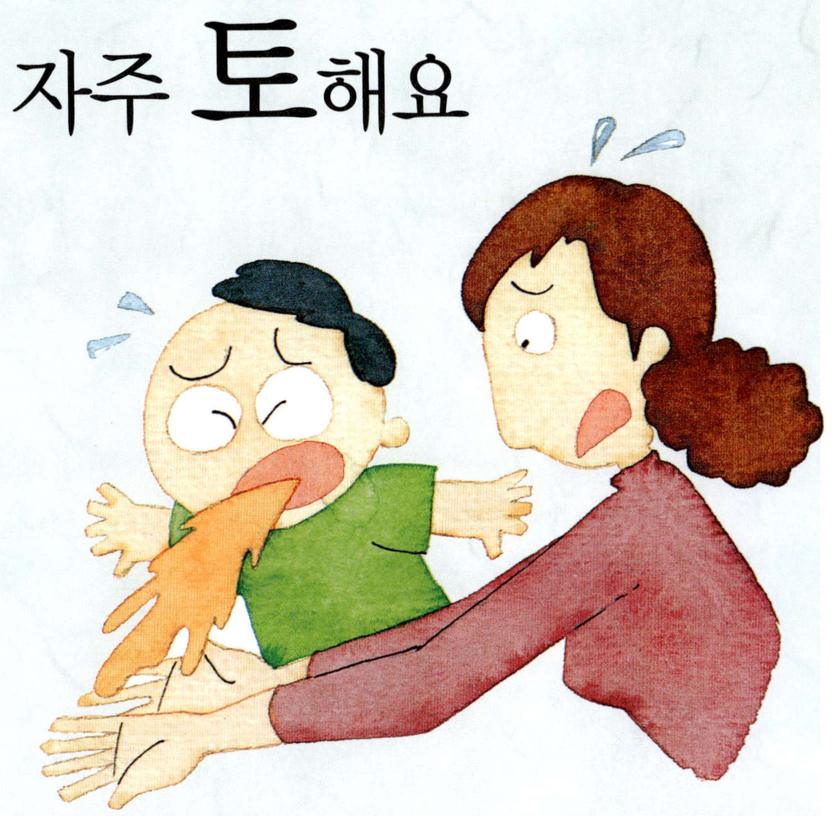

아이 때는 토하는 경우가 **흔합니다.** 한 번에 먹는 양이 많을 때나 심리적 · 정서적으로 불안정할 때 또는 무엇인가에 **스트레스**를 받았을 때 먹은 것을 게우거나 심하게 토하기도 합니다. 건강한 아이가 토한 경우라면 토물이 **기도**로 들어가지 않게 조치해 주고 음식물과 **정신적 안정**에 신경을 써주도록 합니다. 특별히 위나 장에 문제가 있는 경우라면 전문의를 찾아 진단을 받고 치료하는 것이 바람직합니다.

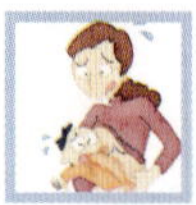

신생아 때는 잘 토할 수 있어요

갓태어난 아이가 젖을 먹다가 토하면, 이를 처음 접하는 엄마는 아이에게 무슨 병이 있지 않을까 하며 놀라지 않을 수 없습니다. 그러나 신생아 때는 큰 문제가 없는데도 자주 토할 수 있으니 너무 염려하지 않아도 됩니다.

어른들은 음식을 먹으면 위의 입구(분문 괄약근)가 닫혀져서 눕거나 물구나무서기를 해도 음식이 위로 올라오지는 않아요. 반면 신생아의 분문 괄약근은 아직 발달이 덜 되어서 음식을 먹고 나면 꽉 조여주지 못하므로, 눕거나 배에 힘을 주기만 해도 위에 있던 음식물이 거꾸로 올라와 쉽게 토하게 됩니다. 이를 의학적으로는 '위식도역류증' 이라고도 합니다. 대개 첫돌이 지나면 위의 분문 괄약근 발달이 완성되므로, 그 이후에는 토하는 일이 줄어들 것입니다.

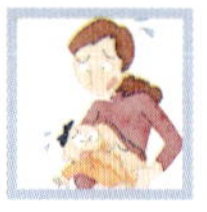

아이들은 왜 걸핏하면 토할까요?

아이가 토할 때는 위장의 질병에 의한 경우는 드물고, 대개 다음과 같은 컨디션 이상이나 수유 문제로 인해 발생합니다. 하지만 아이가 너무 자주 구토를 할 때는 질병이 없는지 병원에 가서 확인해 볼 필요가 있어요.

① 과식했을 경우.

② 수유 후 트림을 시키지 않고 곧바로 자리에 눕히는 경우.

③ 수유 후 갑자기 아이의 위치를 바꾸는 경우.

④수유할 때 공기를 많이 마신 경우. 예를 들어 너무 오랜 시간 동안 먹이지 않았다가 수유를 하거나, 분유를 먹이는 데 서툰 사람이 먹였을 경우.

⑤분유를 너무 진하게 타서 먹이는 경우.

⑥아이가 정신적으로 스트레스를 받은 경우.

⑦이유식을 할 시기에, 이유식을 주지 않고 분유를 많이 먹이는 경우.

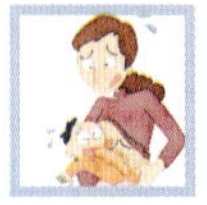

특정 질병에 의해 구토를 하는 경우도 있나요?

1. 위식도역류증

위에 있는 음식물이 식도로 자꾸 넘어오는 것을 말하며, 신생아 때에는 위의 입구에 있는 근육이 잘 발달하지 않아 흔히 발생할 수 있습니다.

신생아 때 일어날 수 있는 가벼운 위식도역류증은 괜찮지만, 잦은 구토는 문제가 될 수 있어요. 위산이 식도로 넘어와 계속 자극하면 식도염을 일으킬 수 있고, 이 때는 식도가 아파서 아예 먹는 것을 거부하여 그 체중이 늘지 않을 수 있어요. 만약 구토물이 기관지나 폐로 가면 '흡인성 폐렴' 이 생길 수도 있으며, 심하면 숨을 쉬지 '무호흡증' 이 되기도 합니다.

위식도역류증으로 잦은 구토가 있을 때는, 우유와 곡류를 섞어서 약간 되직하게 먹이세요. 당분간 음식량을 줄이고 너무 맵거나 지방이 많은 음식, 귤, 오렌지와 같은 신 음식은 주지 마세요.

수유할 때는 아이를 앉혀서 먹이고, 수유나 식후에는 트림을 시키고 1시간 정도는 앉혀놓거나 세워놓으면 토

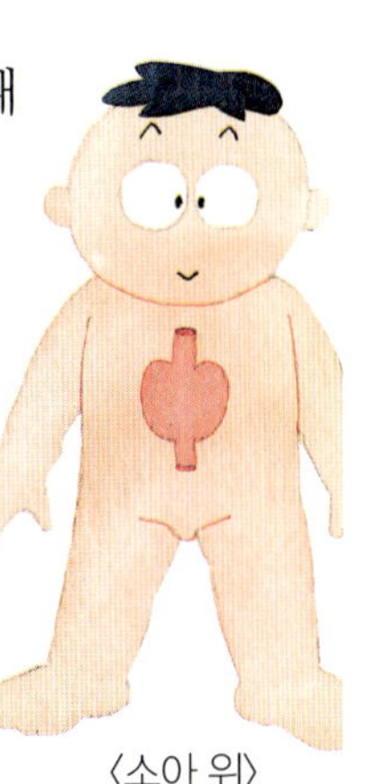

〈소아 위〉

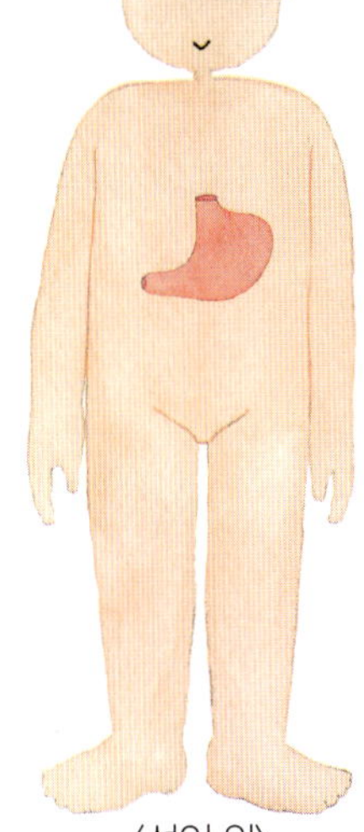

〈성인 위〉

하는 횟수가 줄어들 것입니다.

2. 유문협착증

위에서 십이지장으로 이어지는 유문 부위의 근육이 선천적으로 두꺼워, 음식물이 위에서 십이지장으로 흐르지 못해 거꾸로 토하는 것입니다.

생후 2~3주 후부터 아이가 젖을 먹고 나면 매번 '왈칵왈칵', 한번에 많은 양을 분수처럼 쏟아내는 구토를 합니다. 시간이 갈수록 구토가 더 심해지면서 몸무게도 늘지 않고, 체중이 감소하고, 1~2일 동안은 대변이 거의 안 나오며, 4~6시간에 한 번씩 소변을 보지만 소변량이 감소하고, 탈수로 인해 팔·다리와 배 부분이 주름지고 쭈글쭈글해집니다. 유문협착증이 있을 때는, '유문부 근절개술' 이라는 수술로 치료를 하면 금방 호전됩니다.

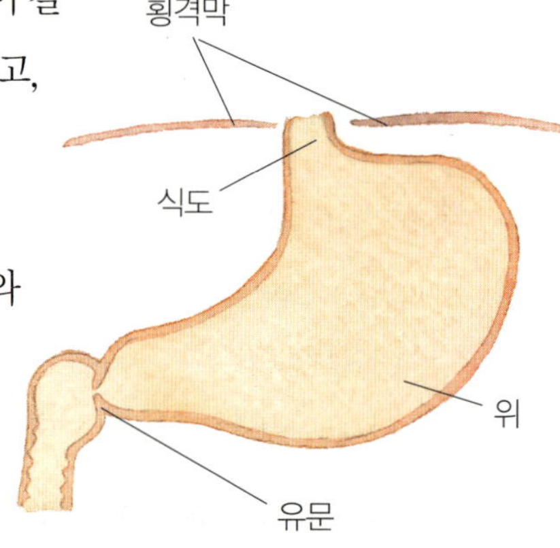

3. 장염

구토물에 피나 초록빛을 띤 노란 것이 섞여 있거나, 복통과 설사를 동반하며, 열과 탈수 증세가 보이는 경우에는 장염을 의심할 수 있습니다. 장염이 의심되면 바로 병원으로 가도록 하세요.

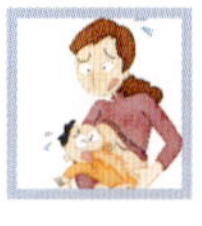
아이가 토할 때는 어떻게 하나요?

① 토할 때는 기도가 막히지 않게 고개를 옆으로 돌려주고, 거즈로 입안을 닦아주세요.

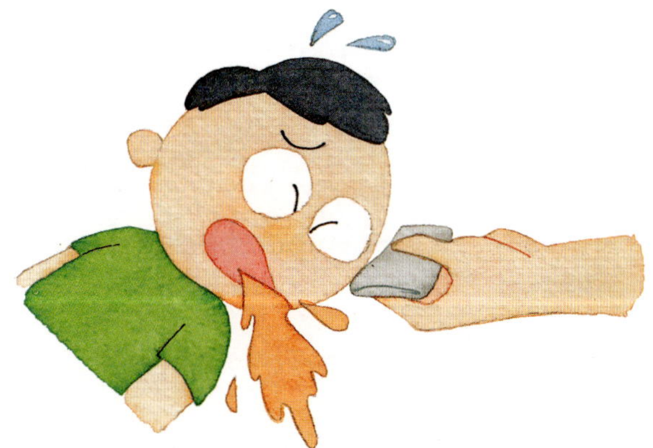

아이가 토할 때는 '과즙'을 먹여보세요

재료 무·사과 각 1/2개, 귤 2개(또는 오렌지 1개).

만드는 법 믹서기에 곱게 갈아서 과즙만 걸러 몇 숟가락씩 자주 먹이세요. 무와 사과, 귤은 소화를 촉진시키는 식품이기 때문에 위장에서 음식물이 오랫동안 머무르는 것을 막아줄 수 있어요.

② 계속 토하면 탈수 현상이 생길 수 있으므로, 물 500cc에 소금 1/4작은술과 설탕 1큰술을 녹인 용액을 우윳병에 넣어 수시로 먹이도록 하세요. 또는 이온 음료와 물을 1:1로 섞어 500cc 정도 만든 후 소금을 아주 조금 타서 먹여도 좋아요.

③ 모유나 분유를 조금씩 자주 먹이고, 그래도 토하면 시간 간격을 두고 먹여보세요.

④ 수유를 할 때는 젖꼭지를 깊숙이 물리고, 분유를 먹일 때는 우윳병을 충분히 기울여 공기가 들어가지 않도록 하세요. 수유 중간중간 트림을 시키고, 수유 후에도 반드시 트림을 시키세요. 수유 후에는 20분 정도 안고 있거나 앉혀두세요. 그래도 토하면 분유에 묽게 끓인 쌀미음을 몇 숟가락 타서 먹이는 것도 좋습니다.

⑤ 이유식을 제때 시작하는 것이 좋아요. 계속 우유만 먹이면 위장의 성장이 느려서 잘 토하게 됩니다. 첫돌이 지난 아이는 주식을 밥으로 하고, 우유는 하루에 500cc 정도로 줄이세요. 우유를 마실 때에는 젖병을 이용하지 말고, 컵을 이용하도록 하세요.

⑥ 주위가 너무 시끄럽거나 혼란스러우면 긴장감이나 불안감으로 인해 구토를 할 수 있으므로, 방안을 편안하게 만들어 주세요.

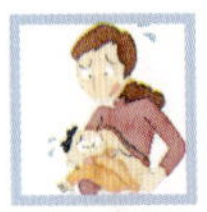

구토를 가라앉히는 지압요법!

수유 후 아이 손등의 양쪽 합곡혈을 엄마의 엄지손가락으로 지긋이 눌러주세요. 합곡혈은 손등에서 엄지손가락과 검지손가락의 뼈가 만나는 지점이에요. 이 경혈점은 막혀 있는 위장의 기운을 통하게 하고 소화 기능을 촉진시키는 효능이 있어, 구토나 체기가 있을 때 지압을 하면 도움이 됩니다.

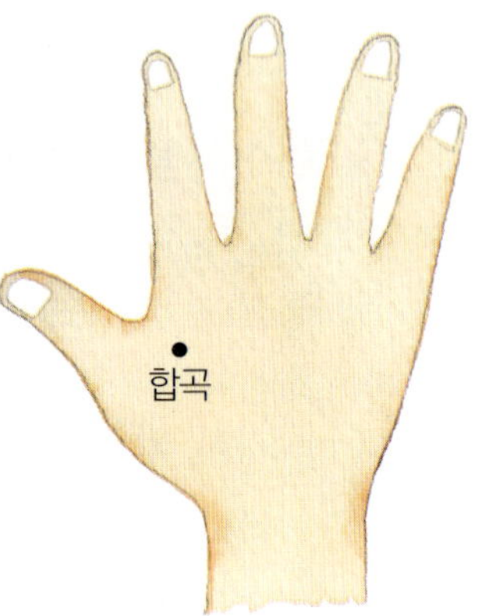

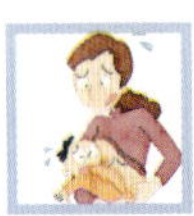

아이의 구토를 다스리는 처방은요?

한의학에서는 정상적인 경우 위장의 기운은 아래로 내려가야 하는데, 만약 위장의 기운이 막혀 위로 떠오르면 구토나 구역질이 난다고 봅니다. 따라서 구토가 날 때에는 위장의 기운을 아래로 소통시켜 주어야 합니다. 이런 효과가 뛰어난 처방으로 『평위산(平胃散)』이 있어요. 위장을 평안하게 해준다는 의미를 지닌 『평위산』은 위장의 기운을 소통시킴으로써 구역질이나 구토를 진정시켜 주고 체기를 뚫어주는 역할을 합니다.

『평위산』은 아이가 자주 체하고, 구역질과 구토를 하며, 배를 만져보면 아파서 손도 못대게 할 때 쓰면 아주 좋아요.

『평위산』에 곽향과 택사를 가미한 『가미평위산(加味平胃散)』은 아이들의 구토를 다스리는 데 효과가 좋습니다.

평위산

구 성 약 재

창출, 진피, 후박, 감초, 생강, 대추.

가미평위산

구 성 약 재

곽향, 택사, 창출, 진피, 후박, 감초, 생강, 대추.

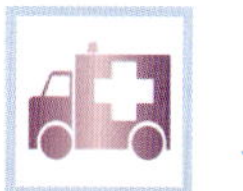

이럴 땐 재빨리 응급실로……

① 아이가 심한 두통을 호소하고, 고열이 나면서 마치 분수처럼 토하는 경우→뇌수막염이 의심됩니다.

② 최근 72시간 이내에 머리를 다친 적이 있는 경우→뇌를 심하게 손상당했을 수 있습니다.

③ 오줌을 눈 지 8시간이 지났거나 아기가 처져서 기운이 없을 경우→심한 탈수증이 의심됩니다.

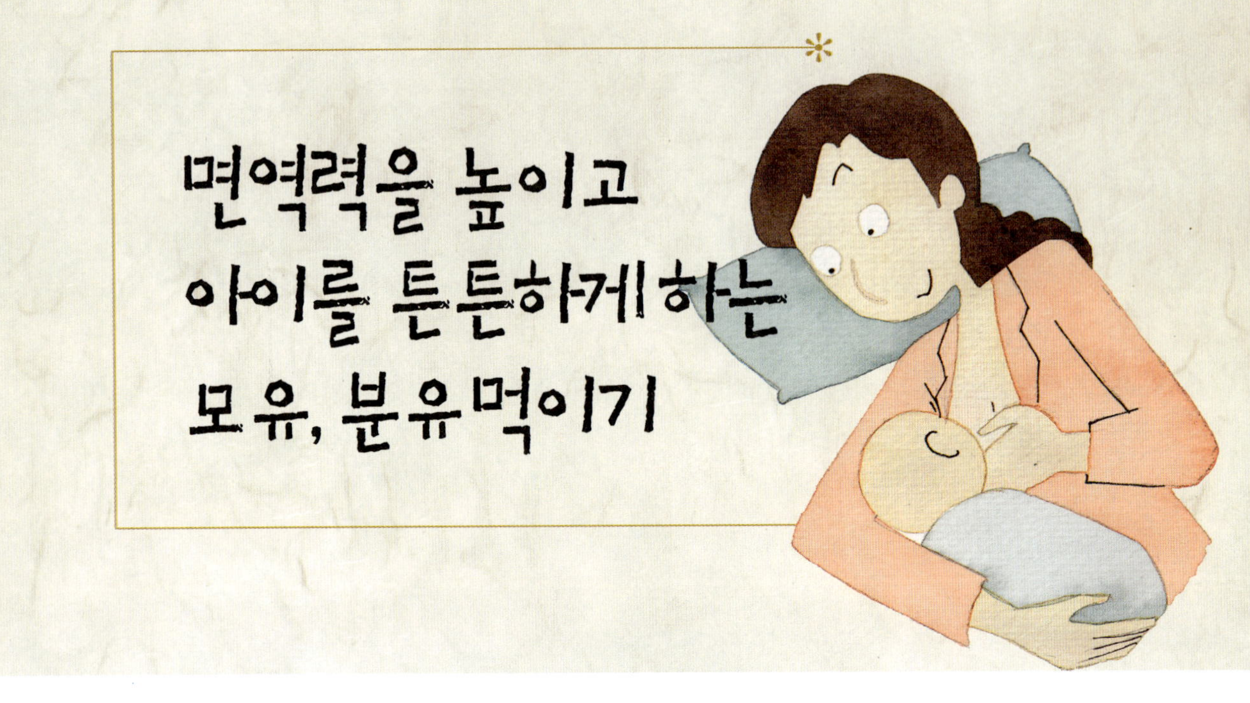

1. 아이에게 줄 수 있는 최고의 선물, 모유

엄마젖에는 아이에게 필요한 모든 영양분이 들어 있으므로, 영아 초기에는 엄마의 젖만으로 영양 공급이 충분합니다. 엄마젖은 아이가 먹기에 최적의 온도로, 무균이고 신선하며 또한 경제적입니다.

초유는 임신 후반기부터 출산 후 2~4일까지 분비되는 짙은 레몬빛의 모유로, 그 이후에 나오는 것은 성숙유라고 합니다. '초유' 는 하루에 10~40ml 정도 분비되는데, 칼슘과 무기질이 많이 함유되어 있고, 특히 면역에 관여하는 요소들이 풍부하게 함유되어 있어서 아이가 자라면서 병을 잘 이겨낼 수 있도록 도와줍니다. 또한 성숙유의 단백질 함유율이 1%인데 반해 초유에는 10%나 함유되어 있어서 아이의 뇌와 장기의 성장 · 발달에 큰 도움을 줍니다. 그러므로 초유는 반드시 먹이도록 하세요.

'성숙유'에는 분유에 비해 면역학적 요소들이 많이 함유되어 있어서, 감기나 장염 등 감염성 질환에 걸리지 않도록 도와줍니다. 또한, 엄마의 젖은 아이의 뇌·척추신경 발육에 필요한 영양분이 풍부하며, 분유에 비해 양질의 단백질과 지방이 포함되어 있습니다. 모유는 소화하기 쉬운 단백질로 되어 있어서 알레르기를 유발하지 않으며, 위장 장애가 적어 영양분의 흡수율도 높습니다.

젖이 잘 나오게 하는, 유방 마사지

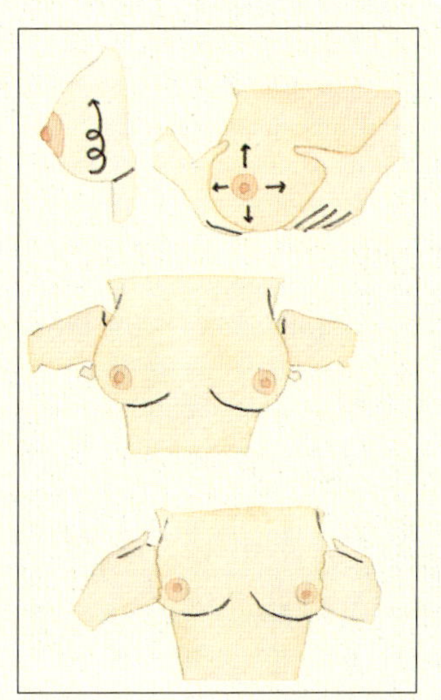

① 가슴과 유륜 사이의 중간 부위를 가볍게 압박하며 부드럽게 원을 그리듯 마사지한다.
② 양손 손바닥으로 한쪽 유방의 기저부를 감싸듯이 잡는다. 유방의 기저부를 크게 천천히 좌우상하 4방향으로 움직인다.
③ 손등을 양쪽 유방 바깥쪽에 댄다.
④ 손등을 가운데쪽으로 다시 비스듬히 위쪽으로 민다.
⑤ 양손 손바닥으로 양쪽 유방 바깥쪽을 감싼다.
⑥ ④와 같은 방법으로 마사지한다.

모유 수유, 어떻게 할까요?

① 신생아는 분만 후 4~6시간부터 수유를 시작하세요. 아이가 수유에 적응하는 데는 약 2주일 정도가 걸리므로, 그 사이에는 인내심을 가지고 모유 수유 훈련을 하도록 하세요.

② 생후 1개월 동안은 2~3시간 간격으로 잠에서 깰 때마다 거의 수시로 먹

이럴 땐 모유 수유를 하지 마세요

① 젖꼭지가 갈라지거나 유선염이 있는 경우.
② 엄마가 감기나 폐렴, 장염, 결핵, 신염 등 감염성 질환에 걸린 경우.
   단, 엄마가 결핵 치료를 받고 있을 때는 수유를 해도 됩니다.
③ 엄마가 심한 당뇨병, 심장 질환, 만성 빈혈이나 영양실조가 있을 경우.
④ 산후 임신중독증, 출혈, 패혈증, 산후 정신병, 우울증 등이 있을 경우.
⑤ 엄마가 약물을 복용하는 경우는 의사선생님과 상의하여 수유를 결정하세요.
⑥ 엄마가 B형 간염이 있으면 수유를 통해 아기에게 전파될 가능성이 있으니,
출생 후 아이에게 간염 예방 접종을 해야 합니다.

이고, 생후 1~2개월 동안은 3~4시간 간격으로 먹이세요. 그 후 수유 리듬이 잡히면 4~5시간 간격으로 먹이면 됩니다.

③ 밤에도 아이는 규칙적으로 젖이 필요하므로, 수유 간격을 최대한 5시간은 넘기지 않도록 하세요.

④ 수유를 규칙적으로 하세요. 생후 1개월 동안은 잠에서 깰 때마다 수시로 주어도 되지만, 젖을 먹은 지 2시간이 안 되어 울면 젖을 주지 말고 안아주거나 흔들어 주세요.

⑤ 아이가 수유에 익숙해지면 한쪽 젖을 빠는 데 10분 정도 걸리며, 양쪽 젖을 다 먹는 데는 20분 정도 걸립니다. 그런데 처음 4분 동안에 젖의 80~90% 정도를 빨고, 그 이후에는 얼마 남지 않은 젖을 먹는 데 시간을 보냅니다. 그렇다고 젖을 빨리 빼서는 안 되며 아기가 젖을 완전히 먹도록 충분한 시간을 주는 것이 좋아요. 한쪽 젖을 먹이고 나서 트림을 시킨 후 다른 쪽 젖을 물리고, 양쪽 젖을 다 먹이고 나서도 트림을 시켜주세요. 중간중간 트림을 시켜줘야 토하지 않고, 소화도 잘 된답니다.

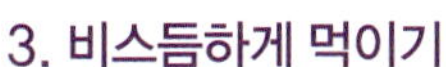

젖을 먹이는 올바른 자세는?

모유는 앉아서 먹이거나 누워서 먹이세요. 아이는 엄마의 젖이 입에 닿으면 본능적으로 젖꼭지를 물고 빨게 되는데, 이 때 젖꼭지만이 아니라 유방 전체가 아이 입 속에 들어가도록 해야 합니다. 또 아이의 아랫입술이 젖꼭지 훨씬 아래에 오도록 하는데, 이렇게 하면 아이의 턱이 유방 가까이 위치하여 혀가 유관동(젖이 모이는 관) 바로 아래 오도록 해주어 젖이 보다 잘 빨립니다. 엄마는 아이의 코 가까운 유방 부분을 손가락으로 너무 눌러 유방이 아이의 입 밖으로 빠져 나오지 않게 주의하세요.

1. 앉아서 먹이기

앉아서 아이를 팔로 받쳐 안습니다. 아이의 머리를 엄마의 팔꿈치로 받치고 얼굴이 젖을 향하도록 아이 몸을 무릎 위에 올려놓습니다.

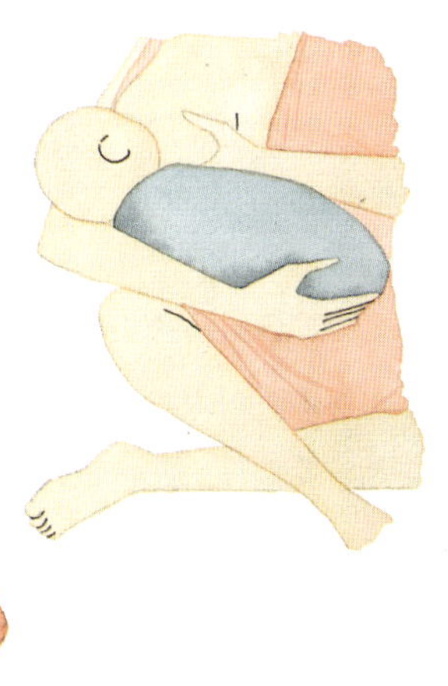

2. 누워서 먹이기

아이와 마주보고 옆으로 눕습니다. 아이의 머리를 엄마의 팔로 받치고 감싸듯이 몸을 안습니다.

3. 비스듬하게 먹이기

아이의 몸을 엄마의 팔과 평행하게 하고 다리는 엄마의 옆구리에 감듯이 하고 앉습니다. 아이의 어깨를 받쳐주고 귀 뒤의 머리 쪽을 잡는데, 아이의 다리를 위쪽으로 올

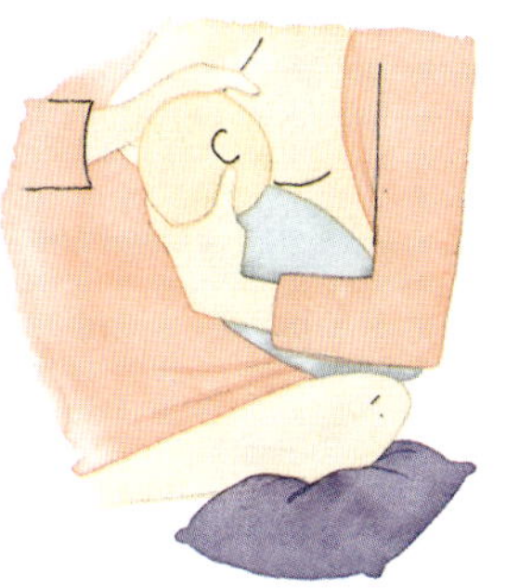

릴 수 있습니다. 엄마 무릎 위에 쿠션을 놓으면 한결 편합니다.

가끔 아이는 유방 조직을 충분히 물지 않고 젖꼭지만 물게 되는데, 이렇게 되면 젖도 잘 나오지 않을 뿐더러 아이의 입이 젖꼭지 피부와 마찰을 일으켜 젖꼭지가 손상을 입게 되므로 이런 자세는 좋지 않습니다.

4. 쌍둥이 젖 먹이기

쌍둥이를 동시에 먹일 만큼 젖이 많이 나올까 걱정하는 엄마들이 많은데 동시에 먹을 수 있을 만큼 젖이 충분히 나오므로 함께 먹이도록 합니다. 함께 먹이는 자세는 두 가지가 있습니다. 우선 한 아이는 오른손에 안고 또 다른 아이는 왼손에 안아서 먹입니다. 자세는 앉아서 먹이기와 같습니다. 또 다른 방법은 한 아이는 오른쪽 옆구리에, 또 다른 아이는 왼쪽 옆구리에 안고 먹이는 것으로 비스듬하게 먹이기와 같은 자세를 취합니다. 동시에 먹이기 힘들면 한 아이씩 번갈아 먹여도 됩니다.

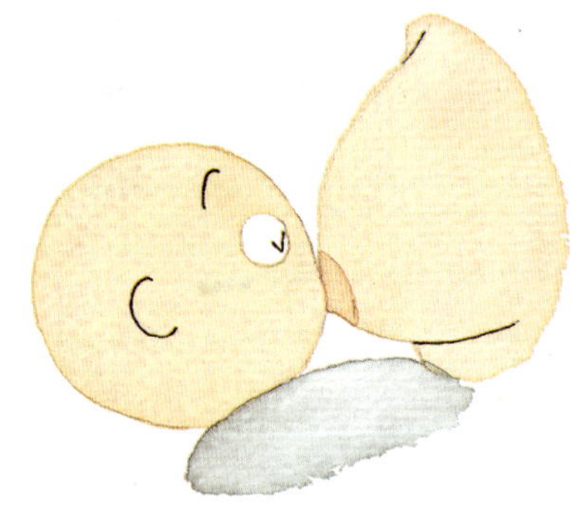

젖몸살이 있을 때는 어떻게 하나요?

출산 후 젖이 분비되기 시작하는 1~2일 동안에는 유방이 딱딱해지면서 부풀어올라 통증이 생기는데, 이것을 '젖몸살' 이라고 합니다. 이는 젖이 분비되기 전 유방 주위의 정맥과 림프선의 울혈에 의한 정상적인 현상으로, 유방의 통증과 함께 몸에 열이 오르기도 합니다. 유방이 아래로 처지면 통증이 가중되기 때문에 평소 수유 브래이지어를 하고 있는 것이 좋으며, 특히 따뜻한 찜질을 자주 해주면 젖몸살을 푸는 데 도움이 됩니다.

젖몸살이 있을 때 효과적인 찜질요법

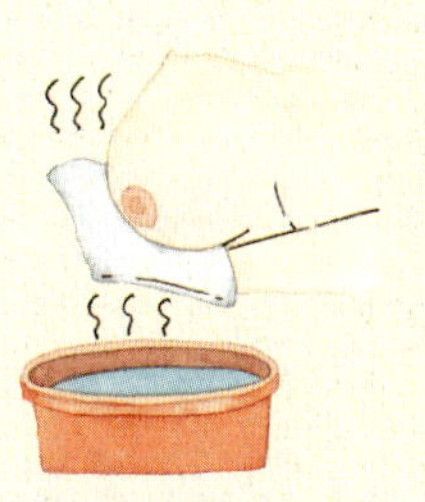

① 세숫대야에 뜨거운 물을 받아 수건을 적셔서 가슴 바깥에서 젖꼭지 쪽으로 감싸주세요. 이 때 젖꼭지는 감염이 될 우려가 있으므로 덮지 않는 것이 좋아요.

② 따뜻한 찜질을 여러 번 반복한 후 가슴 바깥에서 안으로 마사지를 하면서 젖을 짜 주거나 유축기로 짜 주

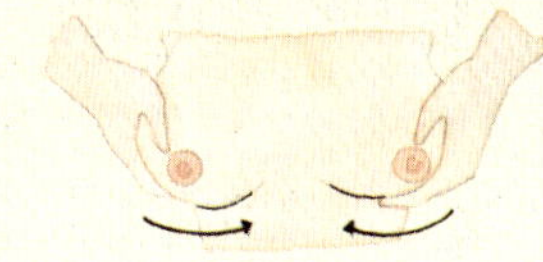

세요. 만약 가슴 통증이 심하고 열이 날 때는 냉찜질을 해주세요. 가슴 찜질과 마사지는 남편이 도움을 주는 것이 가장 좋아요.

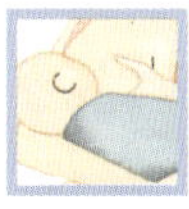

아이가 수유를 충분히 하고 있는지 어떻게 알 수 있나요?

① 모유를 먹일 때 아이가 엄마 젖을 삼키는 소리가 들리며, 다른 쪽 유방에서도 모유가 흘러나옵니다.

② 아이가 엄마 젖을 충분하게 먹을 경우에는, 하루에 적어도 6~8개의 기저귀를 적시게 됩니다. 또한, 대변은 4번 이상 보게 됩니다.

③ 아이들은 보통 생후 2주가 되면 출생시의 체중으로 회복됩니다. 보통 생후 1주 정도는 체중이 줄어들다가, 영양 공급이 충분히 이루어지면 2주가 되었을 때 출생시의 몸무게로 돌아옵니다.

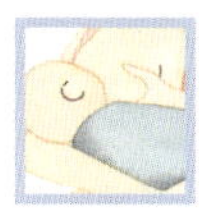

배가 고파 우는지, 불편해서 우는지 모르겠어요?

엄마는 아이가 울면 제일 먼저 수유시간을 체크하고 기저귀를 확인하도록

하세요. 아이가 배가 고프면 입을 쪽쪽 빨거나 손가락을 입에 넣기도 하며, 점차 칭얼거리기 시작하여 젖을 줄 때까지 소리를 지르면서 울어요. 배가 고 파 우는지를 확인하려면 아이의 입술 근처에 손을 갖다 대보세요. 손가락이 젖꼭지인 줄 알고 그쪽으로 고개를 돌립니다. 그리고 아이에게 젖을 갖다 대 면 젖꼭지를 찾으려고 유방에다 분주하게 코를 비빕니다.

기저귀가 젖었을 때는 불평하듯 찡찡거리면서 짧게 울고, 아플 때에는 젖 을 줘도 잘 먹지 않고 자주 보채면서 통증이 심하면 터져 나갈 듯 울음을 터트 립니다.

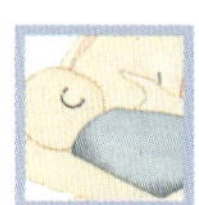 ## 모유 수유시, 유방 관리를 어떻게 하나요?

수유 전에는 깨끗한 물로 유두와 그 주위를 닦아주세요. 이 때 절대 비누나 알코올을 사용하지는 마세요. 수유 후에는 모유로 유두를 살살 닦은 후 마르 면 브래지어를 착용하세요.

수유를 시작한 지 2~3일 후면, 수유 직전에 젖이 불어 흘러나오거나 유방 이 따끔따끔거리는 현상이 나타나기 시작합니다. 이러한 현상은 아이에게 수유하는 동안 반대편 유방에서 나타날 수 있으며, 수유에 대한 생각만 해도 나타날 수 있습니다. 이것은 엄마가 편안한 환경에 서 적절한 수면과 영양을 섭취할 때 생기는 정상적 인 반사 현상으로 모유 수유에 적응이 잘 되고 있다 는 신호입니다. 만약 이러한 현상이 없다면 엄마는 충분한 영양을 섭취하면서, 스트레스를 줄이고 편 안한 환경에서 낮잠을 충분히 잘 필요가 있습니다.

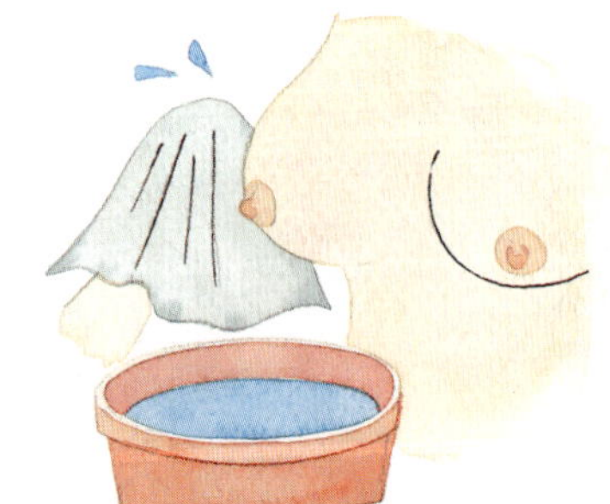

2. 분유 수유는 어떻게 하나요?

분유의 수유시간 간격

대개 젖병을 빠는 것이 젖을 빠는 것보다는 덜 힘들기 때문에 한 번에 먹는 양도 모유보다 많고 소화되는 시간도 오래 걸립니다. 그렇기 때문에 갓난아이라도 대체로 3~4시간 간격으로 먹이고, 점차 수유 시간의 간격이 늘어나 100일 전후에는 4~5시간 간격으로 조절이 되며 밤 수유는 점차 줄어듭니다. 그렇더라도 아이들은 자기가 먹어야 하는 양을 스스로 느끼고 조절하기 때문에, 배가 고파하면 시간에 구애받지 말고 언제든 먹이도록 하세요.

분유 수유의 양

일반적으로 아이가 하루에 필요로 하는 분유의 양은 체중 1kg당 120~150ml로, 분유통에 표시된 월령별 표준량에 따라 먹이면 무난합니다. 그러나 아이에 따라서 먹는 양은 차이가 있으며, 또한 하루가 다르게 먹는 양이 늘어나므로 표준량에 너무 구애될 필요는 없어요.

아이가 젖꼭지를 혀로 밀어내면 그만 먹이고, 모자란 듯 빈 병을 빨면 양을 조금 늘리면 됩니다.

개월 수	수유 횟수	수유량
1개월 이전	6~10회	60~120ml
1~3개월	5~6회	120~180ml
3~7개월	4~5회	150~210ml
7~9개월	3~4회	180~210ml
9~12개월	3회 정도	210~240ml

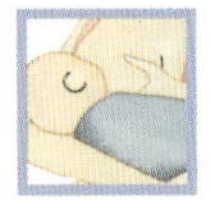

분유 타는 법

① 끓인 물을 50℃ 정도로 식히세요.

② 필요한 물 양의 반만 소독된 젖병에 넣으세요.

③ 분유를 젖병에 넣어, 가볍게 흔들어 녹이세요.

④ 남은 물을 채워 원하는 양을 맞추세요.

⑤ 손목에 몇 방울 떨어뜨렸을 때 따뜻한 정도면 적당한 온도입니다.

⑥ 분유는 단백질이 많아 상하기 쉬우므로, 가능하면 타서 바로 먹이도록 하세요. 만약 피치 못할 사정이 생기거나 밤에 분유를 타서 먹이기 힘들 때는 한 번 먹을 분량 정도는 미리 타서 냉장고에 넣어두었다가 중탕으로 데워서 먹여도 되기는 합니다. 이 때는 젖병을 잘 소독하고 물은 충분히 끓였다 식힌 물을 사용하고, 분유를 탈 때 균이 들어가지 않도록 주의하고 바로 밀봉해서 냉장고에 보관하세요. 그리고 분유를 데울 때 전자 레인지를 이용하면 완전히 녹지 않은 분유 덩어리가 데워져 아이가 화상을 입을 수 있으므로, 반드시 중탕하도록 하세요.

⑦ 분유를 먹은 후에는 젖병, 젖꼭지, 뚜껑을 펄펄 끓는 물에 넣어 소독을 하거나 뜨거운 물과 분유병 전용 세제로 깨끗이 씻어 잘 말려두세요.

먹다 남긴 분유는 버리세요

먹다 남긴 분유가 아까워 냉장고에 두고 먹이는 엄마들이 있는데, 이것은 아주 위험한 행동입니다. 아이가 분유를 먹을 때는 아이의 입안에 있는 세균과 침이 젖병 속으로 함께 빨려 들어가기 때문에 상하기 쉽습니다. 몇 시간만 두었다 먹여도 금세 변질이 되어 장염을 일으킬 수 있으므로, 먹다 남긴 분유는 과감히 버리도록 하세요.

편도선이
자주 부어요

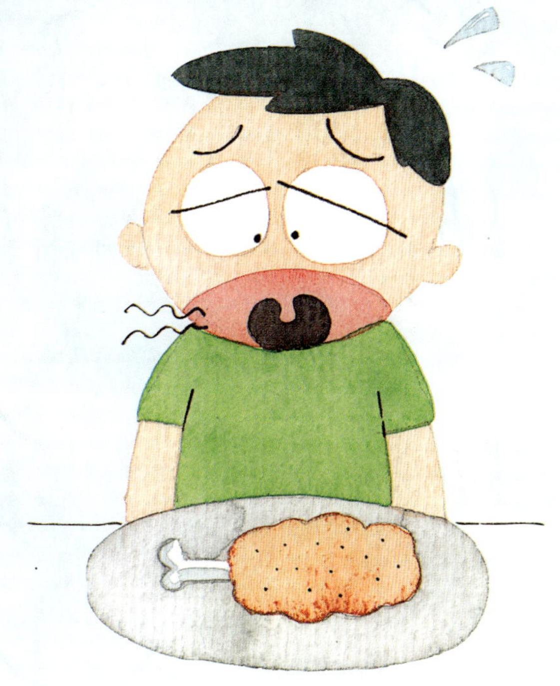

감기에 걸리기만 하면 **편도선이** 부어올라 고생하는 아이들이 종종 있습니다. **목구멍이** 꽉 찰 정도로 부어오른 편도선을 보면 엄마의 마음은 천근만근. 음식을 삼키는 것은 고사하고 숨쉬는 것조차 힘들어하는 모습에 혹시 숨이 막히지는 않을까 걱정이 되어 병원을 찾아 편도선을 **수술해** 달라고 하는 엄마들도 있습니다. 하지만 편도선은 **우리 몸에** 들어온 병균을 막아내는 최전방 파수꾼으로, 특별한 경우가 아니면 수술할 필요가 없습니다.

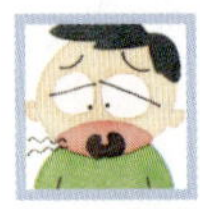

편도선이 뭐예요?

일반적으로 흔히 말하는 편도선은 입을 벌려보았을 때 목젖 양쪽으로 보이는 빨간 덩어리를 의미합니다. 그러나 실제로 편도선은 네 종류가 있는데, 목젖 양쪽에 있는 구개편도, 코 뒤·목젖 위에 있는 아데노이드, 인두편도 양쪽으로 이어져 있는 이관편도, 혀뿌리에 있는 설편도가 하나의 고리 모양의 형태를 이루고 있습니다. 이처럼 편도선은 목의 입구를 둘러싸고 있으면서 코와 입을 통해 들어오는 세균이 몸 속으로 들어가지 못하도록 방어하고 있으며, 그로 인해 세균 등으로 인해 감염이 될 가능성도 높습니다.

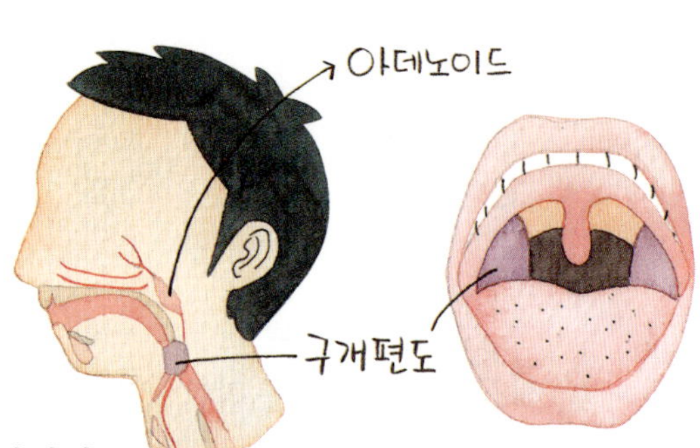

그런데 아이들은 태어날 때 면역에 관련된 기능들이 미숙하여, 그 기능을 보완하기 위해 편도선이 왕성하게 활동하면서 크기가 점차 증가합니다. 그러나 사람의 몸은 다섯 살쯤 되면 면역력이 강해지면서 편도선의 필요성이 줄어들며, 그에 따라 크기가 서서히 줄어들어 결국 사춘기를 전후해서 퇴화하게 됩니다. 따라서 아이가 편도선이 커서 힘들어해도 다섯 살 때까지는 절제하지 않는 것이 좋으며, 그리고 이 때가 되면 크기가 줄어들면서 증세도 자연히 완화됩니다.

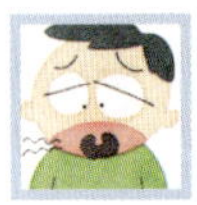

편도선이 부었다구요?

흔히 편도선이 부었다고 하는 것은 바로 편도선염으로, 쉽게 말하면 '목감기'입니다. 바이러스나 세균이 우리 몸을 침범하면 목에 있는 편도선에서 최초로 검문을 당하게 되는데, 이 때 편도선에 있던 면역 관련 세포들이 바이러스와 세균을 물리치기 위해 격렬하게 싸움을 벌이는 과정이 바로 편도선염입니다.

　편도선염이 생기면 편도선이 심하게 부어 침을 삼키는 것도 힘들 정도로 아프고, 편도선에 찌꺼기가 끼어 입냄새도 나며, 목이 화끈거리면서 건조한 느낌이 들고, 고열·피로감 등도 동반됩니다. 이처럼 목감기에 걸려도 충분한 휴식과 적당한 치료를 해주면 편도선은 다시 줄어들기 때문에 별 문제가 되지 않습니다.

　그러나 잦은 감기로 편도선염이 반복해서 걸리면 편도선이 비정상적으로 비대해져서 문제를 일으키게 됩니다. 이를 만성 편도선염이라 하는데, 비대해진 편도선이 코를 막아 코막힘과 코맹맹이 소리가 나며 입으로 숨을 쉬게 되고, 어린아이가 코를 골며 심하면 수면무호흡증(잠잘 때 수십 초 동안 숨이 막히는 증세로 10초 이상 숨을 쉬지 않는 증세가 하룻밤 동안에 5회 이상일 때)이 나타날 수 있습니다.

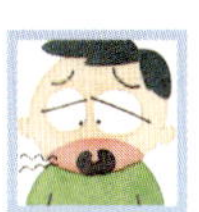 아데노이드가 부었다고 하는데, 그건 또 뭐예요?

　아이가 목이 아프다고 하여 편도선이 부었나 싶어 병원에 가보면, 의사선생님이 '아데노이드가 부었다'고 하시는 경우가 있어요. "아데노이드? 그건 또 뭐야?" 처음 들어보시는 엄마들은 당최 무슨 말인지 알 수가 없어요.

　아데노이드란 편도선의 한 종류인 인두편도로, 이것은 코의 뒷구멍쪽인 목젖 뒤에 숨어 있어서 아이의 입을 아무리 크게 벌려 보아도 엄마들의 눈에는 보이지 않습니다. 아데노이드 역시 코와 목구멍을 통해 나쁜 균이 몸에 들어오지 못하도록 막는 역할을 하는데, 그 과정에서 염증이 생겨 크기가 커지는 것을 '아데노이드 비대증' 이라고 합니다. 아데노이드 비대증의 증세로는 코막힘으로 인해 콧소리가 나고 입을 벌리고 숨을 쉬며, 목이 아프고 음식을 삼키는 것이 힘들어집니다.

아데노이드는 편도선과 마찬가지로 일시적으로 커지면 문제가 되지 않지만, 잦은 감염으로 만성적으로 커져 있을 때는 문제가 될 수 있습니다. 특히 아데노이드는 위치가 코의 뒷구멍쪽에 있기 때문에, 만성적으로 비대해져 있으면 코를 계속 막기 때문에 코로 숨을 쉬기가 곤란해지고 그로 인해 항상 입을 벌리고 있게 되는데 이 모습을 '아데노이드 얼굴' 이라고 합니다. 게다가 아데노이드는 중이로 이어지는 이관의 옆에 있기 때문에 중이염으로 진행될 수 있고, 이관을 막아 청력에 장애가 올 수 있습니다.

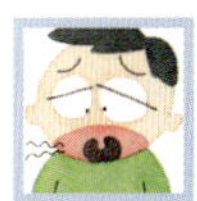 ## 편도선과 아데노이드를 수술하면 아이가 건강하게 잘 클까요?

한때 우리 나라에서는 편도선을 수술하면 아이가 잘 자란다고 소문이 나서, 마치 예방접종 주사를 맞히듯 아이가 조금만 자라면 병원에 가서 편도선을 떼어 내는 수술을 시키는 것이 유행한 적이 있어요. 그 때까지만 해도 편도선의 유익한 점이 완전히 밝혀지지 않았기 때문에, 특별히 하는 일은 없고 성가시기만 한 존재이니 차라리 없는 게 낫다고 생각한 거지요. 맹장처럼 말이에요.

잦은 편도선염으로 밥을 제대로 못 먹고 고생만 하니 그것 때문에 성장이 늦어지는 것이라 생각되었습니다. 또한 편도선이 자주 붓는 아이들이 유난히 감기에 잘 걸리기 때문에, 편도선을 수술하면 잔병치레도 줄어들고 잘 크게 될 줄 알았습니다.

하지만 아이들이 유난히 성장이 빠른 시기가 있는가 하면, 감기도 유난히 잘 걸리는 시기가 있고 점차 면역력이 강해지면 또 감기에 덜 걸리게 되는 시기가 있습니다. 아마도 수술을 받고 나서 우연히 아이들의 성장 시기와 겹쳐서 마치 수술 때문에 키가 크고 건강해지는 것이라 착각을 한 것이지요.

따라서 편도선이나 아데노이드를 떼어 낸다고 해서 잘 큰다거나 감기에 덜 걸리는 것은 결코 아닙니다. 오히려 편도선을 너무 일찍 떼어 내면 외부에서 균이 들어오는 것을 막지 못해 아이의 건강에 해가 될 수도 있습니다.

우리 몸의 모든 장기와 조직들은 다 그것이 있어야 할 이유가 있는 것이므로, 비록 그것이 하찮고 쓸모 없어 보이더라도 함부로 손을 대지 말아야 할 것입니다.

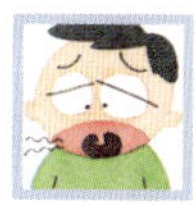 편도선과 아데노이드를 수술해야 할 경우도 있나요?

아이가 감기에 걸릴 때마다 편도선이 커져 시달리게 되니, 이를 안타깝게 지켜봐야 하는 엄마는 차라리 편도선을 잘라내 버리면 좋겠다는 생각을 하게 됩니다. 하지만 소아들은 정상적으로 면역력이 미숙한 4~5세 때까지는 편도선이 면역 기능을 대행해야 하므로 크기가 커지지만, 그 이후에는 면역 기능이 증가하여 편도선의 필요성이 감소하면서 그 크기가 줄어들게 됩니다. 따라서 편도선의 기능이 필요한 4~5세 때까지는 가급적 절제수술을 하지 않는 것이 좋습니다. 또한 그 이후로는 자라면서 크기가 자연히 줄어들기 때문에, 꼭 필요한 경우가 아니면 나이가 들 때까지 지켜보기를 권장합니다.

수술이 필요한 경우는 다음과 같습니다.

1. 편도선 수술이 필요한 경우

① 기도폐색 증세가 있을 경우. 즉 감기에 걸리지 않았는데도 편도선이 너무 커져서 음식을 먹지도 못하고, 숨을 쉬는 것이 어려운 경우에는 수술이 필요합니다.

② 편도선에 암이 생겼을 경우.

③ 편도선 주위의 농양으로 고름 주머니가 생긴 경우.

④ 디프테리아 보균자로서, 항생제를 사용해도 치료가 되지
않을 경우.

2. 아데노이드 수술이 필요한 경우

① 항상 코가 막혀 입으로 숨을 쉬고 콧소리가 심한
경우.

② 입을 항상 벌리고 있어 얼굴이 길어진 '아데노
이드 얼굴'의 경우.

③ 만성·반복성 중이염이 있을 경우.

④ 이관이 막혀 청력 장애가 있을 경우.

⑤ 만성·반복성 비인두염이 있을 경우.

⑥ 음식을 삼키기 힘든 경우.

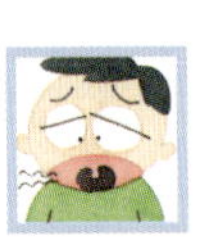 # 편도선이 부을 때는
어떻게 해줘야 하나요?

1. 수분을 조금씩 자주 마시게 해주세요

목에 열이 많이 나서 수분 손실이 많기 때문에
수분을 충분히 공급해 주어야 합니다. 성질이
서늘하고 항균 작용이 있는 보리차나 녹차를 미
지근하게 해서 자주 먹이세요.

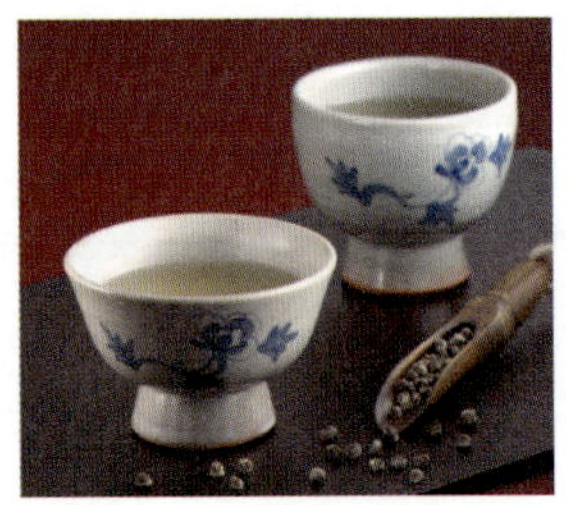

2. 입을 자주 헹궈주세요

입안이 지저분하면 편도선에 찌꺼기가 달라붙어 염증을 악화시키므로, 수

시로 입을 헹궈주세요. 물 1컵에 소금 1작은술을 녹여 목까지 헹궈내게 하거나, 녹차 끓인 물로 헹궈내는 것도 좋아요. 녹차는 항균 작용이 있어 편도선의 염증을 줄여줄 수 있기 때문이에요. 그리고 외출 후와 음식을 먹은 뒤에는 반드시 양치를 하고, 특히 잠자리에 들기 전에는 깨끗이 양치를 하고 음식을 먹지 않도록 주의시키세요. 음식을 먹고 잠을 자면 편도선에 음식물이 끼어 세균이 번식하기 쉽습니다.

3. 목이 부을 때는 부드러운 아이스크림을 먹이세요

목이 화끈거리고 따가우며 아파서 밥을 잘 먹지 못할 때는 부드러운 아이스크림을 먹이세요. 아이스크림을 먹으면 열이 떨어지면서 부기가 가라앉고, 수분과 영양도 보충되기 때문입니다. 이 때 아이스크림을 한 번에 삼키는 것보다는 입안에서 천천히 녹여 먹는 것이 도움이 됩니다.

편도선염이 잦은 일부 아이들 중에는 아예 아이스크림을 달고 사는 경우도 있는데, 이것은 좋지 않아요. 아이스크림의 물리적 온도는 낮지만 한의학적으로 보면 원료의 본성은 열성(熱性)이라, 자주 먹으면 몸 속에 열이 쌓여 오히려 편도선염을 일으킬 소지가 많기 때문입니다. 따라서 목이 부어서 힘들어 할 때는 증세 완화를 위해 아이스크림을 먹여도 되지만, 평소 아이스크림을 자주 먹이는 것은 오히려 해가 된다는 것을 명심하세요.

4. 가습기를 틀어주세요

편도선염이 생기면 거기서 발생하는 열로 인해 수분이 손실되어 기관지가 건조해지기 쉽습니다. 따라서 가습기를 틀거나 젖은 빨래를 널어놓아 방안의 습도를 충분히 유지해 주는 것이 좋습니다. 단, 가습기의 물을 자주 갈아

주지 않으면 세균이 번식하여 오히려 잦은 편도선염의 원인이 되므로 반드시 100℃로 끓인 물을 매일 갈아주도록 하세요.

5. 부드러운 죽을 먹이세요

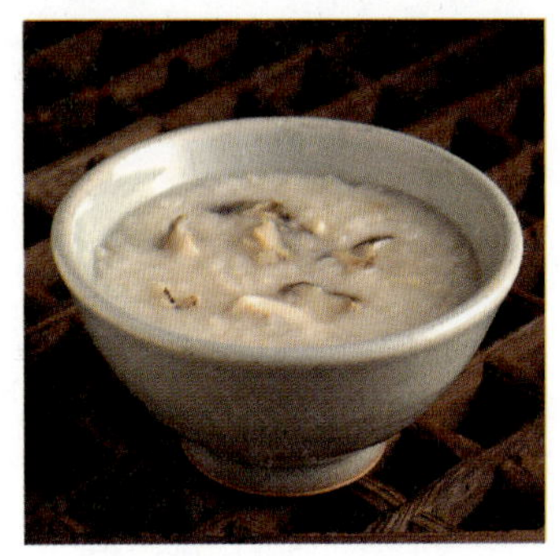

편도선염은 체력이 떨어지거나 몸에 저항력이 약해지면 재발되기 쉬우므로, 질 좋은 영양분을 공급하여 체력을 회복시키는 것이 가장 중요합니다.

그러기 위해서는 비타민 C가 풍부한 채소와 양질의 단백질이 함유된 살코기와 생선을 부드럽게 갈아 죽을 만들어 먹이면 좋아요. 단단한 덩어리는 삼키기 어려우므로 덩어리가 생기지 않도록 하며, 약간 미지근하게 해서 먹이도록 하세요. 그러나 맵고 자극적인 음식, 뜨거운 음식은 편도선을 자극할 수 있으므로 피하도록 하세요.

6. 충분한 휴식을 취하게 해주세요

감기나 편도선염은 '휴식이 필요해요' 라고 하는 몸의 신호이므로 증세가 좋아질 때까지 푹 쉬도록 해주세요. 놀이방이나 유치원에 다니는 아이는 잠시 쉬어주도록 하고, 학교에서도 가급적 무리한 과제나 운동을 하지 못하도록 담임선생님께 말씀드려 주세요.

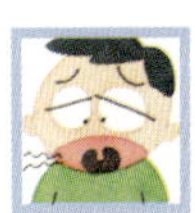

편도선염을 가라앉히는 데 도움이 되는 식품은요?

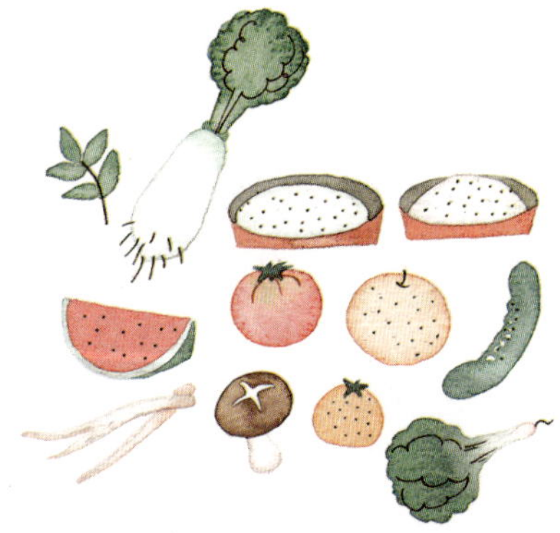

편도선염에는 성질이 서늘하여 열을 내리고 소염 · 해독 작용이 있으며, 수분도 풍부한 음식을 섭취하는 것이

좋은데 녹차, 무, 메밀, 녹두, 수박, 토마토, 배, 오이, 도라지, 버섯, 귤, 금귤,
시금치 등이 있습니다.

1. 금귤즙

금귤은 흔히 '낑깡' 이라고 하는 귤의 사촌쯤 되는 열매입니다. 금귤의 노
란 껍질에는 비타민 C가, 알맹이에는 비타민 A · B₁ · B₂ · C가 풍부하여 피
로회복과 염증 완화 그리고 감기 예방에도 큰 도움이 됩니다. 특히 과일에 부
족한 칼슘이 풍부하여 성장기 아이들에게 유익한 식품입니다.

그런데 금귤은 신맛이 너무 강해서 오히려 편도선을 자극할 수 있으므로,
금귤즙을 만들어 먹이면 좋습니다. 금귤이 많이 나오는 봄철에 많이 만들어
두었다가 편도선염이 있거나 감기 기운이 있을 때 먹이도록 하세요.

재료 금귤 10개, 황설탕 4큰술, 물 2컵.

만드는 법 ① 금귤을 깨끗이 씻은 다음 이쑤시개로 껍질 부분에 3~4개 정도의 구멍
을 뚫어주세요.
② 냄비에 금귤과 물을 넣고 중불에서 끓이다가 물이 끓어오르면 약한 불에서 껍질
이 흐물거릴 때까지 달이세요.
③ 물에 노란색이 배어나오면 설탕을 넣고 끓이다가 물이 끈적해지면 불을 끄고 식
힌 후, 깨끗이 씻어둔 유리병에 담아 냉장 보관해 두세요.

2. 도라지와 감초 달인 물

도라지는 한방에서 '길경' 이라고 하는 약재로, 사포닌이 풍부하여 피로를
풀어주며 특히 편도선과 기관지의 염증을 가라앉히고 통증을 줄여주는 효과
가 뛰어납니다. 길경은 약효가 강해 아이들이 먹고서 구
토가 날 수 있으므로, 감초와 함께 달여 중화시켜 먹는
것이 좋습니다.

감초는 소염 · 진통 작용이 강하여, 목의 통증과 따끔

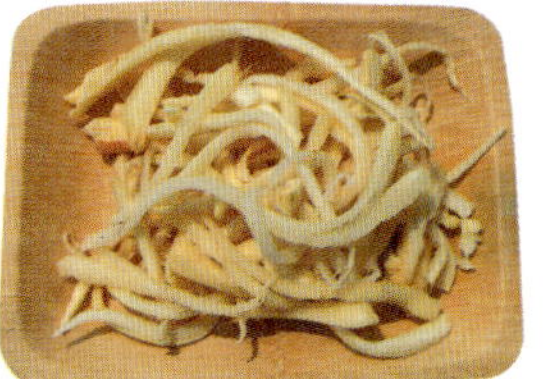

거림을 완화시켜 줄 수 있습니다. 도라지와 감초 각각 6g씩을 넣고 물 600cc로 달여 물이 반으로 줄면 하루 동안 여러 번으로 나누어 먹이세요. 도라지와 감초 달인 물을 입안에 머금고 조금씩 삼키면 목이 편안해집니다.

3. 배즙

배는 수분과 당분이 많아 편도선염 환자에게 좋은 영양 공급원이 될 수 있습니다. 또한 성질이 서늘하여 생으로 먹으면 열을 내려주고 부기를 가라앉혀 줄 수 있습니다.

색깔이 노랗고 물이 많이 찬 배를 골라 껍질을 벗기고, 알맹이만 강판에 갈아 그 즙을 천천히 마시게 하세요. 음식을 삼킬 수 없을 정도로 목이 많이 부었을 때는 얼음과 배를 믹서기에 갈아서 그 즙을 천천히 마시게 하면 통증이 덜어질 수 있습니다.

4. 순무즙

순무는 해독·소염 작용이 뛰어나 편도선의 염증을 가라앉히고, 기침을 멎게 도움을 줍니다. 순무 1개를 강판에 갈아 그 즙을 1큰술씩 입안에 머금고 있다가 삼키도록 하세요. 통증이 심할 때는 1~2시간마다 마시면 좋습니다.

5. 죽순죽

편도선염으로 밥을 잘 삼키지 못하는 아이에게는 죽순으로 죽을 만들어 주세요.

죽순은 야채에는 부족한 단백질이 풍부하며, 비타민 B·C가 풍부해 아이들의 체력회복에 도움이 됩니다. 또한 성질이 서늘하여 기관지와 폐, 편도선의 열을 내려주는 효능이 있어서, 편도선염으로 열이 나고 잠을 설치는 아이에게 좋은 약효를 발휘합니다.

재료 죽순(통조림) 100g, 찹쌀 · 녹두 1/3컵씩, 당근 1/5개, 감자 1/3개, 양파 1/4개, 시금치 30g, 소금 · 참기름 · 쌀뜨물 조금씩.

만드는 법 ① 녹두와 찹쌀을 따로 물에 담가 하룻밤 동안 불려두세요.

② 불린 녹두를 물에 담가 여러 번 비비면서 껍질을 벗겨주세요.

③ 쌀뜨물에 죽순을 삶아서 건져 식힌 후, 다시 따뜻한 쌀뜨물에 1시간 정도 푹 잠기도록 담가두세요.

④ 쌀뜨물에 담가두었던 죽순을 건져 한 입 크기로 잘게 썰어두세요.

⑤ 당근 · 양파 · 감자를 잘게 썰고, 시금치도 데친 후 잘게 썰어두세요.

⑥ 냄비에 참기름을 약간 둘러 찹쌀과 녹두, 죽순을 볶다가 물을 부어 푹 퍼질 때까지 끓이세요.

⑦ ⑥에 감자와 당근, 양파를 넣고 끓이다가 마지막으로 시금치를 넣어 잘 퍼지도록 끓이세요. 불에서 내리기 전에 입맛에 따라 소금으로 간을 하세요.

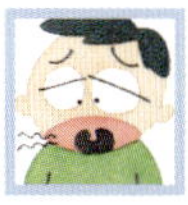

편도선염을 치료하는 처방은요?

소아과에서는 적절한 항생제를 투여하여 인후부의 통증과 불쾌감을 덜어줄 것입니다. 편도선이 자주 붓는 아이라도 수술을 하지 않고 4~5세까지는 약물치료를 하면서 지켜보자고 할 것입니다.

한방에서는 편도선염을 '유아(乳蛾)'라고 하는데, 급성과 만성으로 나누어 치료할 수 있습니다.

급성 편도선염은 폐의 경락에 열이 왕성할 때 풍사가 침입한 결과 편도선이 빨갛게 붓고, 통증이 심하며, 농이 차기도 합니다. 이 때에는 『청인이격탕(淸咽利隔湯)』을 먹이면, 폐(肺) 경락의 열을 내려주면서 목을 시원하게 뚫어줄 수 있습니다.

그런데 급성 편도선염을 제때 치료해 주지 않아 편

청인이격탕

구 성 약 재

길경, 연교, 대황, 망초, 악실, 형개, 편금, 치자, 박하, 방풍, 현삼, 황련, 금은화, 감초.

청화보음탕

구 성 약 재

현삼, 백작약, 숙지황, 당귀, 천궁, 황백, 지모, 천화분, 감초, 죽력.

도선염이 계속 반복되는 경우 편도선이 비정상적으로 붓게 되는데 이를 만성 편도선염이라고 합니다. 잦은 염증으로 몸에 진액(津液)이 말라 허열(虛熱)이 뜨고, 식은땀이 나고, 목에 불편한 느낌이 계속 지속됩니다. 이 때는 음기(陰氣)를 보충해 주고 열기(熱氣)를 내려주는 『청화보음탕(淸火補陰湯)』을 먹이면, 아이가 많이 편안해 할 것입니다.

코피가 잦아요

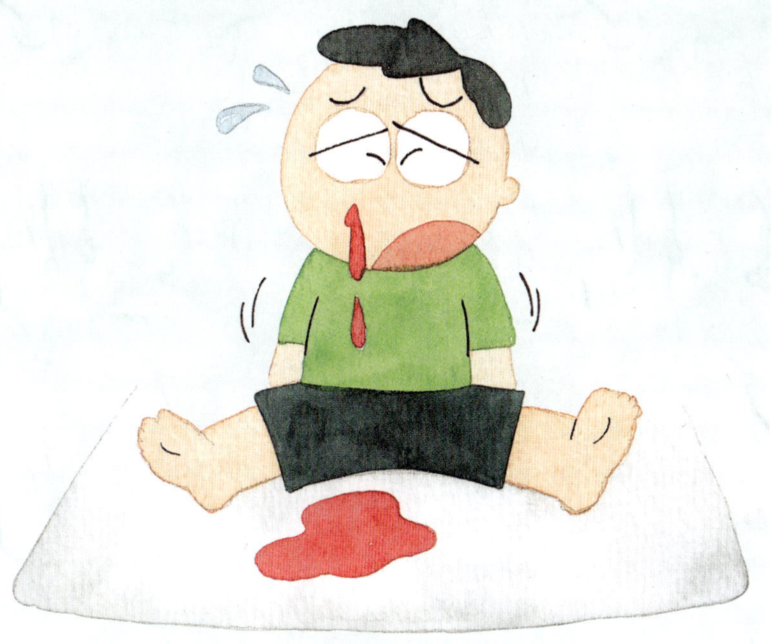

아침에 자고 일어난 아이의 코에서 **새빨간** 코피가 흐르면, 엄마의 가슴은 두방망이질을 하고 마음은 또 그렇게 아플 수가 없어요. 한두 번도 아니고 코피를 자주 흘리게 되거나 밤에 **베개를** 흠뻑 적실 정도로 코피를 흘리면 혹시 백혈병은 아닐까, **뇌에** 이상이 생긴 것은 아닐까 별별 생각을 다 하게 됩니다. 아이가 자라면서 한두 번쯤 **코피를** 흘리는 경우가 있지만, **횟수가** 너무 잦다거나 흘리는 코피의 양이나 색깔이 예사롭지 않다면 전문의를 찾아 진단을 받도록 합니다.

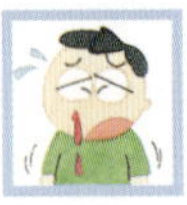 # 우리 아이는 왜 이렇게 코피가 잘 나는 걸까요?

아이들이 코피를 흘리는 가장 흔한 원인은 '코파기' 입니다. 습관적으로 코를 문지르거나 후비고, 코를 세게 풀면 가뜩이나 약한 코의 점막에 상처가 나 코피가 나는 것이죠. 특히 공기가 건조한 겨울철과 봄, 가을에 따뜻한 방에서 잠을 자면 코가 마르면서 코딱지가 생기게 되는데, 아이들이 이 코딱지를 손가락으로 후벼파다 상처가 생겨 코피가 나는 경우가 흔합니다.

그리고 알레르기 비염이 있는 아이도 콧속 점막이 충혈되고 얇아져 있기 때문에, 가벼운 자극에도 쉽게 코피가 나게 됩니다.

또한 아스피린과 같은 특정 약물을 먹었을 때에도 코피가 날 수 있습니다.

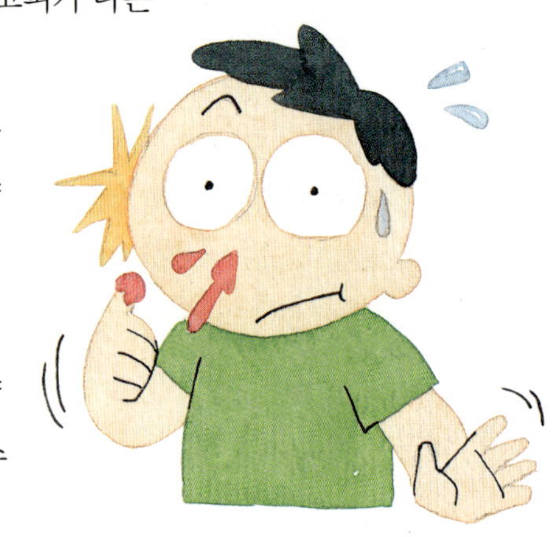

코피가 잘 나는 부위 – 키셀바흐 영역

코피의 90%는 양쪽 콧구멍을 나누는 막인 비중격의 앞부분, 의학적으로는 키셀바흐 영역이라는 부위에서 발생합니다. 코에 분포한 여러 혈관들은 비중격 앞에 모여 그물과 같은 망을 형성하는데, 이 곳은 점막이 유난히 약하여 작은 충격이나 염증으로도 혈관이 쉽게 터질 수 있어요. 더군다나 손이 쉽게 닿을 수 있는 곳이어서, 코를 후비다가 점막에 상처가 나면 코피가 터질 수밖에 없는 것이죠. 따라서 코피를 예방하기 위해서는 아이들이 코를 파지 않도록 주의시키는 것이 우선입니다.

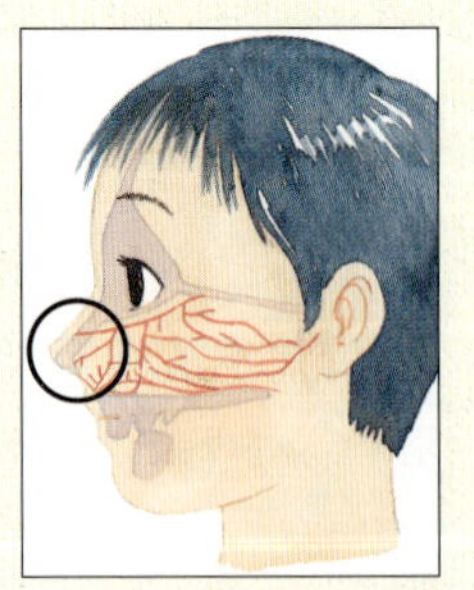

물론 백혈병이나 혈우병 등 심각한 질환이 있는 경우에도 코피가 자주 날 수 있습니다. 이런 혈액응고 장애 질환이 있으면 코피 외에도 '양치를 할 때 잇몸에서 피가 자주 난다', '피부에 얼룩덜룩 멍이 잘 든다', '상처가 나면 피가 잘 멈추지 않는다', '머리가 아프거나 어지럽다' 등의 증세도 나타나기 때문에, 이러한 증세가 자주 보이면 병원에서 검사를 해 볼 필요가 있습니다.

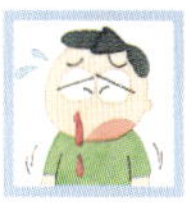 코피가 날 때는 일단 응급처치를 해주세요

① 아이의 등을 등받이에 비스듬히 기대어 편안하게 앉히고 머리를 약간 앞으로 숙여서 코에서 코피가 흐르도록 하세요. 절대로 똑바로 눕히거나 목을 뒤로 젖혀 휴지 등으로 콧구멍을 틀어막지 마세요. 코피가 날 때 똑바로 눕히거나 목을 뒤로 젖히면 아이의 목으로 코피가 넘어가기 때문에 아이들에게 불쾌감을 줄 뿐만 아니라 구토를 일으킬 수도 있습니다.

알아두세요

코피를 나지 않게 하는 수술도 있나요?

코피가 심한 경우, 병원에서는 코피가 잘 나는 부위의 점막을 레이저로 치료하기도 합니다. 이 수술은 코피가 나는 혈관을 막아 코피가 나는 것을 예방하는 효과가 있어요.

그러나 콧속에는 워낙 작은 혈관이 많아 수술로 모든 혈관을 막기 어려운 단점이 있어요. 그렇다고 해서 코피가 날 때마다 여러 번 수술을 하는 경우 비중격이 뚫어질 가능성도 있으므로, 수술을 여러 번 하는 것은 이비인후과 선생님과 반드시 상의를 해야 합니다.

코피가 심할 때는 피가 나는 혈관을 찾아 그 위쪽을 묶어주는 '동맥결찰술'을 시행하기도 합니다. 이러한 방법은 코피를 막을 수는 있으나 혈액이 필요한 부위에 혈액공급을 막을 수 있는 부작용이 있으므로, 수술의 이득과 손실에 대해 이비인후과 의사선생님과 논의 후 치료 방법을 결정하는 것이 바람직합니다.

② 목과 가슴 부위의 옷을 느슨하게 풀어주어 호흡을
편하게 해주세요.

③ 입으로 숨을 쉬게 하며, 입 속에 있는 피는 뱉어내도
록 하고 입과 코 주위의 피를 닦아주세요.

④ 코의 앞부분을 엄지손가락과 둘째손가락으로 5분
정도 꼭 눌러주고, 콧등에 작은 얼음주
머니를 대주세요.

⑤ 피가 멈춘 후, 최소한 4시간 동안은
코를 심하게 풀거나 심하게 뛰어놀지 않도록
보살펴 주세요.

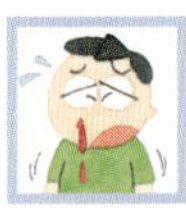

코피 쏟는 것을 예방하려면요?

① 코피를 자주 흘리는 아이라면 하루에 한 번 정도 콧속에 바셀린 연고를
발라주세요. 특히 잠자기 전에 발라주면 자는 동안 코가 마르는 것을 막을 수
있어요.

② 공기가 건조한 봄과 가을, 겨울에는
가습기를 틀어서 코가 마르지 않게
해주세요.

③ 코를 너무 세게 풀거나 코를 후
비지 못하게 하세요. 코딱지로 코가
막혔을 때는 콧속에 미지근한 물
이나 생리식염수를 2~3방울 떨어뜨
려 코딱지를 녹인 후, 코를 풀게 하거나 닦
아주도록 하세요.

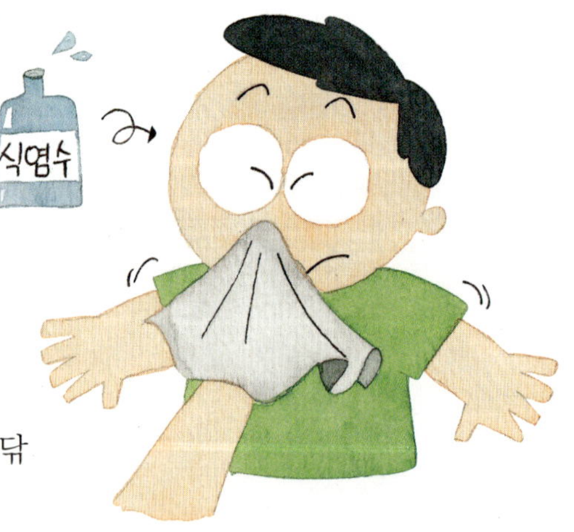

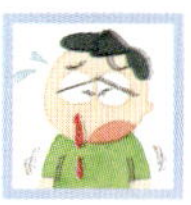

코피를 자주 흘리는 아이에게 효과적인 민간요법은요?

연근은 지혈 효과가 매우 좋기 때문에, 코피가 날 때 연근을 생으로 갈아서 탈지면에 묻혀 콧속에 넣으면 금방 지혈이 됩니다.

코피를 자주 흘리는 아이는 생연근 200g을 강판에 갈아 즙을 내서 간이 맞을 정도로 소금을 조금 타서 마시게 하면 코피 예방에 도움이 됩니다. 밥 반찬으로 연근을 이용한 연근튀김이나 연근조림, 연근부침개 등을 자주 먹이는 것도 좋습니다.

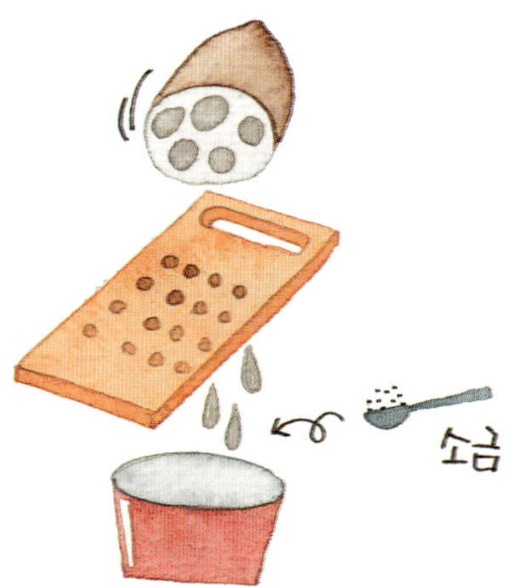

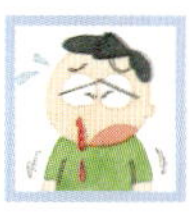

코피가 잦은 아이를 치료하는 처방은요?

원래 아이들은 양(陽)의 기운이 많아서, 열심히 뛰어놀거나 흥분을 하거나 울면 열(熱)이 쉽게 머리 위로 떠오릅니다. 그런데 코의 혈관과 점막이 약한 아이들의 경우 열(熱)이 머리 위로 떠오르면 콧속 혈관이 충혈되었다가 견디다 못해 코피가 나는 것이죠.

따라서 한방에서는 위로 너무 많이 떠오른 양(陽)의 기운과 열(熱)을 내려주는 약물로 코피의 근본 원인을 교정하고, 코의 혈관과 점막을 튼튼히 하는 약물을 가미해서 코피를 예방하는 치료를 합니다.

그런 효능이 있는 우수한 처방으로 『서각지황탕(犀角地黃湯)』이 있어요. 이 처방은 열을 내려주면서 지혈을 시키는 효능이 우수한 생지황과 서각(무소의 뿔)으로 구성되어 있어 일반적인 코피에서 혈액응고 질환으로 인한 출혈까지 다스릴 수 있어요. 그런데 안타깝게도 서각(무

서각지황탕

구 성 약 재

생지황, 적작약, 서각, 목단피.

소의 뿔)은 사용이 금지되어, 현재는 효능이 비슷한 승마나 우각(소의 뿔)으로 대용하고 있습니다.

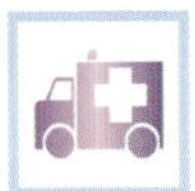

이럴 땐 재빨리 병원으로……

①30분 이상 압박해도 지혈이 되지 않는 경우.

②코에 자극을 주지 않았는데도 코피가 자주 나오는 경우.

③코나 머리를 세게 얻어맞고 난 후 코피가 나는 경우.

④ 코피와 함께 구역질이나 구토를 하는 경우.

⑤ 심한 출혈로 아이가 힘들어하거나 의식이 뚜렷하지 않는 경우.

⑥ 피가 콧구멍 앞쪽으로 나오지 않고, 주로 코 뒷부분을 통해 목으로 넘어가는 경우.

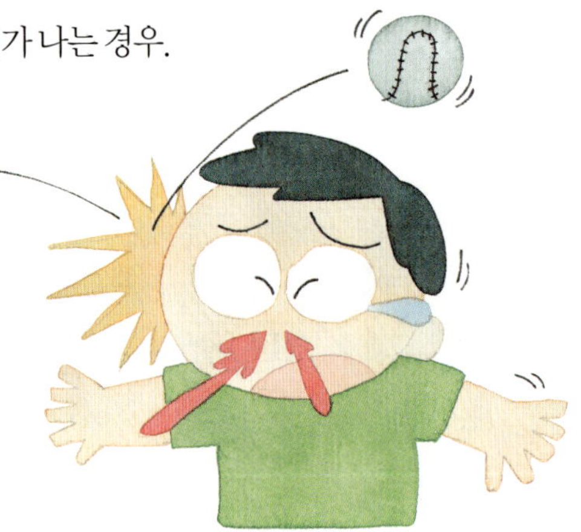

한번 열이 나면, 불덩이처럼 펄펄 끓어요

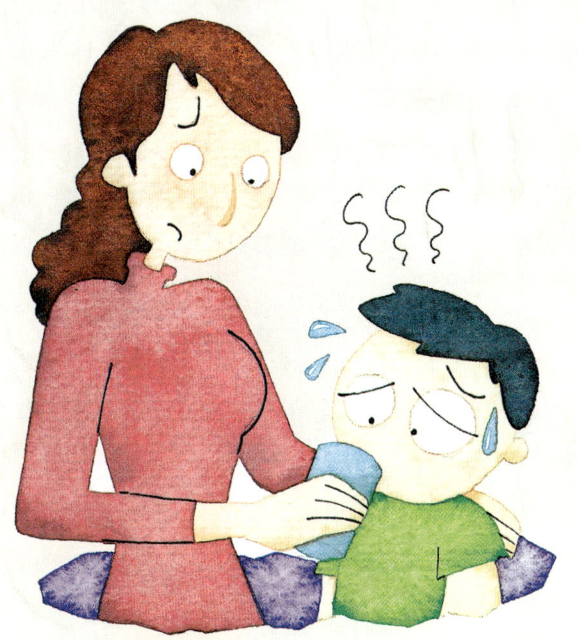

'아이 몸에 열이 난다' 는 것은 몸에 들어온 **나쁜 바이러스**나 **세균**에 맞서 싸우고 있다는 **좋은 신호**예요. 열이 난다고 무조건 열을 떨어뜨리면 백혈구의 활성이 약해져 병균을 이길 수 없으므로, 함부로 해열제를 써서는 안 됩니다. 만약 고열이 오래 지속되면, 뇌신경에 영향을 미쳐 **경련**을 일으킬 수 있으므로 이 때는 급히 열을 떨어뜨려야 합니다. 따라서 열이 난다 싶으면 시간마다 체온을 측정하여 기록하고 응급처치를 실시한 다음, 그래도 열이 계속 떨어지지 않으면 체온을 기록한 것을 가지고 병원으로 가는 것이 바람직합니다.

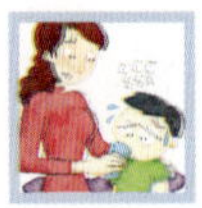

갑자기 열이 나는
경우도 있나요?

영·유아에게 열이 일어나는 가장 큰 이유는 감염 때문입니다. 특히 감기·인두염·중이염·기관지염·폐렴 등 바이러스에 의한 감염이 가장 많으며, 이외에 세균에 의한 감염이나 기생충, 곰팡이 등이 원인이 될 수도 있습니다.

또 체온 조절이 미숙한 신생아를 더운 방에 담요로 똘똘 싸 놓거나 설사로 탈수가 심한 경우, 약물을 복용했을 때 등 여러 가지 이유로 열이 오를 수 있습니다.

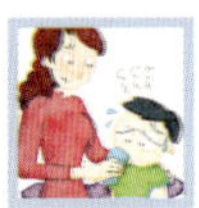

체온이 어느 정도면,
열이 나는 거예요?

체온은 사람마다 약간의 개인차가 있으며, 나이가 어릴수록 성인에 비해 체온이 높은 편입니다. 평균적으로 만 1세 이하는 37.5℃, 3세 이하는 37.2℃, 5세 이하는 37℃, 7세가 넘으면 어른과 비슷한 36.6~37℃가 정상입니다.

그러나 같은 사람이라도 측정하는 위치에 따라서 체온이 달라지는데, 항문에서 측정하는 것이 가장 정확하며 그 다음으로 구강, 겨드랑이 순서로 정확해요.

일반적으로 어린아이의 경우 항문 체온 38℃, 구강 체온 37.5℃, 겨드랑이 체온 37.2℃ 이상인 경우 미열이 있다고 하며, 항문 체온이 38.5℃ 이상이면 고열로 볼 수 있어요.

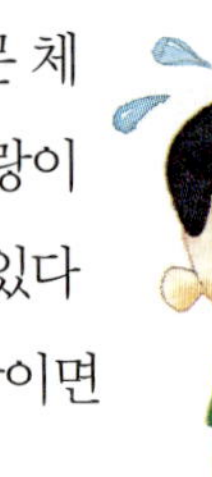

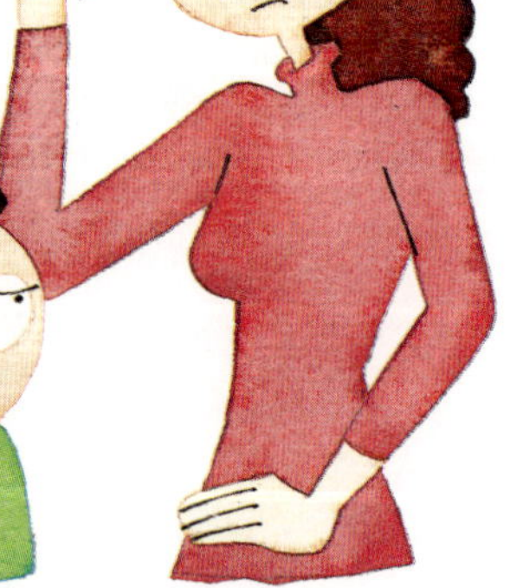

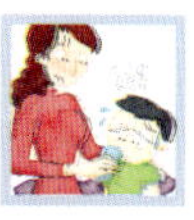 ## 열이 날 때는
이렇게……

　체온이 38℃ 미만으로 미열이 있을 때는 아이를 서늘하게 해주어, 고열로 발전하지 않도록 도와주는 것이 가장 중요합니다.

　처음부터 물수건으로 닦아주거나 해열제를 쓰지 말고, 다음과 같은 방법으로 열을 내려보도록 하세요.

　① 열이 올라 덜덜 떠는 아이를 보면 방안의 온도를 높이게 마련입니다. 하지만 아이가 열로 인해 고생할 때는 방안의 온도를 서늘하게 유지시켜 주는 것이 좋습니다. 가능한 18℃ 이상 넘지 않도록 하세요. 그리고 방안에 빨래를 널거나 가습기 등으로 적당한 습도를 유지해 주세요.

　② 아이에게 두꺼운 옷을 입히면 열을 더 올릴 수 있으므로, 얇은 옷을 입히도록 하세요. 만약 아이가 추워하면 얇은 이불을 덮어주거나 양말을 신겨주면 됩니다.

　③ 미지근한 보리차 등으로 수분을 충분히 공급해 주세요. 한 번에 많이 먹으면 토할 수 있으므로 조금씩 자주 먹이도록 하세요.

　④ 열이 날 때는 과즙, 이온 음료, 야채 수프, 사과즙 등으로 비타민과 미네랄을 충분히 공급해 주세요. 그리고 열이 내리면 두부, 달걀, 살코기 등으로 단백질을 공급해 주세요. 단, 아이가 먹기 싫어하면 억지로 먹이지 않는 것이 좋아요.

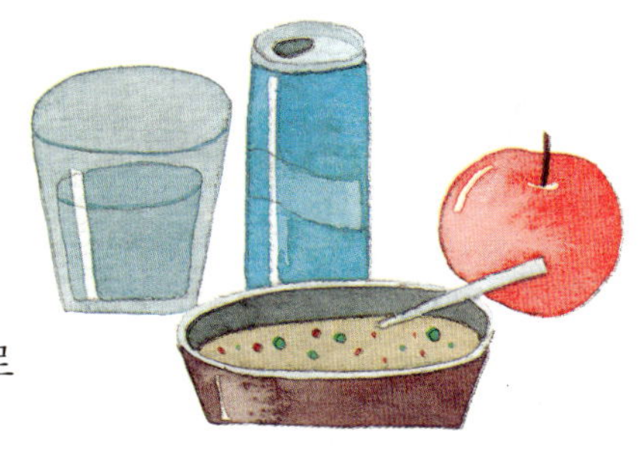

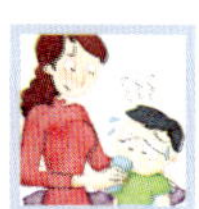 ## 한밤중에 갑자기
고열이 날 때는요?

　체온을 재서 38℃ 미만의 미열이 있을 때는 원인이 밝혀질 때까지 지켜보

도록 하고, 그 이상으로 올라가면 아이의 몸을
따뜻한 물수건으로 닦아주도록 하세요.

① 세숫대야에 30℃ 정도의 미지근한 물을
받으세요.

② 방안 온도를 덥지 않게 따뜻한 정도로 조
절하고 방문을 꼭 닫고서, 아이를 속옷까지
다 벗긴 채로 넓은 수건에 눕히세요.

③ 물에 수건을 적셔서 물이 뚝뚝 떨어지는
정도로 비틀어 짜세요.

④ 심장에서 멀리 있는 손끝, 발끝부터 시작하여 머리,
가슴, 배, 겨드랑이, 사타구니까지 온몸을 구석구석 닦아
주세요.

이렇게 물수건으로 문지르듯이 닦아주면 피부의 혈관
이 확장되어 피가 잘 통하게 되면서 열이 발산되고 체온
이 떨어질 수 있어요.

⑤ 수건이 차가워지면 따뜻한 물에 적셔 처음과 같이 여
러 번 반복하세요.

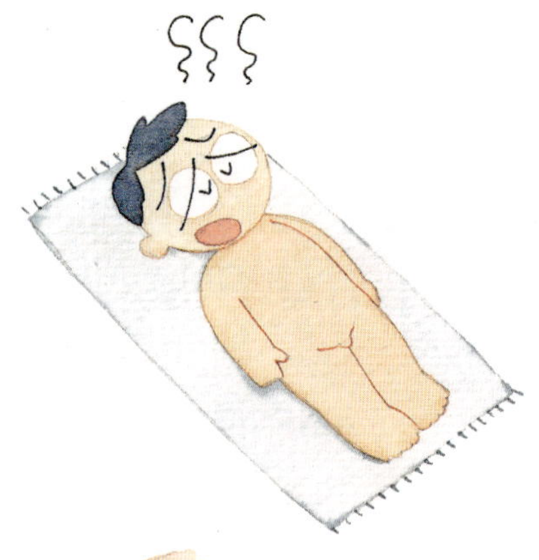

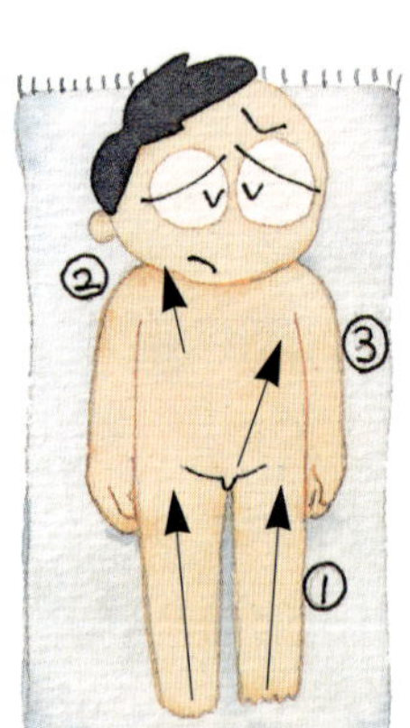

열이 날 때, 이것만은 꼭 주의하세요!

절대 선풍기나 에어컨을 틀지 말아야 하며, 급한 마음에 냉수나 얼음 · 알코올
을 이용해서는 안 됩니다. 냉수로 문지르면 아이가 추워서 떨게 되고, 근육에서
열이 발생되어 오히려 체온이 올라갈 수 있기 때문이에요.
또한 마사지를 할 때 아이를 안고 있으면 열이 발산되지 않으므로 수건에 눕힌
채로 해주세요. 그리고 물수건을 그냥 덮어두면 열을 내리는 데 방해가 되므로,
열이 내릴 때까지 인내심을 가지고 계속 문질러 주세요.

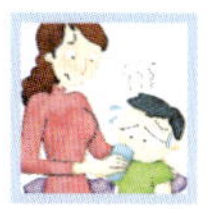

해열제는 언제,
어떻게 사용하나요?

　물수건으로 닦아주어도 계속 울고 힘들어하며, 열이 38℃ 아래로 떨어지지 않으면 해열제를 사용하세요. 만 2세 이하의 아이는 해열제를 먼저 사용하기보다는 의사선생님에게 전화를 걸어서 상의를 한 후 사용하는 것이 바람직합니다. 일반적으로 6개월 이전의 아이는 아세트 아미노펜(예:타이레놀 시럽)이 권장되며, 6개월~12세 아이는 이부부루펜(예:부루펜 시럽)과 아세트 아미노펜을 모두 먹여도 돼요. 급하다고 해서 아이에게 어른들이 복용하는 아스피린은 먹이지 않아야 합니다.

　수두나 인플루엔자 감염시 열이 난다고 아스피린을 복용시키면 '라이 증후군' 이라는 급성 뇌증을 일으킬 수 있으므로 주의해야 합니다.

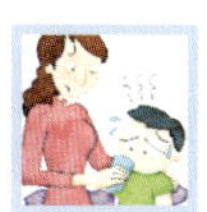

해열제를 사용할 때,
꼭 지키세요!

　① 몸무게에 맞춰 양과 횟수를 조절하세요.

　아세트 아미노펜(타이레놀 시럽 농도 32mg/1cc인 경우) : 몸무게 10kg당 1회 5cc, 하루 4~5회(4~6시간 간격).

　이부부루펜(부루펜 시럽 농도 20mg/1cc인 경우) : 몸무게 10kg당 1회 5cc 하루 3~4회(6~8시간 간격).

　② 해열제는 열을 1℃~1.5℃ 정도만 떨어뜨리므로 정상 체온으로 만들 욕심으로 과량을 사용하거나, 자주 사용하면 절대 안 됩니다.

　③ 먹는 해열제와 좌약을 동시에 쓰지 마세요. 좌약과 먹는 약을 같이 쓰면 용량이 두 배가 되어 부작용이 생길 수 있으므로 한 가지만 쓰도록 하세요.

　④ 냉장고보다는 상온에 보관하는 것이 좋으며 한 달 정도 지나면 버리도록 하세요. 적은 양으로 포장된 것을 사 두었다가 쓰는 것이 좋습니다.

우리 아이의 체온을 정확하게 재는 방법

이마에 손을 대어 보는 방법은 좋지 않습니다. 엄마 손에 일정한 온도가 있기 때문입니다. 차라리 '어림짐작' 으로 온도를 잴 때는 아이의 앞이마에 엄마의 입술을 대보는 게 낫습니다. 아이에게 조금 높은 열이 난다고 느껴질 때는 반드시 체온계를 사용해서 정확한 온도를 재야 합니다. 병원에서 체온을 재기도 하지만 집에서 병원으로 갈 때까지의 시간 동안, 또는 바깥 찬바람의 영향 등에 의해 일시적으로 체온이 떨어질 수 있기 때문입니다.

체온계를 사용할 때는 반드시 눈금이 35℃ 이하로 떨어져 있는 상태인가를 확인한 뒤 사용하세요. 특히 수은 체온계는 한 번 사용한 뒤 털지 않으면 온도가 내려가지 않습니다.

1. 항문에 넣고 재는 방법

정확한 체온을 알 수 있는 방법으로, 체온계 끝에 바셀린 또는 베이비 오일 등을 바르면 삽입하기 쉬워집니다.

아이를 엎드리게 한 뒤 한 손으로 엉덩이를 벌려 체온계를 넣은 후 아이의 엉덩이를 오므리고 엄마가 손가락 끝으로 체온계를 잡으세요. 2~3분 후 체온계를 빼면 됩니다.

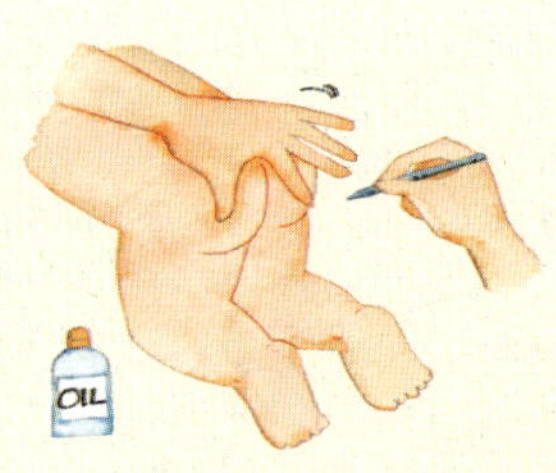

2. 입에 넣고 재는 방법

구강 체온 측정은 체온계를 입에 물려도 깨물지 않을 때인 5세 이후에야 가능합니다. 입을 벌려 혀를 위로 올린 뒤 혀 아래에 체온계를 넣어주고, 체온계가 자리를 잡은 뒤엔 입을 다물게 하세요. 이 때 너무 세게 물면 체온계가 깨질 수 있으므로 살며시 입을 다물도록 얘기해 주세요. 2분 가량 지나 체온계를 꺼내 눈금을 읽으세요.

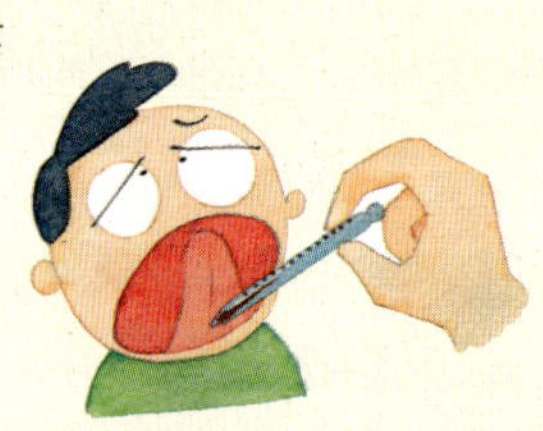

3. 겨드랑이에 넣고 재는 방법

가장 일반적인 방법입니다. 우선 겨드랑이의 땀을 닦아낸 뒤 체온계 끝을 한쪽 겨드랑이 가운데로 넣어주세요. 그 다음 팔로 살짝 누르게 하거나 엄마가 팔과 옆구리를 꼭 붙일 수 있도록 도와주세요. 3~5분 정도 지나 체온계를 꺼내 눈금을 읽으세요.

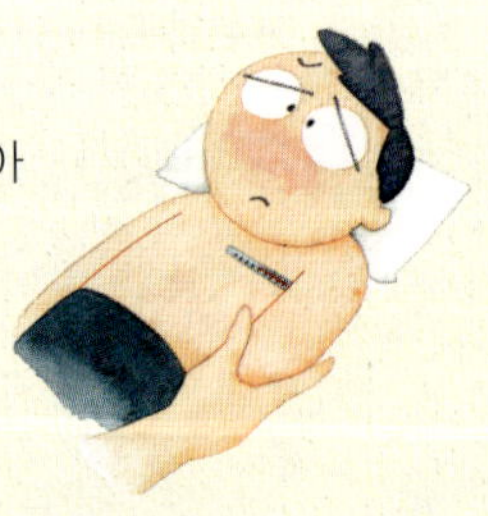

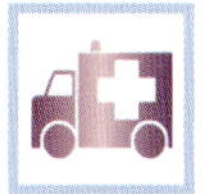

이럴 땐 재빨리 응급실로…

아이가 열이 나면 그냥 집에 있어도 될지, 병원으로 가야 할지 고민이 생깁니다. 다음의 경우라면 즉시 병원 응급실로 가세요.

① 생후 3개월 이전의 아이가 항문 체온 38℃ 이상(겨드랑이 체온 : 37.2℃)일 경우.

② 생후 3~6개월 아이가 항문 체온 38.9℃ 이상(겨드랑이 체온 : 38℃)일 경우.

③ 생후 6개월 이상의 아이가 항문 체온 40℃ 이상(겨드랑이 체온 : 39℃)일 경우.

④ 열이 나면서 경련을 하거나, 전에 경련을 일으킨 적이 있는 경우.

⑤ 깨워도 일어나지 않고 의식이 없거나, 머리가 심하게 아프다거나 목이 뻣뻣한 경우는 뇌막염의 위험이 있습니다.

⑥ 물을 마시지도 못하고, 소변의 양이 줄며, 심하게 처지는 경우에는 탈수증의 위험이 있습니다.

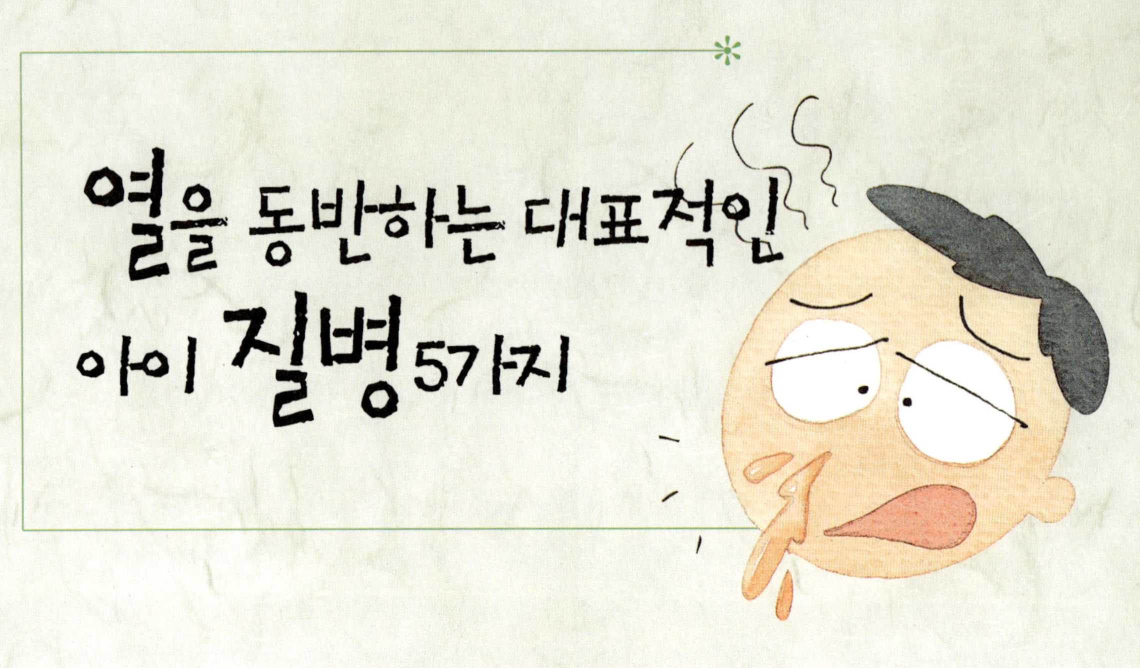

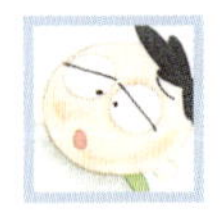
감기
아이에게 가장 흔한 질병으로 합병증의 위험이 많다

열을 동반하는 아이 질병 중 가장 흔한 것이 감기입니다. 일반적인 증세는 우리가 흔히 알고 있듯이 콧물·코막힘·재채기·기침 등이며, 구토나 설사 등을 동반하는 경우도 많습니다.

1. 감기의 원인은 바이러스에 의한 감염이다

감기 바이러스는 워낙 종류가 많고 그 종류에 따라 증세도 가지가지입니다. 바이러스에 의해 자극을 받는 점막의 장소에 따라 증세가 달리 나타나는 것입니다. 예를 들어 염증이 목의 점막에서 일어나면 목에 통증이 일어나고 기침이 나오는 것이죠.

아이들에게 발생되는 감기의 빈도는 1년에 평균 3~6회로 추정되고, 2~3세의 아이들에게서 더욱 자주 나타납니다. 감기 바이러스에 감염되면 몸 속에서는 그 바이러스에 대한 항체가 만들어지기 시작하는데 대개의 경우, 1주일 안에 바이러스를 퇴치할 수 있을 만큼의 항체가 생겨납니다. 따라서 바이러스가 원인이 된 보통의 감기라면 길어도 1주일 안에는 낫게 됩니다.

2. 감기는 주로 국소 증세가 나타난다

감기의 증세는 전신 증세보다는 국소 증세가 주를 이루지만, 대개 나이가 어릴수록 전신 증세가 더 자주 나타나며 나이가 많을수록 국소 증세가 주로 나타납니다.

전신 증세는 미열이 나고 보채거나 기운이 없으며, 식욕이 없고 때로는 구토나 설사가 나타납니다.

국소 증세는 감기 초기에 발열과 함께 목의 통증이 올 수 있습니다. 이렇게 되면 아이가 먹지 않고 보채게 됩니다. 그 후 재채기와 콧물이 나오는데, 콧물은 처음에는 묽었다가 점차 진해져 끈끈해지고, 코가 막혀 입으로 숨을 쉬게 됩니다. 기침을 할 때에도 처음에는 가래가 없다가 나중에는 가래의 양이 많아지고, 점성도 높아집니다. 눈물이 나고, 코가 헐게 되며, 임파 조직이 커집니다.

3. 약물치료보다 안정과 보온에 유의한다

바이러스에 의한 질환이므로 특별한 약물치료를 하기보다는 안정과 보온, 영양에 유의하는 것이 더 좋은 치료법입니다. 필요한 경우, 진통제나 해열제를 사용하기도 하며 영아에게는 수분 공급을 충분히 해주도록 합니다. 가습기 등을 사용해 습도를 높게 해주는 것도 중요합니다.

기침이 심할 때는 목에서부터 가슴까지 마른 수건으로 덮어주고, 기침이 심해 잠을 자지 못하는 경우에는 상반신이 약간 들려지는 정도로 요에 경사를 만들어 눕히면 기침이 훨씬 잦아들게 됩니다.

4. 2차적 세균감염에 의해 합병증이 발생한다

감기에 의한 합병증은 연구균, 포도상구균, 폐구균 등에 의한 2차적 세균감염으로 일어납니다. 대표적 합병증으로는 중이염, 축농증, 후두염, 기관지염, 폐렴 등이 있습니다. 특히 어린아이일수록 중이염이 잘 생기므로, 감기 치료 중 귀를 자꾸 만지면서 귀 주위를 긁거나 아프다고 하면 병원에 가서 귀를 진찰해 봐야 합니다. 편도선염은 2~7세에 가장 많이 나타납니다.

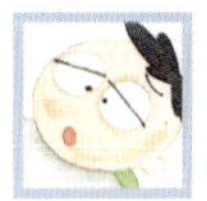

장티푸스
전염성 질환으로 식수의 오염이 가장 문제가 된다

아이가 자라나면서 사람들과 접촉할 기회가 많아지면, 그 만큼 전염병에 감염될 확률도 커집니다. 따라서 외출시에도 아이가 쓰는 물건이나 먹을 음식 등의 청결에 각별히 유의하고, 외출에서 돌아왔을 때에는 몸을 깨끗이 씻는 것을 잊지 말아야 합니다.

1. 보균자가 전염균의 배설자가 된다

장티푸스는 환자나 보균자의 대변과 소변에서 나온 장티푸스균이 음식물

을 통하여 전파됩니다. 그러나 가장 문제가 되는 것은 식수의
오염이며 파리도 중요한 매개체가 됩니다.

2. 영아일수록 고열이 불규칙하게 나타난다

일단 균에 감염되면 7~21일의 잠복기를 거쳐 발
병하게 됩니다. 발병은 큰 아이들에게서 서서히 시
작되나 영아에게서는 갑자기 시작되는 경우도
많습니다.

큰 아이들의 경우 2~7일간에 걸쳐 단계적으
로 열이 올라서 3~4주쯤 고열을 지속하는 데
비하여, 영아일 때는 열이 갑자기 올라 불규칙하게 나타나며 고
열의 지속기간이 그리 길지 않아 2주 이상 가는 일은 드뭅니다. 장출혈 등의
합병증이 올 수도 있지만 10세 이하에서는 드뭅니다.

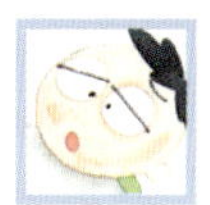

요로감염

치료를 소홀히 하면 심각한 신장 기능 장애를 초래할 수 있다

요로에서 세균이 증식하고 남아 있는 상태를 요로감염이라 합니다. 요로감
염은 신생아, 소아에서 흔하며 치료를 소홀히 할 경우 심각한 신장 기능 장애
를 초래할 수도 있으므로 반드시 확실한 치료를 받아야 합니다.

1. 아이에게 원인 모르는 고열이 날 때는 요로감염을 의심한다

증세가 없는 경우가 많으므로 특히 열이 있는 소아에게 항상 요로감염 여

부를 가려야 합니다. 또 요로에 이상(선천기형, 신경성 방광 등)이 있는 경우 소변의 정체로 인하여 감염되기 쉽고, 또 감염되면 신장의 기능 장애가 빨리 초래될 수 있습니다. 때문에 요로감염이 있는 경우 검사를 통해 요로의 이상 유무를 판정하는 것도 필수적입니다.

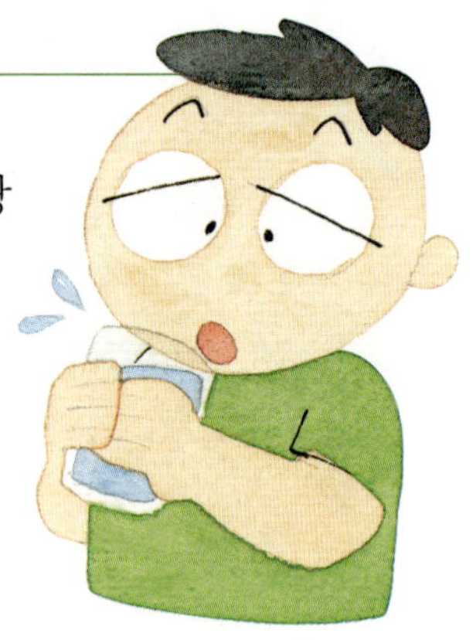

2. 영아의 경우에는 전형적인 증세가 나타나지 않는다

영아의 경우 전형적인 증세가 나타나지 않으므로 열이 있는 모든 영아에서 요로감염을 의심해야 합니다. 많이 나타나는 순서로 증세를 살펴보면 열, 빈뇨와 배뇨통, 성장 및 발육부진, 복통, 구토, 야뇨증, 설사, 요통 등이 있을 수 있습니다.

3. 충분한 수분 섭취와 요충의 제거가 병행되어야 한다

충분한 수분 섭취가 필수적입니다. 그리고 요충이나 대장균에 의해 요로가 감염되는 경우가 많으므로, 구충약을 먹여 요충을 없애야 하며, 특히 여자아이일 경우 대변을 앞쪽에서 뒤쪽으로 닦는 훈련이 필요합니다.

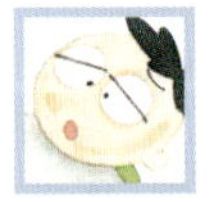

중이염

6~24개월의 아이에게서 흔하게 나타난다

급성 중이염은 아이들의 감기 합병증으로 흔하게 나타나며, 귀의 통증과 청력 장애, 귀울림을 특징으로 합니다. 중이염을 앓는 아이들 중의 70%가 귀에서 분비물이 관찰됩니다. 6~24개월의 아이들에게서 흔하게 나타나고 나

이가 들어감에 따라 중이염의 발생 빈도는 줄어
듭니다.

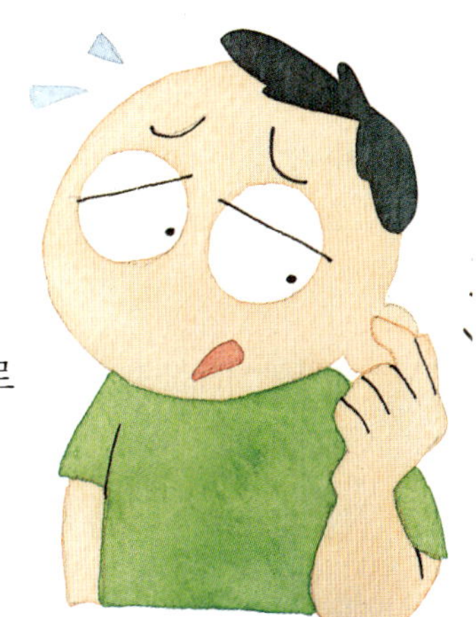

1. 감기 후유증으로 급성 중이염에 걸린다

급성 중이염의 가장 흔한 원인은 감기 합병증으로
인한 바이러스 감염입니다.

2. 감기 후 귀를 잡아당기면 중이염을 의심한다

갑자기 열이 나면서 귀의 통증을 동반하게 되는데, 아픔을 표현하지 못하
는 영아는 몹시 보채며 아픈 귀를 잡아당기거나 비비는 수가 있습니다.

이 때 적절한 치료를 하면 더 이상 진행되지 않고 고막이 정상으로 되어 치
유될 수 있습니다. 그러나 제대로 치료를 하지 않으면 중이에 화농 물질이 축
적되어 고막이 터져 결국 고름이 흘러나오게 됩니다.

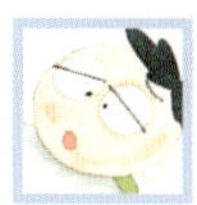 # 축농증(부비동염)

감기에 의해 침범되어 콧물과 발열이 지속된다

1. 아이들은 감기 이후 잘 생긴다

부비동은 흔히 감기가 오래갈 때 감염될 수 있습니다. 가끔 감기가 사라진
후 2차적인 세균감염으로 인해 지속되는 경우도 있습니다.

2. 발열과 콧물이 지속된다

지속되는 콧물과 발열, 코 주위의 통증이나 혹은 충만감, 두통이 나타나고

목소리가 콧소리로 변합니다. 아침에 일어나서 연속적으로 기침을 하는 경우가 많은데, 잠 자는 동안 부비동 속에 고였던 농이 목구멍으로 흘러내려 기침을 유발하는 것입니다.

이외에도 열을 동반하는 어린이의 질병은 무수히 많습니다. 그러므로 엄마는 아이가 열이 나는 증세가 보이면 바로 병원을 찾아 근본적인 원인과 요인을 알고 난 후, 적절히 간호해 주고 쾌적한 환경을 만들어 주어야 합니다.

아이 몸에 경련이 일어나고, 깜짝깜짝 놀라요

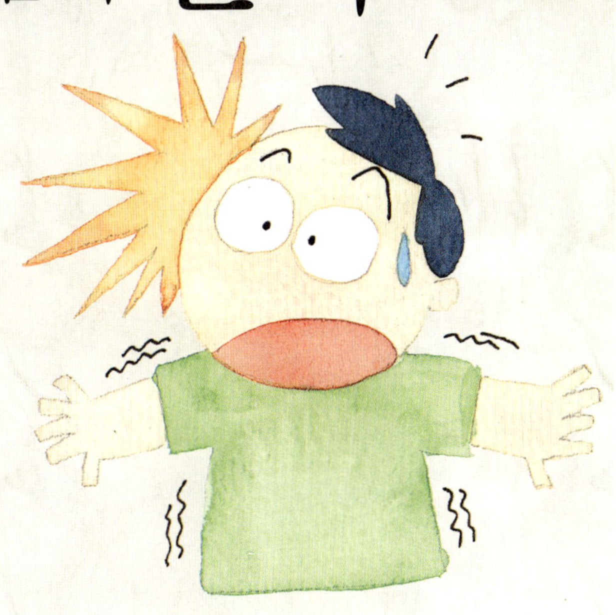

경기는 한방에서 '경풍(驚風)'이라 하며, 소아에게 나타나는 모든 경련성 질환을 말합니다. 증세에 따라 경기를 하는 현상도 다르고 치료법도 달라지므로, 원인이 무엇인지를 정확하게 알아야 합니다. 아이들에게서 나타나는 경기는 대부분 열로 인해 몸 속에 담음(痰飮)이 생기면서 생리적인 수축 현상을 일으키는 것이라고 볼 수 있습니다.

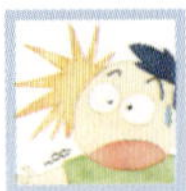
아이가 고열이 나면서 경련을 하는데, 뇌에 이상이 생긴 것은 아닌가요?

아이들이 경련을 일으키면, 혹시 '간질은 아닐까', '뇌에 이상이 생긴 것은 아닐까' 걱정이 됩니다. 그러나 소아 경련의 대부분은 열성 경련으로, 고열로 인해 뇌의 신경 세포가 과민반응하여 나타나는 일시적인 현상입니다.

열성 경련은 생후 6개월~4세 사이에 많이 발생하는데, 그 중에서도 특히 1~2세 때 가장 많이 나타납니다. 열성 경련의 증세로는 몸이 불덩이 같고, 체온을 재면 40℃ 정도이며, 경련은 몸의 양측에서 대칭적으로 일어나며, 수십 초에서 5분 정도 경련을 일으키다가 의식을 잃습니다. 경련이 그치면 잠들어 늘어지거나 또는 아무 일도 없었다는 듯 정상으로 돌아옵니다.

그런데 열이 올라도 경련을 일으키지 않는 아이가 있는가 하면, 유난히 열성 경련이 잘 발생하는 아이가 있어요. 보통 부모님이 어렸을 때 열성 경련을 했던 경우 그 자녀도 열성 경련이 발생할 확률이 높습니다.

통계에 의하면 고열이 나는 아이의 4% 정도에서 열성 경련이 나타나고, 그 중 40%는 2~3회 이상 열성 경련이 반복된다고 합니다. 하지만 열성 경련이 반복된다고 해도 대부분의 아이는 뇌가 거의 손상되지 않으며 머리가 나빠지지도 않습니다. 다만 뇌수막염이나 뇌염 등으로 열성 경련을 할 때에는 생명에 위험을 초래할 수도 있으며, 열성 경련이 있던 아이의 3% 정도는 나중에 간질이 생기기도 하므로 반드시 병원에 데려가서 진찰을 받도록 하세요.

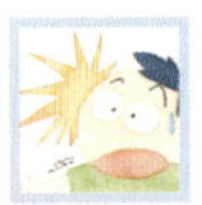
열이 나지 않는데도 경련을 하나요?

아이가 열이 펄펄 끓으면서 경련을 하면, 부모님은 차라리 열이라도 안 나면 좋겠다는 생각을 하게 됩니다. 그러나 열이 나지 않고 경련만 한다면, 오히려 뇌에 무슨 문제가 있다는 나쁜 징후이므로 반드시 병원에 가서 뇌 검사를 받아볼 필요가 있습니다.

　예를 들면 간질, 뇌의 손상, 전해질 이상 등 뇌에 이상이 생기는 경우에는 열이 오르지 않으면서 경련을 일으킬 수 있습니다.

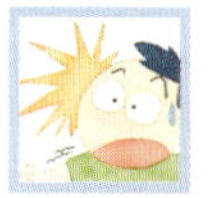 # 아이가 경련을 일으킬 땐 어떻게 하나요?

　아이가 경련을 할 때, 부모가 흥분을 하게 되면 아이는 더더욱 심리적으로 불안해져서 증세가 악화될 수 있습니다. 그러므로 아이가 경련을 하더라도 절대 당황하지 말고 침착하게 응급처치를 해주도록 하세요.

　① 먼저 아이를 편안하게 눕힌 다음 입고 있는 옷을 느슨하게 풀어주고, 주위에 있는 위험한 물건을 치워서 머리가 다치지 않도록 해주세요.

　② 아이가 구토를 하면 머리를 옆으로 돌려주고, 엄마의 둘째손가락에 가제수건을 감아서 구토물을 빼주세요. 이 때 수건을 감지 않고 손가락을 바로 넣으면 물릴 수 있으므로 조심하세요. 또, 혀를 깨물 수도 있으므로 입에 설압자 같은 것을 물려 주세요.

　③ 경련을 일으킨 아이가 열이 너무 심하면 좌약을 넣어주거나 시원한 물로 몸을 닦아주세요. 일반적으로 열을 내릴 때는 미지근한 물로 닦아주는 것과 달리, 열성 경련이 있을 때는 열을 빨리 내려 신경을 진정시켜야 하므로 시원한 물로 닦아주는 것이 좋습니다. 그리고 경련을 할 때 해열제를 먹이면 기도로 넘어갈 수 있으므로, 먹는 해열제를 쓰지 말고 좌약을 쓰도록 하세요.

④ 경련을 하는 상황을 자세히 관찰하고 기록해 두세요.

• 경련을 시작하는 시간과 끝나는 시간을 체크하고 5분이 넘어가면 병원으로 데려가세요. 이 때 아이를 들쳐업고 허겁지겁 뛰면 아이에게 자극을 주게 되므로, 머리를 받쳐 안고 조심스럽게 가도록 주의하세요.

• 체온을 측정하여 어느 정도의 온도에서 경련을 일으켰는지 적어두세요.

• 경련이 몸의 양측에서 일어나는지, 한쪽에서 일어나는지 적어두세요. 경련이 좌우대칭적으로 일어나면 열성 경련이므로 안심해도 됩니다. 그러나 한쪽에서만 경련이 일어나거나 한 부위에서 전신으로 퍼지면 뇌의 이상이 의심되므로 곧장 응급실로 가야 합니다.

⑤ 일반적으로 열성 경련을 일으킨 아이는, 경련이 끝난 후 축 늘어져서 잠에 빠집니다. 이것은 열성 경련이 진정되는 징후이므로, 아이가 의식을 잃었다고 걱정하거나 놀라지 않으셔도 됩니다.

⑥ 경련의 재발을 방지하기 위해 겨드랑이, 발목, 손의 두꺼운 혈관이 있는 부위를 시원한 물수건으로 닦아서 열을 내려주세요.

⑦ 경련이 끝나고 진정이 되면 아이를 소아과에 데리고 가세요. 혹 열성 경련이 아닌 경우가 있으므로 의사선생님께 경련의 상황을 정확히 알려드리고, 필요하다면 정밀검사를 받아보도록 하세요.

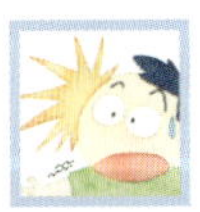 경련을 미리 예방할 수 있는 처방은요?

한의학에서는 경련을 '경풍(驚風)'이라고 하는데, 크게 급경풍(急驚風)과

만경풍(慢驚風)으로 분류합니다.

입술이 떨리고, 고열이 오르고, 몸이 뒤로 활처럼 휘어지고, 입술이 꽉 다물어지고, 눈이 뒤집어지는 응급한 상황을 '급경풍(急驚風)' 이라고 합니다. 급경풍(急驚風)의 경우 『포룡환(抱龍丸)』이나 『소합향원(蘇合香元)』으로 급히 열을 내리면서 기운을 통하게 해주어야 합니다.

경련이 여러 번 반복된 경우를 '만경풍(慢驚風)' 이라고 하는데, 입과 코에서 찬 기운이 나오고, 입술이 열려 있으며, 안색이 창백하고, 경련 상황이 완만합니다. 이 때는 『익황산(益黃散)』, 『전씨백출산(錢氏白朮散)』 등을 처방하여 반복된 경련으로 허약해진 기운을 보강하면서 신경을 진정시키는 치료를 해주어야 합니다.

일반적으로 아이들의 경련에 많이 쓰이는 『우황포룡환(牛黃抱龍丸)』은 급경풍(急驚風)과 만경풍(慢驚風)에 두루 쓸 수 있는 처방으로, 아이를 키우는 집에서 응급약으로 상비해 두면 좋습니다.

포룡환

구 성 약 재

우담남성, 천축황,
석웅황, 주사,
사향.

소합향원

구 성 약 재

백출, 목향, 침향, 사향, 정향,
안식향, 백단향, 주사, 서각,
가자피, 향부자, 필발,
소합유, 유향,
용뇌.

우황포룡환

구 성 약 재

포룡환, 진주, 호박,
우황, 금박.

익황산

구 성 약 재

황기, 인삼, 진피,
백작약, 생감초,
자감초, 황련.

전씨백출산

구 성 약 재

갈근, 인삼, 백출,
백복령, 목향,
곽향, 감초.

아이가 경련을 일으켰을 때의 주의사항!

① 아이가 경련을 할 때, 경련을 멈추게 하기 위해 몸을 꽉 누르거나 잡지 마세요.

② 아이가 경련을 할 때는 질식의 위험이 있으니 아무 것도 먹이지 마세요. 약이나 물도 절대 먹여서는 안 됩니다.

③ 아이가 경련을 하면서 혀를 깨물까 걱정이 되어 아이의 입에 곧바로 손가락을 넣어 혀를 잡아당기는 행동은 하지 마세요. 아이가 구토를 했을 때만 손가락에 가제수건을 말아 입 속의 구토물을 제거하고 손가락을 빼주세요. 입에 설압자 같은 것을 물려 주셔도 좋습니다.

④ 인공호흡을 하지 마세요.

⑤ 아이가 경련을 여러 번 하다 보면 보통 부모들은 '그러다가 그치겠지' 하면서 대수롭지 않게 생각할 수 있습니다. 그러나 매번 같은 상황일 수는 없으니, 항상 처음처럼 신중하게 대처해야 하며 경련이 끝나면 병원에 가서 진찰을 받도록 하세요.

⑥ 경련을 한 적이 있는 아이는 예방접종 전에 소아과 의사에게 그 사실을 알리고, 그에 따른 대처를 하도록 하세요.

• 열성 경련을 한 적이 있는 아이에게는 예방접종 후 경련을 예방하는 차원에서 해열제를 먹이기도 합니다.

• DPT 예방접종 후 경련이 발생한 아이는 다음 번에는 DPT 접종을 하지 않습니다. 그러나 진찰 후 경련의 원인이 예방접종이 아니라고 밝혀지면 계속 접종해도 됩니다.

• DPT 예방접종 후 열이 오르는 것을 막기 위해 해열제(예:타이레놀)를 먹이는 경우도 있습니다. 그리고 예방접종 후에는 잠잘 때 열이 오를 수 있으므로 이불을 얇게 덮어주도록 하세요.

• MMR 예방접종 후 열이 오를 수 있는데, 이 때에도 해열제(예:타이레놀)를 먹여서 열을 떨어뜨릴 수 있습니다.

숨소리가 거칠고, 쌕쌕거려요

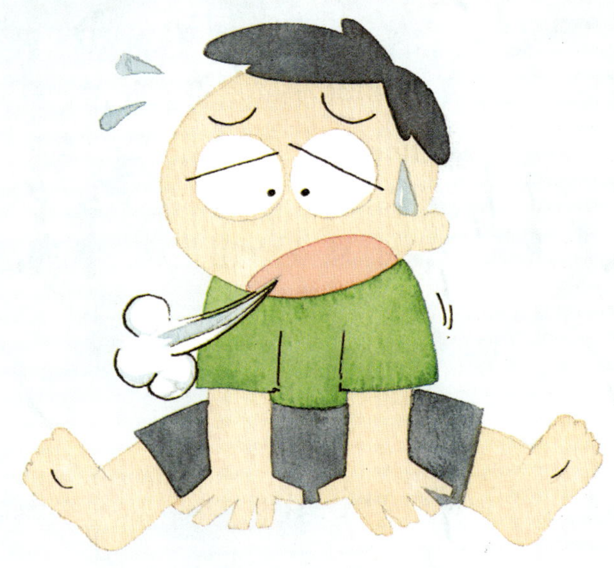

아이가 한밤중이나 이른 아침에 **기침**을 하고, 감기 치료를 해도 잘 낫지 않는 경우가 있어요. 만약 아이의 숨소리가 거칠고 쌕쌕거린다면 **천식**을 의심해 볼 필요가 있습니다. 기침만 하는 걸로 무슨 큰 일이 있으랴 하겠지만, 천식으로 기침을 오래 하다 보면 **아이의 체력**이 점점 떨어지게 되고 성장에도 지장을 줄 수가 있어요.

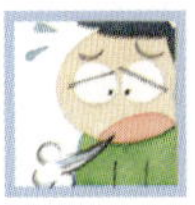 ## 아이들도
천식이 있나요?

천식이란 기관지의 과민반응으로 인한 만성 염증 상태입니다. 즉 천식 환자의 기도는 정상인보다 예민하여 숨을 쉴 때 들어오는 자극에 대해 쉽게 염증 반응을 일으킵니다. 기관지에 염증이 생기면 기관지 안쪽이 붓고 분비물 (가래)이 증가하고, 기관지가 수축하여 공기의 통로가 좁아지게 됩니다. 그 결과 숨쉬기가 어려워지고, 숨을 쉴 때 쌕쌕거리는 소리가 나며, 발작적인 기침을 하게 됩니다. 만약 천식 발작시 적절한 대처를 하지 못하면 호흡곤란으로 생명에 지장을 줄 수도 있기 때문에 천식은 아주 위험한 질환입니다.

또한 천식 · 알레르기 비염 · 아토피 피부염 등은 모두 알레르기 질환으로, 보통 한 가지 알레르기 질환이 있으면 종종 다른 알레르기 질환을 겸하기 때문에 더욱 가볍게 볼 수 없는 것입니다. 흔히 아토피 피부염을 앓은 아이가 유아기와 학동기에는 천식을 앓고, 나중에는 알레르기 비염으로 발전하는 경로를 따르는 경우가 많습니다.

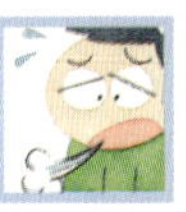 ## 천식도
유전되나요?

부모가 알레르기가 있었다면 자녀도 알레르기 체질을 물려받을 수 있기 때문에, 알레르기 천식의 경우 유전이 된다고 할 수 있습니다. 그러나 자녀는 부모로부터 특정 알레르기 질환 자체를 물려받는 것이 아니라 알레르기 체질을 물려받습니다.

예를 들어 부모님이 알레르기 비염이 있었더라도 자녀는 알레르기 천식이나 아

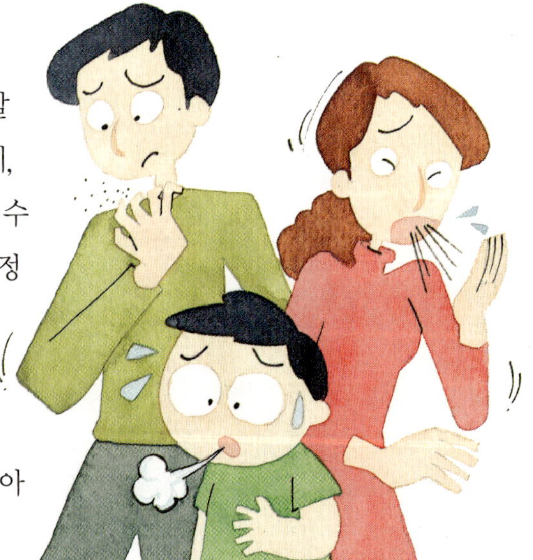

토피, 알레르기 비염 등 어떤 다른 알레르기 질환이 생길 수 있는 것입니다.

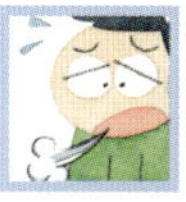

천식의 증세는 어떤가요?

천식은 특정 환경에 처했을 때 발작적으로 증세가 나타나는 경향이 있습니다. 예를 들어 갑자기 꽃가루나 먼지에 접했을 때, 찬 공기에 접했을 때, 힘든 운동을 시작한 지 5분이 지난 후, 밤에 잠자리에 들기 전이나 새벽, 정신적인 스트레스를 받았을 때 천식 발작이 일어납니다.

천식 발작이 시작되면 가슴이 조여들고 불안·초조해지며, 점점 호흡이 곤란해집니다. 숨을 내쉬는 것이 힘들기 때문에 숨을 내뱉는 날숨은 길어지고 숨을 들이쉬는 들숨은 짧아집니다. 천식 특유의 거칠고 쌕쌕거리는 숨소리를 내며, 제대로 누워 있지도 못하고 앉아서 숨을 쉬어야 합니다. 목에 가래가 많아져 기침이 발작적으로 나오며, 가래가 잘 뱉어지지 않아 아이가 겪는 괴로움은 더합니다. 발작이 가라앉을 무렵에는 가래의 끈적임이 감소하고 분비량도 증가하여 기침이 더욱 심해지는데, 20~30분 정도 지나 가래를 시원하게 뱉어내면 그제야 발작이 잦아드는 경향이 있습니다.

천식 발작을 예방하려면 어떻게 해야 하나요?

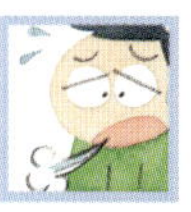

천식 환자의 관리에 있어서, 약물치료 못지않게 중요한 것이 생활 환경입니다. 천식은 대개 공기 중에 있는 자극적인 물질로 인해 발작이 일어나므로, 생활 환경을 개선하는 데 세심한 신경을 써주세요.

① 호흡기를 자극하는 물질, 예를 들어 향수·먼지·헤어 스프레이 등은 천식 발작을 일으킬 수 있으므로 가급적 아이가 접촉하지 않도록 해주세요.

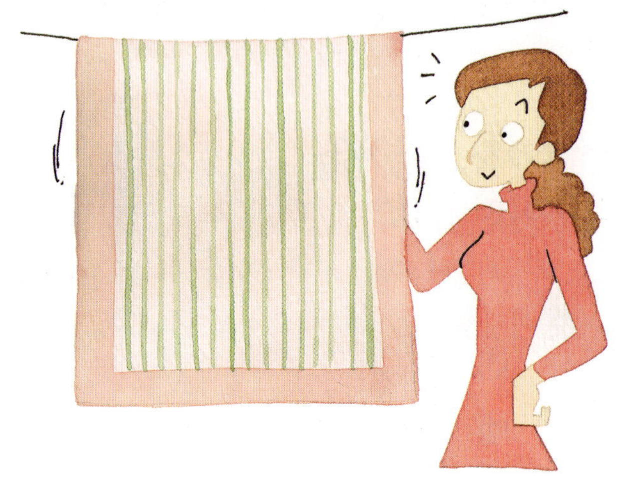

② 가능한 한 집안에 먼지가 쌓이지 않도록 하세요. 하루에 한 번씩 이불을 털어 햇볕에 말려주고, 최소한 2주에 한 번씩은 이불을 세탁해 주세요.

③ 집안에서 애완동물을 키우지 마세요.

④ 갑자기 찬 공기에 접하지 않도록 하며, 추운 날 외출할 때에는 마스크나 목도리를 착용하도록 해주세요.

⑤ 난방기나 에어컨의 필터를 정기적으로 청소해 주세요.

⑥ 매일 건포마찰을 해주세요. 건포마찰은 오후 2시경 따뜻한 방안에서 옷을 벗기고 마른 수건으로 손끝, 발끝에서부터 몸의 안쪽으로 몸을 닦아주면 됩니다.

⑦ 학교 선생님께 빠른 호흡이 필요한 운동은 하지 않도록 미리 양해를 구하세요.

⑧ 봄, 가을로 공기가 건조한 날에는 방안에 가습기를 틀어서 실내 습도를 유지해 주세요. 천식 환자는 공기가 건조해지면 증세가 악화될 수 있으므로, 습도를 높게 해주는 것이 무엇보다 중요해요.

⑨ 천식에는 안정이 가장 중요합니다. 아이가 긴장하거나 스트레스를 받지

않도록 편안한 환경을 만들어 주는 것에 가족 모두 신경을 써 주세요.

⑩ 담배 연기를 피하도록 해주세요. 아빠가 바깥에서 담배를 피우고 들어와도 아빠의 호흡을 통해 담배 연기 속에 있는 해로운 물질을 들이마실 수 있습니다. 따라서 아이를 위해서도 아빠는 담배를 끊도록 하세요.

⑪ 감기는 조기에 치료해 주세요. 감기에 걸리면 천식이 악화될 수 있으므로 감기에 걸리지 않도록 항상 유의하며, 감기에 걸리면 즉시 치료를 받도록 하세요.

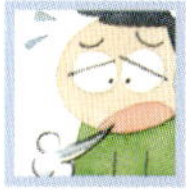

천식을 다스리는 식이요법은요?

1. 따뜻한 물을 자주 마시게 해주세요

따뜻한 물을 자주 마시게 하면 기도의 자극이 덜해지고 가래가 묽어져 천식 발작을 어느 정도 예방할 수 있어요. 물을 조금씩 자주 마시도록 하며, 돌이 지난 아이의 경우 따뜻한 물 1컵에 꿀 1작은술을 타서 먹이면 좋아요.

2. 알레르기를 일으키는 음식을 먹이지 마세요

어린아이의 경우 달걀 · 우유 · 콩 · 땅콩이 알레르기를 일으키는 경우가 많으므로, 알레르기 질환을 예방하기 위해서는 돌 전에는 이들 식품을 섭취하지 않는 것이 좋습니다.

이미 천식에 걸린 아이라면 알레르기를 일으키는 식품을 찾아 적어도 2년간은 먹이지 않도록 하세요. 이들 음식을 평생 금해야 하는 것은 아니며, 2년 정도 지나서 다시 먹여 보아 괜찮다면 계속 먹여도 됩니다. 하지만 밀가루 식품, 방부제나 식품 첨가물이 많이 든 음식, 인스턴트 식품은 천식을 악화시킬 수 있으므로 먹이지 않는 편이 좋아요.

3. 과식을 피하세요

알레르기 천식 환자 중에는 과식 후 발작이 일어나는 경우도 있기 때문에, 적당량만 먹이도록 하세요.

특히 밤늦게 음식을 먹는 것은 절대 금물입니다.

4. 비타민이 풍부한 식품을 먹이세요

비타민 A는 대기 오염 물질로부터 폐를 보호해 주며, 특히 기관지와 폐 조직의 재생을 도와주기 때문에 천식 환자에게 아주 이롭습니다.

비타민 A가 많이 함유된 식품으로는 동물의 간, 녹황색 채소(당근, 토마토, 호박, 시금치, 쑥갓, 미나리 등) 등이 있습니다.

비타민 B군은 신경안정 효과가 있어 스트레스로 인한 천식 발작을 줄여줄 수 있어요. 비타민 B는 현미, 호밀, 콩, 깨, 부추, 파 등에 많이 함유되어 있습니다.

비타민 C는 기관지 세포를 튼튼하게 하고, 면역력을 강화시켜 스트레스를

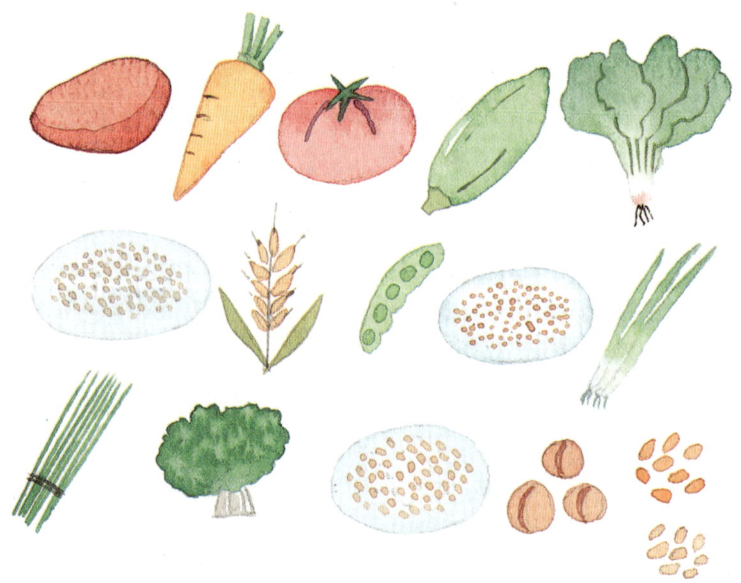

잘 이겨내도록 도와주기 때문에 천식 환자에게 아주 중요한 영양소입니다. 신선한 채소와 감귤, 오렌지, 레몬, 녹차, 감 등에 풍부하게 들어 있습니다.

비타민 E는 세포의 노화를 막아주는 역할을 하므로, 천식 환자의 폐와 기관지가 약해지는 것을 예방할 수 있습니다. 잣, 호두, 해바라기씨, 호박씨, 참깨, 들깨, 참기름, 들기름, 콩에 많이 함유되어 있습니다.

5. 금기식품

너무 차거나 뜨거운 음식, 맵고 짠 자극적인 음식, 커피, 홍차, 메밀, 토란 등은 기관지를 자극하여 천식 발작을 일으킬 수 있으므로 먹이지 않는 것이 좋습니다.

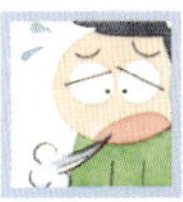

천식 발작이 일어나면 어떻게 해야 하나요?

① 천식 발작은 대개 감기로 기침을 하면서 시작되거나, 목과 가슴에 가려움증이 나타나면서 시작됩니다. 따라서 기침이 나거나 목과 가슴에 가려움증이 나타나면 미리 천식약을 먹이거나 흡인제를 사용하여 발작을 예방하도록 하세요.

② 운동할 때에는 90분 전쯤 천식약을 먹이고, 10분 전에 흡인제를 사용하면 천식 발작을 예방할 수 있습니다.

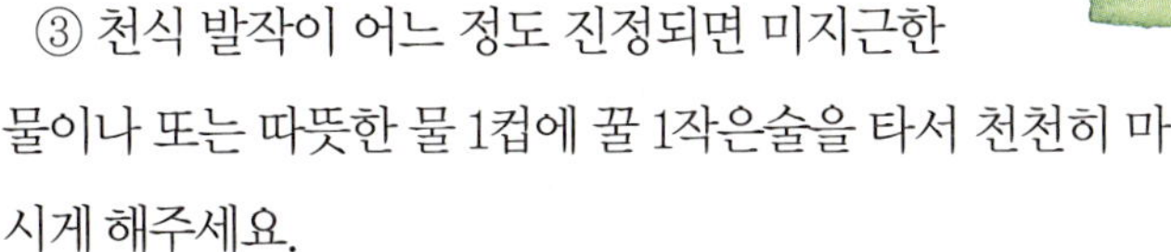

③ 천식 발작이 어느 정도 진정되면 미지근한 물이나 또는 따뜻한 물 1컵에 꿀 1작은술을 타서 천천히 마시게 해주세요.

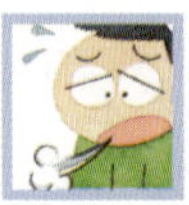

천식 발작을 가라앉히는 지압요법!

천식 발작이 시작되면 똑바로 앉혀서 인영(人迎)과 천돌(天突)을 지압해 주세요. 이 경혈들을 지압해 주면 기관지의 경련이 진정되면서 가래도 배출이 잘 되므로, 천식 발작으로 인한 고통을 줄일 수 있어요.

- 인영 : 목덜미 양옆에 맥박이 뛰는 곳.
- 천돌 : 양쪽 쇄골 사이 정중앙에 옴폭 들어간 곳.

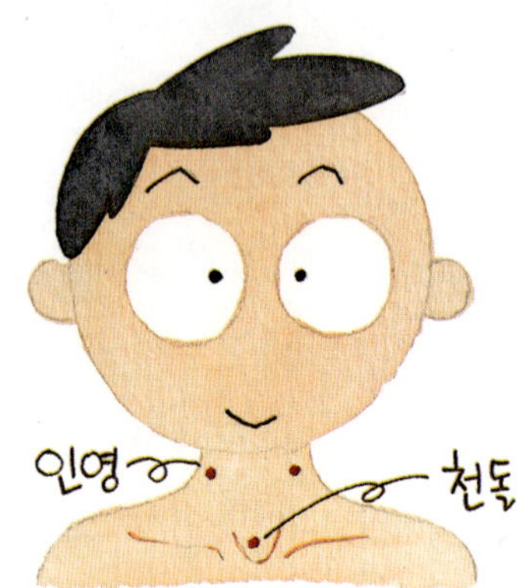

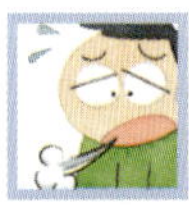

천식을 다스리는 민간요법은요?

1. 오과차

천식이 있는 아이에게 은행을 하루에 5~7개씩 프라이팬에 볶아서 먹여보세요. 기침을 자주 하고, 몸이 허약하고, 피로감을 자주 느끼는 천식 아이에게는 은행이 좋은 효과가 있습니다. 몸이 허약한 아이의 경우 은행에 기침을 가라앉히고 가래를 삭여주는 효과가 있는 열매를 함께 끓인 오과차를 먹이면 더욱 좋아요.

은행 15개, 호두 10개, 대추 7개, 생밤 7개, 생강 1쪽을 물 800cc로 끓여 충분히 우러나도록 하세요. 오과차 1/2컵에 꿀 1큰술을 타서 하루 동안 세 번으로 나누어 먹이세요.

2. 오미자고

오미자는 폐와 기관지를 촉촉하게 유지해 주기 때문에 자극적인 물질에 과민반응이 적게 일어나도록 도움을 줍니다. 따뜻한 물에 2시간 정도 넣어두었다가 물만 마셔도 좋고, 오미자고를 만들어 간편하게 먹어도 좋습니다.

오미자 600g을 깨끗이 씻어서 물 5ℓ 에 넣고 센 불로 끓이다 끓어오르면 약한 불로 줄여서 양이 반으로 줄면 오미자를 걸러내고 주걱으로 저어가면서 졸입니다. 조청처럼 걸쭉해지면 불을 끄고 식혀서 냉장 보관하여 하루 2~3회, 1큰술씩 온수에 타서 마시게 하세요.

3. 배즙

배는 기관지의 과민성을 줄여주고 폐와 기관지를 촉촉하게 적셔주므로, 건조하고 탁한 공기로 인한 천식 발작을 예방하는 효과가 있습니다.

배의 꼭지 부분을 1cm 두께로 도려내어 뚜껑을 만들고, 속의 뼈대를 파낸 후 꿀이나 황설탕을 가득 채우고 도려낸 뚜껑을 덮어 은박지로 전체를 싸주세요. 이것을 냄비에 넣고 배의 2/3가 잠길 정도로 물을 부어 중탕을 하세요. 20분쯤 후 배가 뭉근히 익을 무렵 꺼내어 은박지를 벗기고 망에 넣어 꼭 짜서 연근즙 1큰술을 타서 먹이세요.

배를 강판에 곱게 갈아 연근즙과 섞어 먹여도 기침 예방에 도움이 됩니다.

4. 도라지

도라지의 쌉쌀한 맛을 내는 성분인 플라티코신이라는 사포닌은 기관지의 점액 분비를 촉진시켜 가래를 삭이고 기침을 멎게 하는 효능이 있으며, 도라지와 사촌지간인 더덕 또한 사포닌이 풍부하여 기침·가래에 효과적입니다. 천식으로 기침이 심하고 가래가 잘 떨어지지 않을 때는 도라지 10g을 물 500cc로 달여 반으로 줄면 하루 동안 세 번으로 나누어 먹입니다.

도라지 10g과 더덕 10g을 물 800cc로 달여 이틀 동안 나누어 먹이면 더욱 좋습니다.

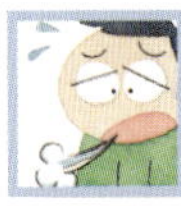

천식을 치료하는 처방은요?

한방에서는 알레르기의 유전적 소인이 있는 사람이 폐(肺)·비(脾)·신(腎) 세 장부의 기능 실조로 인체에 담음(痰飮)이 생기면, 이것이 오랫동안 잠복하고 있다가 찬 공기나 자극적인 물질, 정신적 스트레스 같은 자극에 노출이 되면 천식이 발생한다고 봅니다.

치료는 발작기와 완해기로 나누어 방법을 달리합니다.

천식 발작기에는 증세를 완화시키는 것을 목적으로 열성(熱性) 천식에는 『마행감석탕(麻杏甘石湯)』으로 폐의 기운을 시원하게 내려주며, 한성(寒性) 천식에는 『소청룡탕가미방(小靑龍湯加味方)』으로 폐를 훈훈하게 하여 기침을 진정시켜 줄 수 있습니다.

천식 발작이 덜한 완해기에는 허약해진 폐(肺)·비(脾)·신(腎)을 보강하는 『백합고금탕(百合固金湯)』이나 『생맥산(生脈散)』 등을 복용하면 천식 발작의 정도와 횟수를 줄일 수 있습니다.

마행감석탕	소청룡탕가미방	백합고금탕	생맥산
구성약재	**구성약재**	**구성약재**	**구성약재**
마황, 행인, 감초, 석고.	마황, 백작약, 오미자, 반하, 세신, 건강, 계지, 행인, 감초.	감초, 길경, 생지황, 맥문동, 천문동, 현삼, 당귀, 숙지황, 백작약, 백합, 패모.	맥문동, 인삼, 오미자.

잠자다 말고 일어나서 '으악' 소리를 질러요

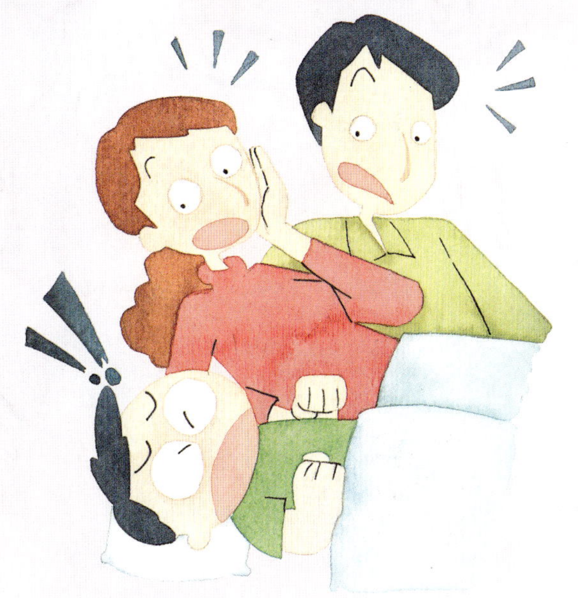

아이가 잠을 자다 말고 **갑자기** 일어나 소리를 질러 놀라는 경우가 있는데, 이것을 '**야경증**'이라고 합니다. 야경증은 아이가 깊이 잠든 지 2~3시간 후 갑자기 깨어나 앉아서는 눈을 크게 뜨고 공포에 질린 표정으로 **비명**을 지르고, 5분 정도 몸부림을 치다가 진정되면 다시 잠이 듭니다. 대개는 몇 분 정도로 짧게 끝나지만 20분 이상 **지속**되는 아이도 있어요. 다음 날 아이에게 밤에 자신이 한 행동을 물어보면 전혀 기억하지 못하는데, 이것이 야경증의 특징입니다. 매일 밤 야경증이 있는 경우는 드물고, 대부분 정신적으로 스트레스가 많은 날에 가끔씩 나타납니다.

야경증은 어떤 아이에게 많이 나타나나요?

부모님이 야경증이 있었던 경우, 자녀도 야경증이 나타날 가능성이 높습니다. 또한, 정서가 불안하고 신경이 예민한 아이에게서도 잘 발생합니다. 스트레스와 피로가 심한 날, 특히 취침 전에 과식을 하거나 텔레비전이나 비디오를 보고서 흥분된 채로 잠자리에 든 경우에 야경증이 발생하기 쉽습니다. 어린이들 중 약 2~3%가 야경증을 경험하며, 주로 3~5세에 많이 나타났다가 초등학교에 입학할 때쯤 사라집니다.

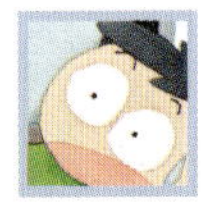

야경증이 있을 때는 어떻게 해야 하나요?

아이가 야경증이 있을 때 가장 중요한 것은 아이의 불안감을 없애주고, 다치지 않도록 보호해 주는 것입니다. 일단 방의 불을 켜고 아이를 편하게 안고 다독여 주면서, 부드럽고 차분한 말로 엄마가 옆에 있다는 것을 알려주세요. 그리고 아이가 잠들 때까지 곁에서 지켜주세요. 그리고 다치거나 위험한 상황이 아니면 억지로 깨우거나 붙들지 않는 것이 좋습니다.

증세가 심하고 자주 반복되면, 아이가 잠들고 나서 야경증이 일어날 때까지의 시간을 관찰해 두세요. 그리고 다음 날부터는 야경증이 일어나기 15분 전에 아이를 깨웠다가 5분 후에 다시 잠자리에 들게 하기를 1주일 정도 반복하는 것도 괜찮은 방법입니다.

야경증은 피로한 날 잘 생기므로, 낮에 심하게 놀지 못하게 하고 1시간 가량 낮잠을 재우는 것도 좋은 방법이에요. 낮잠 대신 차분하게 휴식을 취하는 것도 야경증 예방에 도움이 됩니다. 평소보다 일찍 재우고, 잠들기 전에 아이가 좋아하는 책을 읽어주는 것도 좋습니다. 그러나 잠자기 전에는 폭력적이거나 공포스러운 내용의 텔레비전과 게임을 하지 못하도록 하세요.

아이는 밤에 자신에게 일어난 일을 기억하지
못하므로, 아이에게 그것으로 야단을 치거나
장난 삼아 이야기하지 마세요.

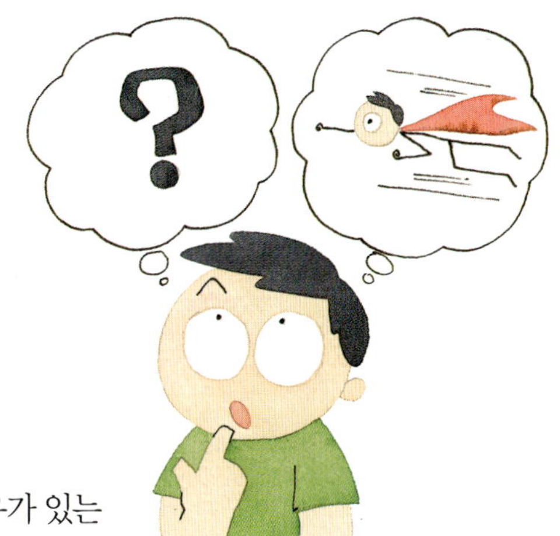

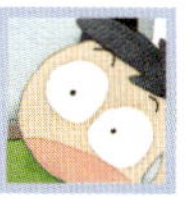 악몽은 야경증과 다른 것인가요?

아이가 자다가 무서운 꿈을 꾸었다고 우는 경우가 있는
데, 이것은 야경증이 아니라 악몽입니다. 악몽이란 말 그대
로 새벽녘에 무서운 꿈으로 잠에서 깬 후 겁에 질려 잠들기 힘들어하는 것입
니다. 꿈의 내용은 무언가에 쫓기거나 다치거나 위험에 처하는 비현실적인
경우가 많습니다. 야경증과는 달리 잠에서 깨어나면 꿈의 내용을 정확히 기
억하기 때문에 무서워서 다시 잠들기가 어렵습니다. 겨우 잠자리에 들어도
잠을 설치기 쉬워, 다음 날 낮이면 피로하거나 졸음이 밀려오기도 합니다.

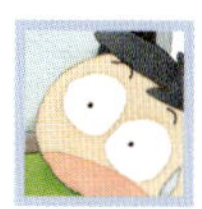 악몽의 원인은요?

이사, 입학, 전학 등으로 정신적 스트레스가 많
거나 마음이 불안하면 악몽을 꿉니다. 크게 다치
거나 사고로 정신적 충격이 심한 경우에도 악몽을
꾸고, 무서운 내용의 이야기를 듣거나 책ㆍ텔레
비전ㆍ비디오를 본 후에도 그 내용이 꿈에 나타나기도 합
니다. 악몽은 3~5세 아이의 약 10~50%가 경험하며, 남자
아이에 비해 여자아이에게서 4배 정도 많이 나타납니다. 이 시기에는 언어
발달과 함께 공상 활동이 활발하기 때문에, 악몽을 많이 꾸는 것입니다.

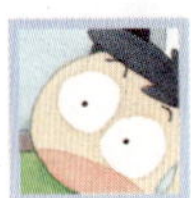

악몽을 자주 꾸는 아이라면요?

악몽으로 깨면 불을 켜고 아이를 안아서 안심시켜 주세요. 가급적 스트레스를 주지 말고, 불안감이 생기지 않도록 보살펴 주세요. 무서운 내용의 텔레비전이나 책을 보지 못하게 하고 저녁에는 무서운 이야기를 해주지 마세요. 불을 켜고 재우는 것도 도움이 됩니다. 야경증과 악몽은 4~5세가 지나서도 부모님과 함께 자는 아이들에게 많은데, 부모님과 같은 환경에서 잠을 잠으로써 좀더 많은 자극을 받기 때문입니다. 따라서 증세가 나아지면 서서히 아이 방에서 자는 습관을 들여주도록 하세요.

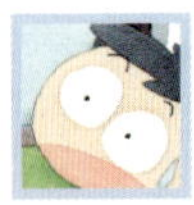

야경증을 치료할 수 있는 처방은요?

아이가 계속해서 야경증과 악몽이 지속되어 힘들어하면, 치료를 받을 필요가 있어요. 한의학에서는 오장육부 중 심장(心臟)과 담(膽)이 약한 아이들이 유난히 정신적 충격을 잘 받고 무언가에 쫓기는 듯 불안해하기 때문에 악몽이나 야경증에 시달리는 일이 많다고 봅니다. 이를 '심담허겁(心膽虛怯)'이라고 합니다.

이런 경우 심장(心臟)을 강화하고 담력(膽力)을 길러주는 『온담탕(溫膽湯)』에 마음을 진정시키는 효과가 있는 원지, 산조인, 용안육을 가미한 『가미온담탕(加味溫膽湯)』을 먹이면 아이가 잠을 자다가 도중에 깨지 않고 편안히 잘 자게 될 것입니다

온담탕

구 성 약 재
반하, 진피, 백복령, 지실, 죽여, 감초, 생강, 대추.

가미온담탕

구 성 약 재
원지, 산조인, 용안육, 반하, 진피, 백복령, 지실, 죽여, 감초, 생강, 대추.

밥을 먹기 싫어하고, 잘 먹지도 않아요

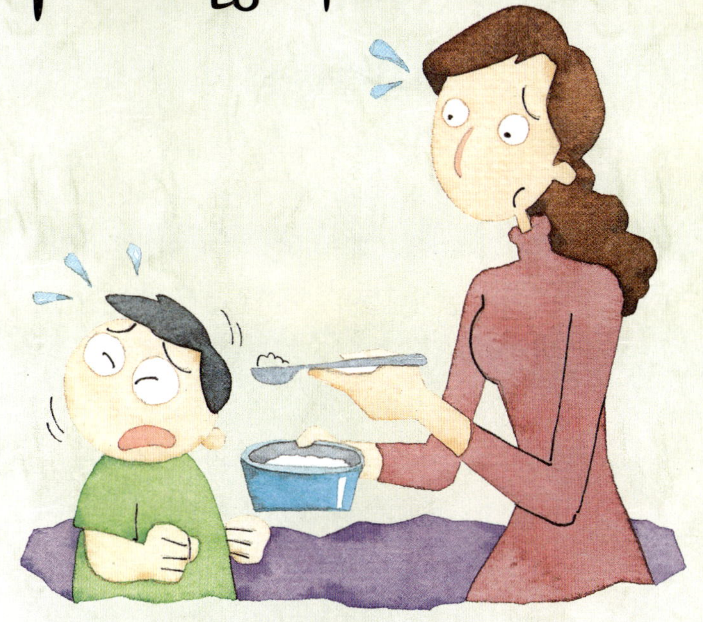

예로부터 자식 입에 **밥** 들어가는 것을 보고 있노라면 부모는 100일을 굶어도 마냥 기쁘다고 했는데, 요즘 많은 엄마들이 아이가 밥을 잘 먹지 않는다고 걱정합니다. 밥만 보면 고개를 돌리고 마치 **전쟁**을 치르듯이 밥을 먹여야 하는 등 아이에게 **밥을 먹이는** 것이 쉽지 않습니다. 밥을 잘 먹지 않는 아이들은 입맛을 떨어뜨리는 과자나 인스턴트 식품을 삼가고, 규칙적으로 식사하는 습관을 들이고 고른 영양을 섭취하도록 하는 것이 좋습니다.

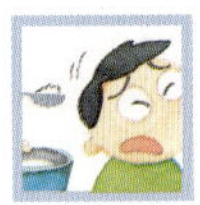

언제부터, 어떻게
밥을 먹이기 시작할까요?

밥은 아이가 첫돌이 지나면서부터 먹이는 것이 좋습니다. 처음엔 된죽이나 진밥부터 시작해서 서서히 밥으로 바꿔 주세요. 처음부터 맵거나 짠 음식을 먹으면 토할 수 있으므로, 반찬은 싱겁고 부드러운 것부터 시작하며 김치는 너무 익지 않은 것으로 씻어서 먹이세요.

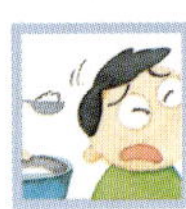

편식을 할 때
어떡하죠?

자녀의 편식습관은 엄마가 만든다는 것 아세요? 어른조차도 처음 보는 음식에 거부감을 느끼기 마련인데, 아이들은 오죽하겠어요? 파, 콩, 당근, 시금치, 버섯 등 아이들이 싫어하는 음식을 처음 먹일 때에는 흥미를 유발할 필요가 있어요.

가장 좋은 방법은 아이가 보기에 예쁘고, 먹음직스럽게 만들어 주는 것이에요. 아이가 좋아하는 음식에 장식으로 올리거나, 주먹밥을 만들어 주거나 또는 고소하게 튀기거나 부쳐서 재료를 보이지 않도록 하는 것이 좋아요. 엄마가 여러 가지 식품을 다양한 방법으로 만들어 주는 집의 아이들은 음식에 대한 부정적인 생각이 없기 때문에, 모든 음식을 골고루 잘 먹는답니다.

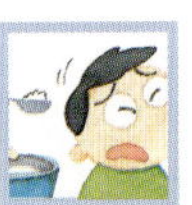

놀면서 먹을 때
어떡하죠?

한참 뛰어놀다가 밥 한 숟가락 먹고, 한참 텔레비전을 보다가 밥 한 숟가락 먹는 아이들이 있죠. 이런 아이들은 어릴 때부터 밥상 예절의 중요성을 모르기 때문에, 자라서도 공공 식당에서 뛰어다니면서 다른 사람의 식사를 방해

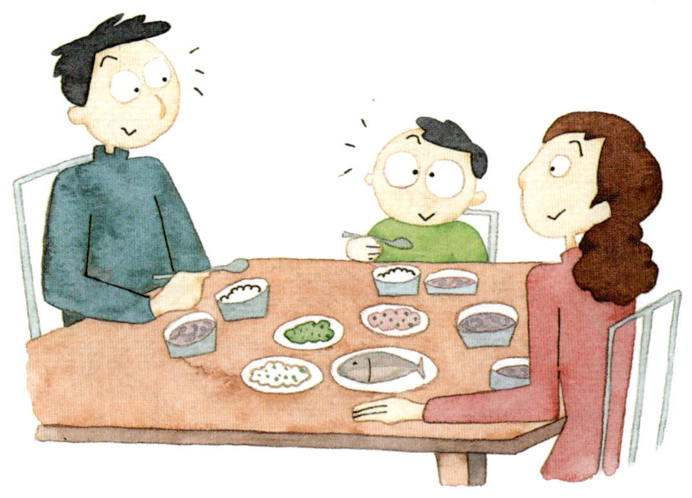

할 수 있어요. 따라서 아이가 밥을 먹기 시작하면 규칙적인 시간에 아이의 밥도 식탁에 차려 모든 가족이 함께 모여 식사를 하는 습관을 들이도록 하며, 식사중에는 텔레비전을 끄고 가족들끼리 대화하는 모습을 보여주어야 합니다. 대개 엄마가 밥을 먹으면서 텔레비전이나 다른 일에 몰두하는 집의 아이들이 식사 예절도 없는 경향이 있어요.

만약 아이가 놀이에 빠져서 밥을 먹지 않을 때는 식사가 끝나면 바로 밥상을 치워서, 규칙적인 식사의 중요함을 깨닫게 해주어야 합니다.

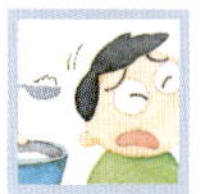 ## 과자만 먹고, 밥을 먹지 않아요!

이 때는 일단 집안에 과자나 간식을 두지 말아야 하며, 과자를 너무 밝히는 아이에게는 단호하게 '없다' 고 하세요. 부모님은 과자를 먹으면서 아이는 못 먹게 한다면 효과가 없으므로 부모님 또한 아이와 동참하여 과자를 멀리하도록 노력해야 합니다. 밥은 안 먹고 과자만 즐기는 아이라도 배가 고프면 결국 밥을 먹기 마련이므로, 절대로 마음이 약해져 과자를 사주지는 마세요.

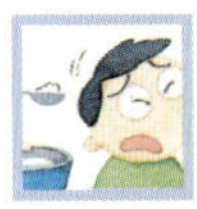

음식을 먹지 않을 때 억지로 먹여야 하나요?

아이는 성장기간에 따라 잘 먹을 때가 있는가 하면 잘 먹지 않을 때도 있습니다. 밥을 조금 먹고 남기는 경우에는 자기의 양만큼 찼다는 증거이므로 더 이상 먹일 필요는 없습니다. 그런 경우가 아니라 아이가 밥 먹는 습관이 제대로 들지 않아 밥을 먹을 때마다 고생을 시킬 때는 굳이 밥그릇을 들고 따라다니며 먹일 필요는 없어요. 나중에 아이가 부모님의 관심을 끌고 싶을 때 식사를 거부할 수 있기 때문이에요.

강제로 떠 먹이거나 야단을 치기보다는, 규칙적으로 식사시간을 정해두고 식사시간이 끝나면 단호하게 밥상을 치워 버리세요. 그리고 당분간 과자나 간식도 주지 마세요. 그러면 다음 식사 때 배가 고파서 스스로 밥을 먹으려 할 것이며, 또한 어릴 때부터 식사의 중요성을 깨달을 수 있게 된답니다.

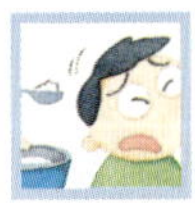

아이에게 올바른 식사습관을 갖게 하려면……

① 가능하면 모든 가족들이 함께 먹을 수 있는 규칙적인 식사시간을 정하도록 하세요. 아무 때나 밥을 먹고 치우는 것이 아니라 가능하면 정해진 시간에 정해진 양만큼 먹는 습관을 들이도록 합니다.

② 식사 10~15분 전에 아이에게 알려주어서 놀이를 정리한 뒤, 손을 씻고 밥 먹을 준비를 하도록 가르쳐 주세요.

③ 아이에게 숟가락을 놓거나 밥상을 닦는 등의 역할을 맡겨주세요. 아이는 자신이 식사준비에 동참했다는 자부심으로

식사에 대한 흥미를 가질 수 있습니다.

④ 다양한 조리법으로 음식을 맛있고 보기 좋게 만들어 주세요. 그리고 엄마의 밥을 아이와 함께 나누어 먹기보다는, 처음부터 아이의 밥그릇에 담아주어 자신도 똑같은 인격체임을 느끼게 해주세요. 아이의 밥을 너무 많이 담으면 미리 질려 버릴 수도 있으므로, 아이의 양에 맞게 적당량을 담아주세요.

⑤ 가족들이 모두 모여서 즐겁게 식사를 하세요. 아이 스스로 식사시간이 즐거운 시간이라는 것을 느낄 수 있을 것입니다. 부모님이 식사 중에 텔레비전이나 신문을 보면 아이도 텔레비전이나 장난감에 빠질 수 있으므로, 식사 때는 식사만 하는 습관을 들이도록 도와주세요.

⑥ 아이에게 무리하게 식사예절을 강요하지 마세요. 오랜 시간 똑바로 앉아 얌전히 식사하는 것에 익숙하지가 않은데, 음식을 흘리지 말라거나 조용히 하라고 야단치면 오히려 식사에 대한 거부감만 생기게 할 수 있습니다.

⑦ 아침식사를 거르면 우리 몸에 저장해 둔 영양분을 분해하여 에너지로 사용하므로 성장에 지장이 될 수 있어요. 특히 공복시간이 길어지면 뇌가 필요로 하는 당분을 충분히 공급할 수 없어 뇌세포 성장이 잘 이루어지지 않으므로, 머리 좋은 아이로 키우기 위해서는 아침밥을 먹이는 것이 필수입니다.

⑧ 물이나 국에 밥을 말아서 먹이지 마세요. 국물에 밥을 말아먹으면 소화효소가 희석되어 영양분의 분해와 흡수가 잘 안 되며, 또한 국물과 함께 음식을 잘 씹지 않고 삼켜 버리면 치아와 뇌의 발달에도 좋지 않은 영향을 미칠 수 있기 때문입니다.

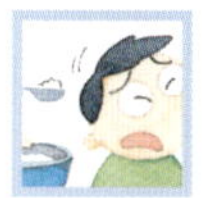

아이가 밥을 잘 먹을 수 있게 하는 식품은요?

1. 병후 허약으로 밥을 잘 안 먹는 아이에게는, 계내금

병을 앓고 난 후 허약해져서 밥을 잘 먹지 않는 아이에게는 닭의 모이주머니가 좋아요. 닭의 모이주머니는 모래마저도 부술 만큼 소화 능력이 뛰어나기 때문에, 한방에서는 '계내금' 이라는 약재로 소화 기능이 떨어진 사람들에게 많이 쓰이고 있어요. '계내금' 은 위장의 운동과 소화액의 분비를 촉진시켜, 음식을 잘 소화시키고 입맛을 돌게 해준답니다.

'밥을 먹으면 윗배가 빵빵해져요', '배가 잘 꺼지지 않아요', '배가 고프지 않아요', '음식을 먹으면 구역질이나 구토를 해요' 라고 하면 계내금을 곱게 가루내어 먹여보세요. 밥을 잘 먹지 않는 아이나 편식하는 아이가 계내금을 먹고 밥을 자꾸 찾게 되니, 엄마도 기분이 좋아질 수밖에 없어요.

계내금을 깨끗이 씻어 말린 후 노릇하게 볶아서 가루내어 용기에 보관해 두고, 1일 3회 공복에 3~4g씩 따뜻한 물에 타서 먹이세요.

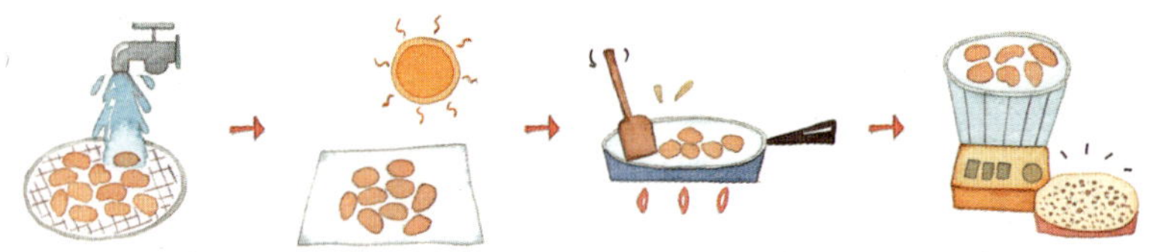

2. 위장이 약하고 잘 체하는 아이에게는, 산사

늘 위장이 안 좋고 고기나 기름진 음식을 먹으면 잘 체하는 아이에게는 산사가 좋아요. 산사는 위산 분비를 촉진시키고 체기를 내려주는 효능이 뛰어납니다. 오랜 체기로 인해 음식을 보기만 해도 메스꺼워하고 음식을 먹으면 배가 아파 배를 건드리지도 못하게 할 때 먹여보세요.

산사 열매를 깨끗이 씻어 말려 보관해 두고 하루에 8g씩 물 500cc로 끓여 반으로 줄면 하루 동안 여러 번으로 나누어 조금씩 먹이세요. 맛이 약간 시고 떫기 때문에 잘 먹으려 하지 않을 때에는 황설탕을 조금 타서 먹여도 됩니다.

3. 밥만 보면 도망가는 아이에게는, 차조기잎

밥만 보면 투정을 부리고 짜증을 내는 신경질적인 아이에게는 차조기잎이 좋아요.

차조기잎은 건위(健胃) 작용과 함께 신경을 안정시키는 역할을 합니다. 따라서 밥 한 숟가락을 입에 넣고 계속 우물우물하거나 밥그릇을 앞에 두고 세월아 네월아 하는 신경성 식욕부진 아이들에게 효과가 좋아요.

흐르는 물에 차조기잎을 깨끗이 씻은 다음 말려 두었다가 하루에 12g씩 물 600cc로 끓여 물이 반으로 줄면 하루 동안 여러 번으로 나누어 먹이세요.

4. 뭐든 잘 먹지 않을 때는 입맛을 살리는, 마죽

한방에서 산약이라 부르는 마는 잃어버린 입맛을 찾아주는 데 좋은 약이 됩니다. 또 위와 장의 기능을 높여주는 효과도 큽니다. 아이가 땀을 많이 흘리거나 걸핏하면 설사를 하고 몹시 여위면서 기력이 허약하다면 건강을 위해 꼭 한번 먹어볼 만한 먹거리입니다.

날것을 갈아 즙을 낸 다음 밥에 비벼먹거나 생즙에 참기름을 넣어 먹어도 좋고 말린 가루로 수프를 만들어 먹어도 좋습니다.

마죽을 쑬 때는 깨끗이 씻어 물기를 빼고 껍질을 벗긴 마를 얄팍하게 썰어 밥 1공기와 함께 냄비에 넣고 물을 부은 다음 센 불에서 끓이다가 한소끔 끓어오르면 불을 낮춰 은근히 끓입니다. 물이 졸면서 마가 완전히 익고 밥이 푹 퍼지면 불에서 내린 다음 믹서기로 곱게 갈아주세요. 곱게 간 마죽을 냄비에 담아 약한 불에서 은근히 끓이다가 불을 끈 뒤 우유 1컵을 넣고 잘 저어서 먹이면 됩니다.

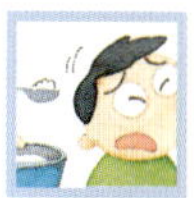
아이가 밥을 잘 먹을 수 있게 하는 지압요법!

손바닥은 작은 인체라 하여 우리 몸의 여러 장기와 배속시켜 영역을 나눌 수가 있어요. 이 중에서 아이가 밥맛이 없을 때는 소화 기능과 관련된 위, 비,

대장구를 지압해 주세요.

밥을 잘 먹지 않던 아이가 입맛이 좋아져 밥을 찾게 될 뿐만 아니라, 음식을 먹다 체했을 때나 아이가 우유를 먹다 토할 때 지압을 해주어도 체기가 내려가는 데 도움이 된답니다.

짜증과 신경질 등으로 까탈스러운 아이의 신경성 식욕부진에는 수심을 함께 지압해 주세요.

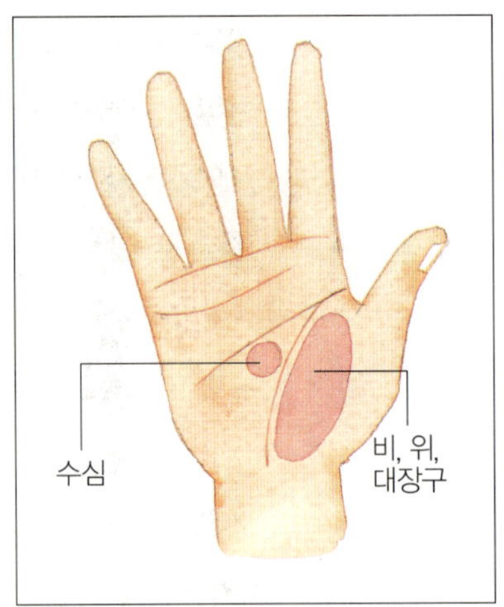

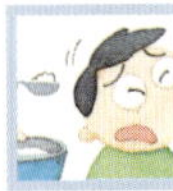 아이가 통 먹질 않아 허약할 때 좋은 처방은요?

통 음식을 먹지 않아서 또래보다 성장이 느리고 잔병치레가 잦은 아이가 있습니다. 이런 아이는 대개 선천적으로 비위(脾胃)가 약하게 태어나 신생아 때부터 우유나 분유를 먹는 양이 적고 커서도 밥을 잘 먹지 못합니다. 그래서 영양부족이나 빈혈이 오기 쉬우며, 기운도 없고 살이 마르게 됩니다. 이 때는 습관을 고친다고 무조건 내버려두어서는 안 되며, 한의원에 가서 진찰을 하고 근본적인 원인을 찾아 치료하는 것이 바람직합니다.

일반적으로 비위(脾胃) 기능이 약한 아이에게는 『향사육군자탕(香砂六君子湯)』이 좋아요. 『향사육군자탕(香砂六君子湯)』은 아이의 약한 비위(脾胃) 기능을 보강하면서 소화 기능을 증진시키는 효과가 있어서, 이 약을 먹으면 아이 스스로 밥을 찾고 밥을 한 그릇씩 뚝딱 해치우기도 하며 점점 얼굴에 살도 붙고 잔병치레도 덜하게 됩니다.

향사육군자탕

구성약재

향부자, 백출, 백복령, 반하, 진피, 백두구, 후박, 사인, 인삼, 목향, 익지인, 감초, 생강, 대추.

기린처럼 쭉쭉 자라게 하고 싶어요

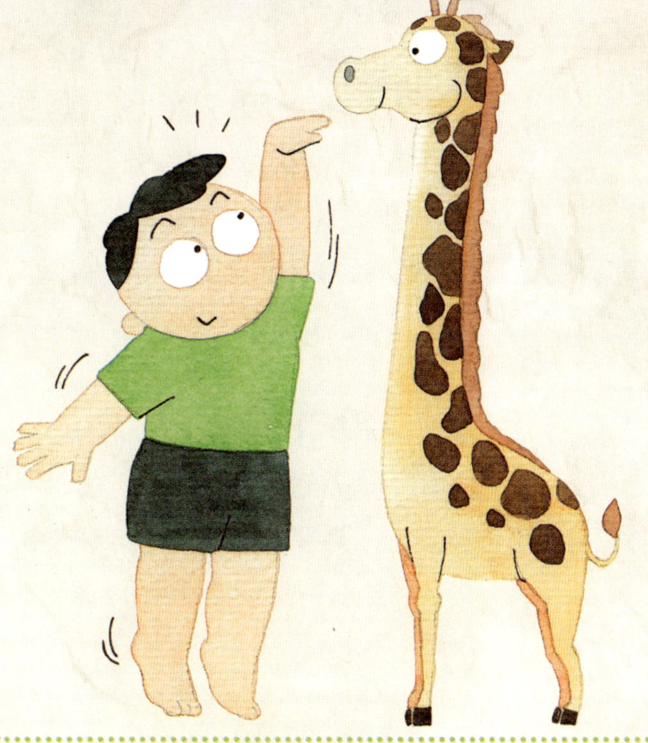

옛날 우리 부모님들은 아이를 키울 때, 배불리 먹이지는 못하더라도 그저 별 탈 없이 건강하기만을 바라셨습니다. 하지만 요즘은 어디 건강만 가지고서 앞 가림할 수 있는 세상인가요? 텔레비전 채널을 돌릴 때마다 **쭉쭉** 뻗은 미인들과 꽃미남들이 나와 세인의 폭발적 인기를 누리고 있는 모습을 보이니, 당연 부모님들도 우리 아이 **예쁘고 키 큰 아이로** 키우고 싶은 욕심이 생깁니다. 요즘 신세대 엄마의 양육관은 '건강은 전공필수, 롱다리와 영어회화는 선택필수' 랍니다. 자녀 양육의 최대 화두, "우리 아이 어떻게 하면 크게 키울 수 있을까요?"

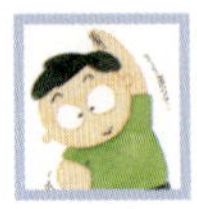

키는 타고나는 거 아닌가요?

부모의 키가 크면 아이도 클 확률이 높고, 부모의 키가 작으면 아이도 작을 확률이 높습니다. 아빠가 늦자란 경우, 아이도 어렸을 때는 작지만 나이가 들어 쑥쑥 자라는 경우도 있어요. 이처럼 키는 부모를 많이 닮습니다.

하지만 부모의 키가 커도 아이가 잘 먹지 않거나 운동을 하지 않으면 키가 작을 수 있고, 부모의 키가 작아도 아이가 영양분을 골고루 섭취하고 운동을 많이 하면 부모보다 더 쑥쑥 클 수가 있어요. 왜냐하면 아이의 키는 부모로부터 유전의 영향이 1/3을 차지하고, 1/3은 영양분, 1/3은 운동과 환경 등에 의해 영향을 받기 때문입니다.

따라서 부모의 키가 작다고 해도 열심히 운동하고 질 좋은 음식을 골고루 먹으면 쑥쑥 자랄 가능성이 충분히 있으므로, 실망할 필요는 없습니다.

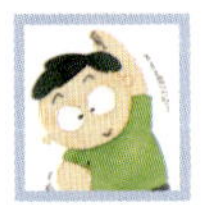

우리 아이, 얼마나 자랄 수 있을까요?

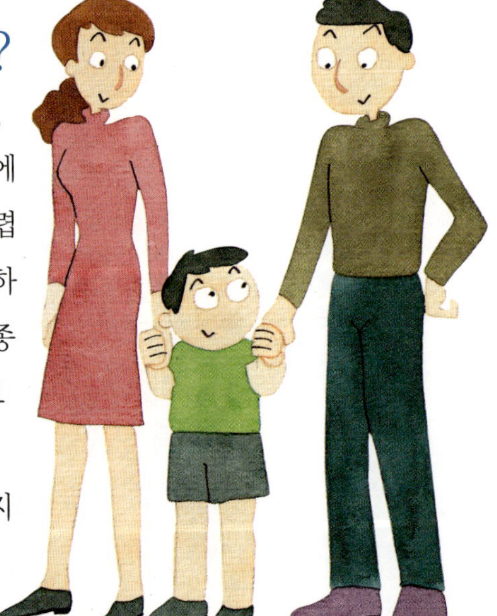

키의 성장은 유전적인 조건과 영양 섭취, 운동, 환경 등 많은 후천적인 변수에 영향을 받기 때문에 장래의 최종적인 키를 정확하게 예측하기는 어렵습니다. 다만 이런 후천적인 조건들을 모두 배제하고 유전적인 측면만을 고려하면, 다음과 같이 최종 키를 예상할 수 있습니다. 즉 엄마, 아빠의 키를 보고 아이의 키를 예측하는 것이죠.

하지만 이 결과가 너무 작게 나왔다고 실망하지는 마세요. 이것은 어디까지나 키의 성장에 1/3 정도의 영향을 미치는 유전적인 측면만

아이가 클 수 있는 키의 최종 성장 예상치	
남자아이	{엄마의 키(cm) + 아빠의 키(cm) + 13cm} / 2
여자아이	{엄마의 키(cm) + 아빠의 키(cm) − 13cm} / 2

고려한 것이므로 나머지는 엄마가 아이의 식단을 얼마나 정성껏 차려주느냐, 아이가 운동을 얼마나 열심히 하느냐, 그리고 엄마와 아이가 얼마나 건강을 잘 지키느냐에 달려있다는 것을 명심하세요.

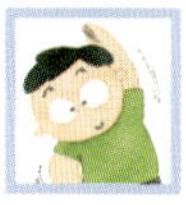

우리 아이의 키가 잘 자라고 있는 거예요?

아이가 유치원이나 학교에 가기 전에는 또래와 비교할 기회가 없는 관계로 아이가 정상적인 속도로 잘 자라고 있는지를 알 수가 없습니다. 그리고 아이가 또래보다 약간 작다는 것을 알아도 어렸을 때는 그것이 큰 문제가 되지 않기 때문에 '언젠가는 쑥쑥 자라겠지' 하며 그냥 넘어가기 마련입니다.

하지만 나무가 봄과 여름에 쑥쑥 자라고 가을과 겨울에는 성장을 멈추는 것과 마찬가지로, 사람의 키도 마냥 쑥쑥 자라는 것이 아니라 성장이 잘 이루어지는 시기가 따로 있기 때문에 그 시기를 놓치면 더 자라게 하고 싶어도 그럴 수가 없습니다. 의학적으로는 세 살이 넘은 아이가 1년에 4cm도 안 자라거나 또래의 표준치보다 10cm 이상 작으면 키가 작다고 정의합니다.

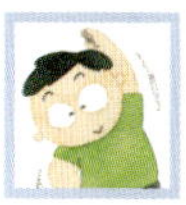

성장판이 열려 있어야 키가 클 수 있다는데요?

키가 자란다는 것은 다리와 척추의 뼈마디 끝에 있는 성장판이라는 곳에서 조금씩 뼈가 자라나는 현상입니다. 이 성장판이 굳어 있으면 뼈는 더 이상 자라지 않게 되고, 성장판 사이에 틈이 있으면 성장판이 자극을 받아 뼈가 계속

자랍니다. 어린아이의 뼈를 X-ray로 관찰하면 뼈 끝의 성장판이 크게 열려 있는 것을 볼 수 있어요. 이것은 아이들이 쑥쑥 자라고 있다는 증거입니다.

반면 성장이 끝난 어른의 뼈를 X-ray로 관찰해 보면 뼈 끝의 틈이 없는 것을 볼 수 있는데, 이것을 성장판이 닫혀 있다고 하는 것입니다. 그래서 성장판이 열려 있어야 키가 클 수 있다고 하는 것입니다.

보통 여자아이들은 초경이 있은 후 2~3년이 지나면 성장판이 닫히고, 남자아이는 16~17세에 성장판이 닫혀 성장이 둔화됩니다. 따라서 여학생은 초경이 시작되기 전, 남학생은 중학교에 가기 전에는 노력하기 시작해야 키가 부쩍 클 수 있습니다.

〈무릎 · 손의 열린 성장판과 닫힌 성장판〉

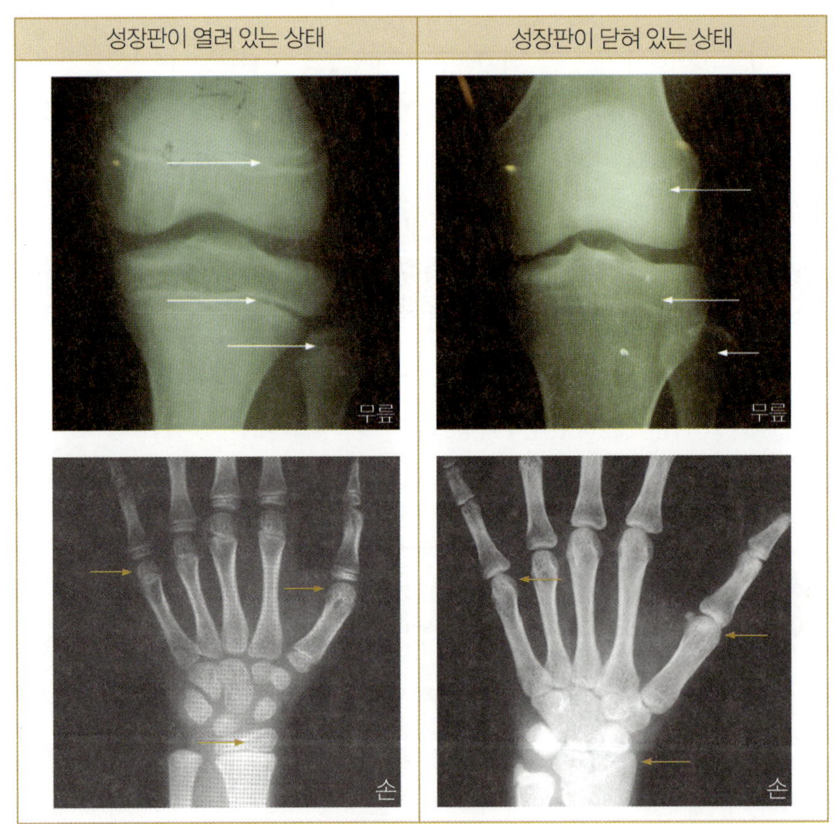

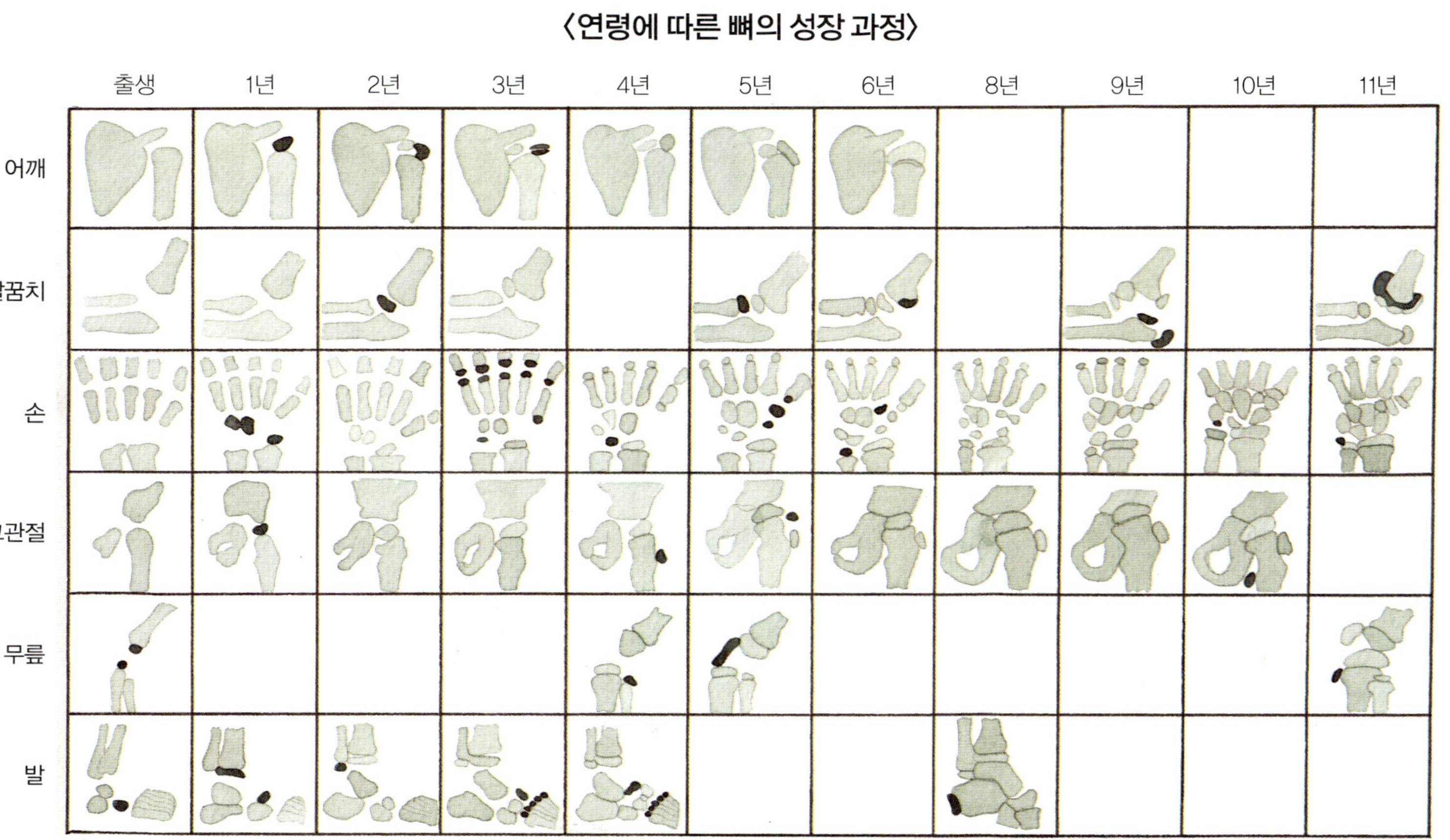

〈연령에 따른 뼈의 성장 과정〉
출생	1년	2년	3년	4년	5년	6년	8년	9년	10년	11년
어깨
팔꿈치
손
고관절
무릎
발

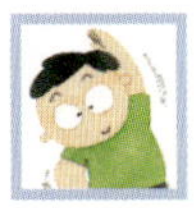

키를 키우려면
어떻게 해야 하나요?

1. 일찍 자는 습관을……

성장 호르몬은 밤 10시~새벽 2시 사이에 가장 많이 분비됩니다. 그런데 몸에서는 잠든 지 1~2시간이 지나야 성장 호르몬을 왕성하게 분비하므로, 가급적 일찍 자도록 하며 늦어도 저녁 10시 이전에는 잠자리에 들어야 합니다,

엎드려 자는 것도 성장 호르몬 분비에 방해가 되므로, 똑바로 잠을 자는 습관을 갖게 해주세요. 그리고 숙면을 취할수록 성장 호르몬이 많이 분비되므로, 잠자는 방을 아늑하고 조용하게 만들어 주도록 하며, 자기 전에는 숙면을 방해하는 콜라 · 초콜릿 · 물 · 수분이 많은 과일 등은 먹이지 마세요.

2. 성장판에 자극을 줄 수 있는 운동을……

성장판이 자극될수록 뼈가 쑥쑥 자라게 되므로, 적절한 운동을 하는 것이 무엇보다도 중요합니다. 강도가 약한 운동은 성장판에 자극을 주지 못해 성장에 도움이 되지 못하고, 강도가 너무 강한 운동은 성장판을 손상시킬 수 있으므로 적당한 운동을 선택하는 것이 중요합니다.

가장 효과적인 운동은 줄넘기, 농구, 조깅, 점프, 맨손체조, 배구, 달리기, 철봉 매달리기, 스트레칭 등입니다. 적절한 운동의 양은 학령 전 아이의 경우 1주일에 4~5회, 1회 20~30분 정도이며, 초등학교 이상의 학생은 1주일에 4~5회, 1회 30~40분 정도로 상쾌하게 땀이 날 정도입니다. 그러나 성장판에 무리를 주는 장거리 마라톤, 레슬링, 유도, 씨름, 투포환, 역기나 아령 들기 등은 하지 않는 것이 좋습니다.

〈아이의 성장에 이로운 식품과 해로운 식품〉

구분	식 품
이로운 식품	· 우유(돌 지난 아이는 하루 3잔), 요구르트 · 등푸른 생선 : 고등어, 참치, 꽁치 · 뼈째 먹는 생선 : 멸치(작은 접시로 하루 두 번), 뱅어포 · 슬라이스 치즈(하루 2장) · 콩 및 콩가공품 : 콩류, 두부, 두유 · 표고버섯, 김, 미역, 다시마, 당근, 호박, 귤, 레몬, 감, 딸기, 토마토, 시금치 · 살코기, 소뼈 국물
해로운 식품	· 튀김, 과자, 빵, 초콜릿 · 사이다, 콜라 등 탄산 음료 · 햄버거, 어묵, 소시지, 피자, 치킨, 핫도그, 라면 · 아이스크림, 커피, 홍차, 코코아

3. 성장에 도움을 주는 영양소를 골고루……

성장 호르몬을 구성하는 질 좋은 단백질을 많이 먹이세요. 그러나 지방의 섭취가 많아지면 성장 호르몬의 분비가 감소하므로 동물성 지방의 섭취는 제한하는 것이 좋아요. 뼈를 구성하는 칼슘, 칼슘의 흡수를 돕는 비타민 D를 충분히 섭취하는 것도 중요합니다.

반면 인스턴트 식품과 과자에 들어 있는 방부제나 탄산 음료는 뼈에서 칼슘을 빼서 몸 밖으로 배설시키므로, 아이가 이런 음식을 먹지 않도록 주의를 시키세요.

4. 올바른 자세를 유지하도록……

평소에 일상생활에서 가슴을 쫙 펴고 귀-어깨-고관절이 일(1)자를 유지하도록 노력하면서, 큰 걸음으로 걷는 습관을 들여주세요. 어깨를 움츠리거나 엉덩이를 뒤로 빼고 축 처진 자세로 걸으면 성장판에 별로 자극이 안 되므로 자기 몫만큼 자라지 못하게 됩니다. 그리고 다음과 같이 성장판에 부담을 주는 자세를 피하도록 해주세요.

※ 피해야 할 자세

· 한쪽 어깨로 가방 메기

· 무거운 가방 메기

· 무릎 꿇고 오랫동안 앉아 있기

· 의자에서 다리 꼬고 앉기

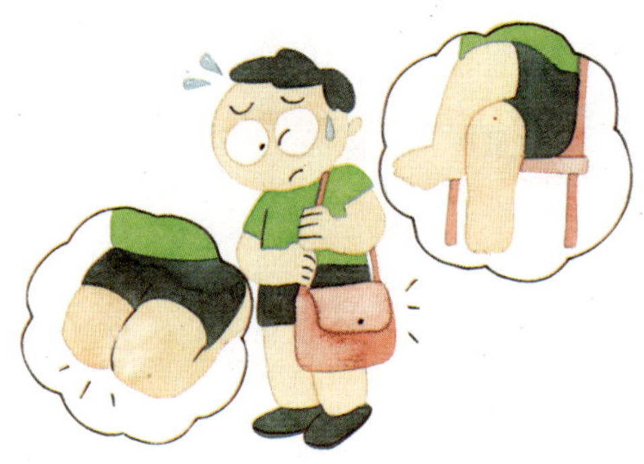

5. 스트레스를 주지 않도록……

심한 스트레스를 받으면 성장 호르몬의 분비가 절반 이상으로 줄어듭니다. 특히 성장 호르몬은 밤에 분비가 왕성해지므로, 잠들기 전에는 야단을 치거나 무리하게 공부시키지 않도록 하세요.

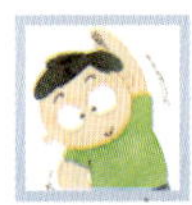

키가 크게 하려면 무엇을 먹이는 것이 좋을까요?

부모님이 키가 작더라도 잘 먹이고, 운동을 잘 시키면 얼마든지 클 가능성이 있습니다. 일단 성장기에는 아침식사를 반드시 먹어야 해요. 아침식사를 먹이지 않으면 공복시간이 길어져 두뇌의 영양 결핍 상태가 오고, 그로 인해 성장 호르몬의 생산이 둔해지고 두뇌 발달도 지연될 수 있기 때문입니다.

그리고 기본적으로 식사를 규칙적으로 하면서 편식을 하지 말고 골고루 먹여야 합니다. 특히 뼈와 근육의 발달을 도와주는 칼슘과 단백질을 충분히 먹이고, 반면 비만의 원인이 되는 지방과 탄수화물은 과잉 섭취하지 않도록 제한해 주세요. 비만한 아이는 또래보다 성장판이 빨리 닫히는 경향이 있기 때문입니다.

단, 언제나 이러한 식이요법을 시행한다고 해서 모두 키가 클 수 있다는 것은 아닙니다. 성장판이 닫히고 나서는 아무리 좋은 것을 먹여도 기대만큼 효과가 나타나지 않기 때문입니다.

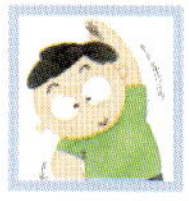 # 아이가 잘 자라도록 성장을 돕는 식품

1. 볶은 홍화씨

홍화씨는 뼈를 튼튼히 하므로 성장기 아이에게 필수적인 식품입니다. 특히 배가 불룩한 반면, 키는 작달막한 비만 체질의 어린이에게 큰 도움이 됩니다. 요즘 어린이들은 기름지고 과잉 열량의 음식을 많이 먹기 때문에 몸은 비만해지고, 그로 인해 혈액순환이 잘 되지 않은 관계로 뼈로 가는 영양소가 충분히 공급되지 않아 키가 크지 않는 경우가 상당히 많습니다.

홍화씨는 혈관에 끼어 있는 지방을 녹여 몸 밖으로 배설시키는 고밀도지질(HDL)을 풍부하게 함유하고 있어, 비만을 해소시켜 주고 혈액순환을 촉진시키며, 또한 뼈의 구성 성분인 칼슘이 풍부하여 골조직을 치밀하게 만들어 줍니다. 그리고 미량 함유된 백금 성분은 골조직 세포의 기능을 활성화하여 뼈의 발육을 촉진시킵니다.

홍화씨를 프라이팬에서 약간 노릇노릇해질 때까지 볶은 다음 가루내어, 하루 2번 한 번에 1큰술씩 따뜻한 물로 먹입니다. 또는 볶은 홍화씨 2큰술을 물 2컵과 함께 물이 뽀얗게 우러날 때까지 끓여 하루 동안 나누어 먹이세요.

2. 백복령, 구기자

밥맛이 없어 잘 먹지 못하고 설사가 잦으면서 깡마른 체구의 아이에게는 백복령과 구기자가 도움이 됩니다. 다른 아이에 비해 먹는 양도 적으면서 소화기가 약해 먹은 음식을 잘 흡수하지 못하기 때문에, 살도 안 찌고 키도 안 크는 아이들은 성격도 예민하여 밤에 잠을 자다가도 작은 소리에 깜짝깜짝 깨다 보니, 성장 호르몬의 분비가 왕성하게 이루어질 수 없어요. 이 때는 일단 비위(脾胃)의 기능을 활성화시켜 음식을 충분히 소화·흡수시킬 수 있도록 만들어 준 다음, 뼈를 튼튼히 하는 음식을 먹여야 키가 클 수 있습니다.

백복령은 소화관에 있는 불필요한 불순물은 걸러서 밖으로 배설시키고, 몸에 필요한 영양소만 위장관으로 흡수시킬 수 있도록 도와줍니다. 또한 성격이 예민하고 행동이 부산한 아이의 마음을 안정시켜서 숙면을 취하게 해주므로 왕성한 성장 호르몬 분비에 도움을 줄 수 있습니다. 구기자는 영양분을 몸 속으로 끌어들이는 작용이 강하여 영양분의 낭비를 막아주고, 특히 영양분을 근육과 뼈로 보내주는 역할을 합니다. 구기자와 백복령을 각각 6g씩 준비하여 물 2컵을 붓고 끓여 반으로 줄면 하루 동안 여러 번으로 나누어 먹이세요.

3. 검은콩, 검은깨

예로부터 《동의보감》에서는 '검정색은 신장(腎臟)으로 들어가 골수를 생성하고 뼈의 성장을 도와준다.' 고 하여 검은색을 띤 식품의 섭취를 권장하였습니다. 검은콩에는 근육과 성장 호르몬의 구성 성분인 필수아미노산과 호르몬의 작용을 활성화시키는 사포닌이 풍부하게 함유되어 있어서 성장을 위한 필수조건을 모두 갖춘 식품이라 할 수 있어요.

그리고 검은깨에는 칼슘과 철분이 풍부하여 뼈와 피의 생성을 도와주고, 비타민 $B_1 \cdot B_2 \cdot C \cdot E$도 함유되어 있어 스트레스와 피로회복을 도와줍니다. 따라서 검은콩과 검은깨는 성장이 더딘 아이들에게 아주 좋습니다. 검은깨와 검은콩을 깨끗이 씻어 말린 후 볶아서 함께 갈아 병에 보관해 두고, 우유 1컵에 2큰술씩 타서 먹이세요.

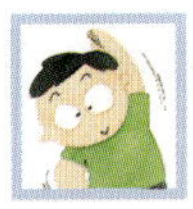

아이의 성장을 돕는 처방은요?

아이들의 성장을 돕기 위해서 한방에서는 첫째는 특별한 문제가 있거나 유난히 기능이 쇠약해진 장부를 치료하고, 둘째는 성장에 관계된 신장(腎臟), 비장(脾臟), 간장(肝臟)을 보(補)하여 성장발육을 촉진시키는 치료를 합니다.

　이러한 조건에 맞게 처방된 것이 『성장탕(成長湯)』으로, 이것은 신장(腎臟)을 보(補)하는 『육미지황탕(六味地黃湯)』과 기혈(氣血)을 보(補)하는 『팔물탕(八物湯)』을 기본으로 하여 뼈와 근육의 성장을 도와주는 홍화씨, 구기자, 녹각, 우슬, 두충, 속단, 파고지를 가미한 것입니다.

　녹각은 뼈의 발육에 필수적인 칼슘이 매우 풍부하며 성장 호르몬 분비를 촉진시킵니다. 홍화씨는 골조직 세포의 뼈의 발육을 촉진시키고, 우슬은 관절의 유연성을 증가시켜 줍니다. 두충, 속단, 파고지는 근육을 단단히 자라게 해주고 골밀도를 높여주는 역할을 합니다.

육미지황탕	팔물탕	성장탕
구 성 약 재	구 성 약 재	구 성 약 재
숙지황, 산수유, 산약, 목단피, 복령, 택사.	숙지황, 당귀, 천궁, 작약, 인삼, 백출, 복령, 감초.	숙지황, 당귀, 천궁, 작약, 인삼, 백출, 복령, 감초, 산수유, 산약, 목단피, 택사, 홍화씨, 녹각, 우슬, 두충, 구기자, 속단, 파고지.

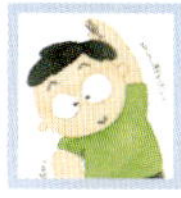

성장탕은 언제부터, 얼마나 자주 먹여야 좋은가요?

　아이의 체질에 맞게 『성장탕(成長湯)』을 가미하여 계절이 바뀔 때마다 먹이는 것이 원칙입니다. 성장탕을 먹이면 성장이 촉진될 뿐만 아니라 허약한 장기가 보강되어 잔병치레를 하지 않고 건강하게 키울 수 있습니다.

　『성장탕』은 생후 1년부터 성장판이 열려 있을 때까지 꾸준히 먹이면 효과가 가장 좋습니다. 보통 여자아이들은 초경이 있은 후 2~3년이 지나면 성장판이 닫히고 남자아이는 16~17세에 성장판이 닫히므로, 늦어도 여자아이는 초등학교 5학년, 남자아이는 중학교 1학년에는 성장 치료를 시작해야 효과를 볼 수 있습니다.

'키 크는 주사'를 맞으면, 정말 키가 쑥쑥 자라나요?

● 키가 작으면 어떻게 하나요?

병원에 가면 일반적으로 손과 손목, 무릎의 X-ray 촬영으로 뼈의 연령 측정을 가장 많이 합니다. 그 외에 아이의 키가 너무 작은 경우 염색체 검사, 혈액검사, 호르몬 검사 등을 실시하여 성장 호르몬 사용을 결정합니다.

● '키 크는 주사'는 성장 보조제가 아닌 성장 치료제임을 명심!

성장 호르몬 주사는 성장 호르몬이 부족하여 키가 안 크는 아이에게는 아주 효과적이지만, 다른 원인으로 인해 키가 잘 자라지 못하는 아이에게는 효과를 볼 수 없는 경우가 많습니다. 더구나 성장 호르몬이 잘 분비되고 있는 아이에게 지금보다 더 잘 자라라고 성장 호르몬 주사를 맞히면 처음에는 쑥쑥 클 수 있지만 나중에는 성장속도가 느려집니다.

'키 크는 주사'는 모든 아이들의 키를 무한정 키우는 성장 보조제가 아니라, 성장 호르몬 부족으로 성장이 너무 더딘 사람을 일반인만큼 클 수 있도록 도와주는 치료제입니다.

● 또래아이보다 키가 작을 때는 먼저 전문의의 진단을……

아이의 키가 또래보다 너무 작다고 생각될 경우에는 일단 병원에 가서 검사를 해보세요. 병원에서는 뼈 사진을 찍어 성장판이 열린 정도를 체크하고, 갑상선 검사, 간 기능 검사, 호르몬 검사 등을 실시합니다. 검사 결과 성장 호르몬 부족이 판단되면 성장 호르몬 주사 치료를 시작합니다.

통계에 의하면 키가 작은 아이 중 성장 호르몬이 부족한 경우는 10명 중 1명에 해당되며, 나머지는 심리적 스트레스·내분비 질환·터너 증후군과 같은 유전 질환 등에 의해 키가 덜 자란다고 합니다.

● 성장 호르몬이 부족한 아이는 조기 치료를……

성장 호르몬이 부족한 아이의 성장 호르몬 치료는 조기에 시작하는 것이 아주 중요합니다. 늦게 발견하여 성장판이 이미 닫힌 후라면 성장 호르몬 주사를 맞혀도 키를 크게 하기는 어렵습니다.

주사는 10세 이전에 맞기 시작하는 것이 좋은데, 늦어도 여자아이는 12세, 남자아이는 13세 이전에는 치료를 시작해야 합니다. 치료는 3년 정도 최소한 6개월 이상 장기적으로 받아야 효과가 있습니다. 주사를 맞으면 첫 1년간 평균 6~10cm 정도 크지만 해가 갈수록 효과는 조금씩 감소합니다.

잠을 자다가, 다리가
아프다며 울어요

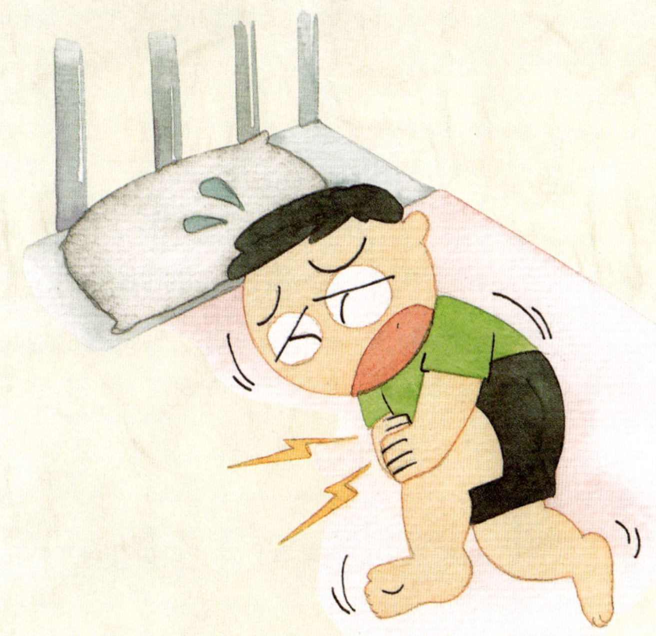

아이들이 잠을 자다가 갑자기 일어나 **다리가** 아프다면서 울고 보채는 경우가 있어요. 한참 성장이 왕성한 4~10세 정도의 아이들에게서 이런 증세가 많이 나타나 흔히 '**성장통**'이라고 하며, 대개 시간이 지나면 저절로 없어지는 경향이 있습니다. 하지만 아이들은 **다른 질환에** 의해서도 다리가 아플 수도 있으므로, 무조건 성장통이라 넘겨짚지 말고 계속해서 **통증을** 호소하면 병원에 가서 진찰을 받아보도록 하세요.

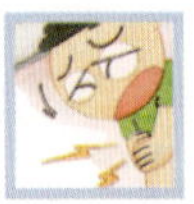
성장통은
왜 생기나요?

성장통의 원인은 의학적으로 정확하게 밝혀지지는 않았지만, 그에 대한 몇 가지 의견이 있습니다. 즉 '성장하면서 뼈를 싸고 있는 골막이 늘어나 주위 신경을 자극하기 때문이다.' 라는 의견과 '뼈는 빠른 속도로 자라는 데 비해 근육은 더디게 자라기 때문에, 근육이 당겨지면서 통증이 생긴다.' 는 의견이 있습니다. 그리고 과도한 정신적 스트레스, 무리한 운동 등으로 인해서도 통증이 발생할 수 있습니다.

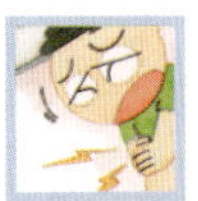
성장통이 있으면
어떤 증세가 나타나나요?

아이가 다리가 아프다고 하면 '클 땐, 다 그래!' 라고 하죠? 하지만 성장통으로 인한 것인지, 다른 문제가 있는 것인지를 확인할 필요가 있습니다. 다음은 성장통의 특징적인 증세로, 이러한 증세가 있을 때에만 성장통을 의심할 수 있어요.

① 다친 적도 없는데 잠을 자다 다리가 아프다고 하며, 아픈 다리를 주물러 주면 편안해 하면서 다시 잠을 잡니다.

② 주로 종아리 앞쪽이나 바깥쪽, 그리고 장딴지 쪽이 아프다고 합니다.

③ 양쪽 다리가 모두 아프다고 합니다.

④ 아침이 되면 아무 일도 없었다는 듯 말짱하며, 낮에도 아무 문제없이 잘 뛰어 놉니다.

⑤ 병원에서 진찰을 해도 특별한 이상이 없다고 하고, 아이의 성장도 정상이라고 합니다.

⑥ 성장통은 수 개월에서 2년 정도 계속될 수 있습니다.

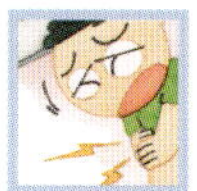

성장통이 있을 때, 집에서 해줄 수 있는 방법은요?

아픈 다리를 조물조물 주물러 주거나, 따뜻한 찜질을 해주면 편안해질 수 있습니다. 그리고 아이에게 '병이 아니니 무서워하지 말라'고 안심시켜 주세요. 너무 심하게 뛰어놀지 못하게 하고, 그 대신 하루 두 번 정도 다리를 스트레칭해 주세요. 뼈의 성장과 비슷하게 근육이 성장해야 통증이 줄어들 수 있으므로, 다리 근육을 스트레칭하는 것이 통증 예방에 큰 도움이 됩니다.

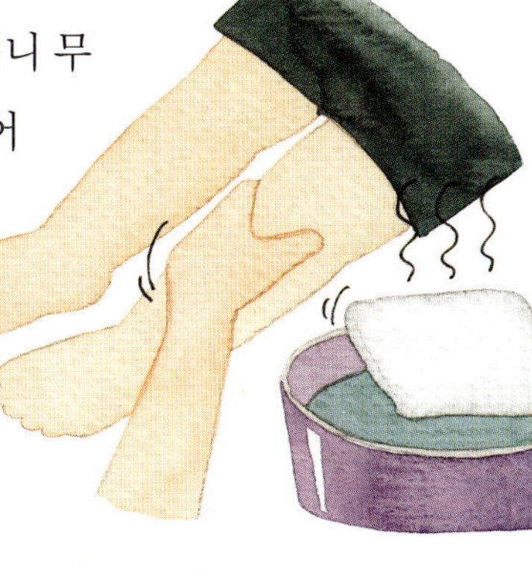

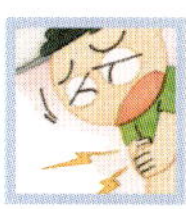

성장통을 예방하는 스트레칭

① 똑바로 서서 무릎을 약간 구부린 채로 엄마가 아이의 양쪽 무릎을 잡고서 무릎을 시계 방향과 시계 반대 방향으로 각각 다섯 번씩 돌려주세요.

② 똑바로 서서 한쪽 발을 들어 엄지발가락을 바닥에 대고 발목을 시계 방향과 시계 반대 방향으로 각각 다섯 번씩 돌려주세요. 반대쪽 발목도 똑같이 해주세요.

③ 아이는 다리를 곧게 펴고 앉은 상태에서 엄마가 두 손으로 발끝을 잡아당겨서 다섯까지 센 후 풀어주세요. 이 때 무릎이 구부려지지 않도록 주의합니다. 이 동작을 5회 정도 반복하세요.

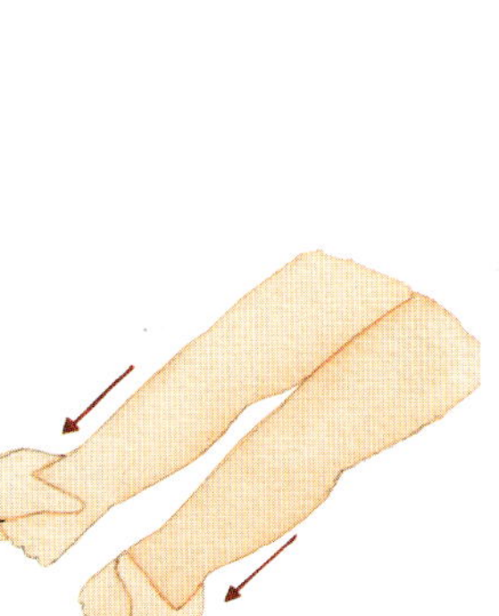

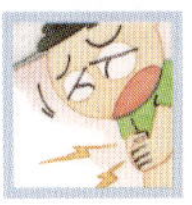

성장통을 예방할 수 있는 식이요법은요?

인스턴트 식품이나 가공 식품에 들어간 첨가물은 아이의 뼈에서 칼슘을 빼서 몸 밖으로 배설시키므로, 가급적 먹이지 않는 것이 좋아요. 그 대신 근육과 인대의 성장을 도와주는 양질의 단백질과 콜라겐이 풍부하게 함유된 식품을 먹이면 성장통 예방에 큰 도움이 됩니다.

도움이 되는 식품으로는 우유, 콩, 소의 뼈와 연골을 곤 곰국, 달걀, 등푸른 생선 등이 있어요.

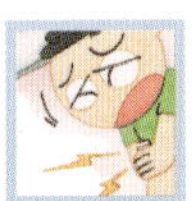

성장통을 치료할 수 있는 처방은요?

성장통은 말 그대로 성장하면서 겪는 통증입니다. 뼈의 성장 속도에 근육의 성장이 따라가지 못해서 근육통이 오는 것이므로, 근육의 성장을 돕고 근육을 부드럽게 해주는 한약을 먹이면 도움이 됩니다.

『독활기생탕(獨活寄生湯)』은 다리의 근육을 보강하는 우슬과 두충, 다리의 통증을 줄여주는 진교 · 방풍, 그리고 다리의 기혈을 통하게 해주는 독활 · 세신이라는 약재로 구성되어 아이들의 성장통을 효과적으로 줄여줄 수 있어요.

또한 피의 생성을 돕는 천궁 · 당귀 · 백작약 · 숙지황에, 기운을 북돋워 주는 인삼 · 육계 · 복령 · 감초도 들어 있어 아이의 성장과 발육을 증진시키고 면역력도 강화시키는 일석삼조의 효과를 볼 수 있답니다.

독활기생탕

구 성 약 재

우슬, 두충, 진교, 방풍,
상기생, 독활, 세신, 천궁,
당귀, 백작약, 숙지황,
인삼, 육계, 복령, 감초.

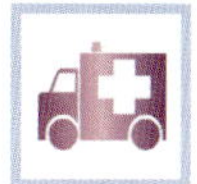 ## 이럴 땐, 재빨리 병원으로……

　다음은 성장통 이외의 다른 원인으로 인해 다리가 아플 수 있는 경우로, 각 질환이 의심될 때에는 병원에 가서 정밀검사를 받고 치료를 받도록 하세요.

　① 열이 나고, 머리가 아프면서, 팔·다리가 아프다 → 감기몸살일 가능성이 있습니다.

　② 열이 나면서 다리의 특정 부위가 아프다고 한다 → 무릎관절염, 근염, 골수염일 수 있습니다.

　③ 감기를 앓은 후 갑자기 고관절이 아프다면서 다리를 잘 움직이지 못한다 → 고관절 활막염이 의심되며, 증세가 1주일 이상 계속되면 입원치료를 받아야 합니다.

　④ 고관절이 붓고 사타구니와 엉덩이가 아파 잘 움직이지 못하고 다리를 절룩거린다, 양반다리를 하지 못한다, 무릎이 아프다 → 대퇴골두 무혈성 괴사증으로 수술을 받아야 합니다. 고관절이 아플 땐 무릎의 통증이 먼저 오는 경향이 있으므로, 아이가 무릎이 아프다고 한다면 무릎뿐만 아니라 고관절의 통증은 없는지, 고관절을 잘 움직이는지 살펴봐야 합니다.

　⑤ 아침에 일어나면 손발이 붓고, 피로해하고 잠이 많아졌다, 다리와 팔의 관절 부위가 아프다고 한다 → 소아 류머티스 관절염일 가능성이 있습니다.

　⑥ 다치고 나서 다리가 붓고 아프며 잘 움직이지 못한다 → 염좌나 골절의 가능성이 있습니다.

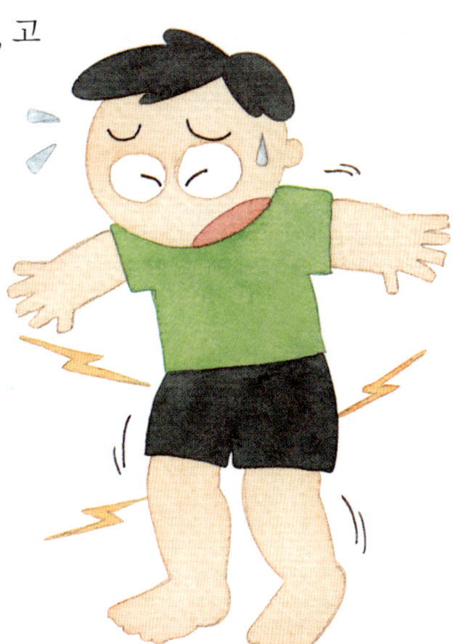

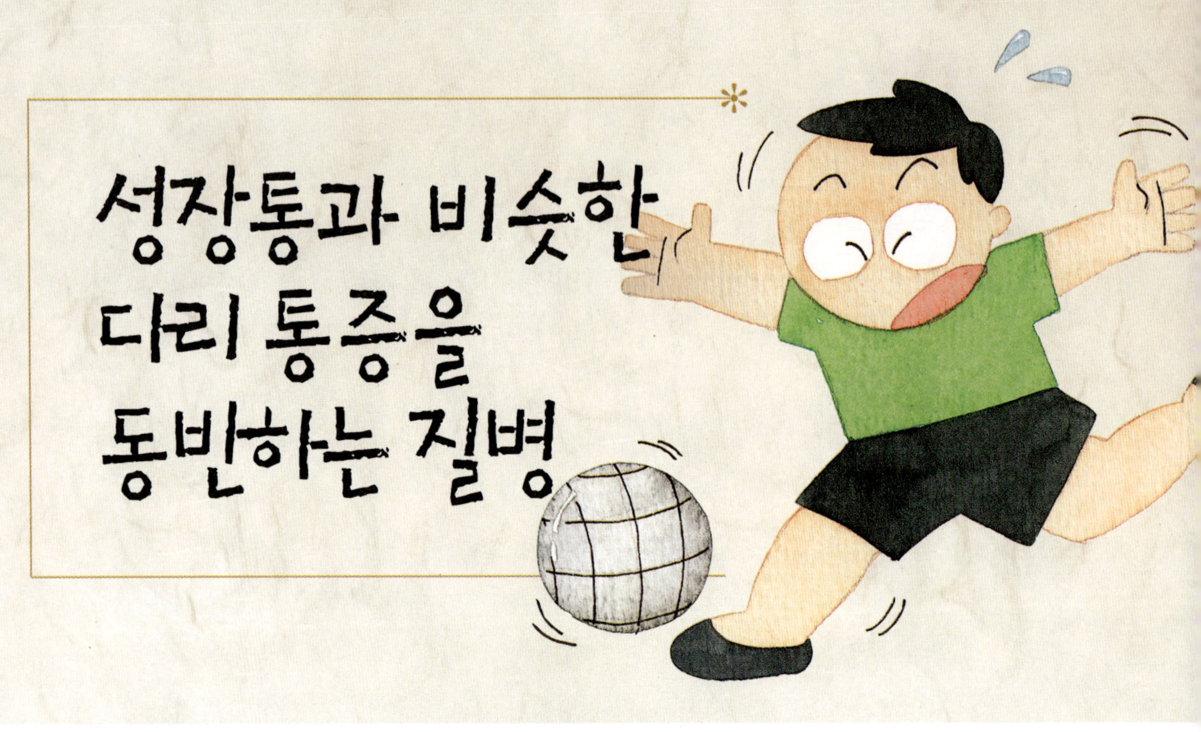

피로로 인한 야간 통증

낮 동안 다리를 너무 많이 움직이는 놀이를 하거나 심한 운동을 했을 때, 근육에 피로와 긴장이 쌓여 밤에 다리가 아플 수 있습니다. 평발인 아이의 경우에도 다리가 쉽게 피로해 밤중에 다리가 아프다고 보챌 수 있습니다. 6세 미만의 아이들에게 주로 나타나지만 간혹 초등학생 중에도 장딴지 근육 경련 등에 의해 통증을 호소하는 경우도 적지 않습니다.

이런 종류의 통증은 성장통과 마찬가지로 부드럽게 주물러 주면 금세 회복될 수 있고, 따뜻한 찜질을 해주면 통증을 완화시킬 수 있습니다. 아이들이 평소보다 심하게 운동을 한 날, 많이 걸은 날, 놀이 활동이 많았던 날 등은 아이가 다리 아프다는 말을 하지 않더라도 잠자리에 들기 전 뜨거운 물에 발을 담가 부드럽게 마사지해 주면, 아이는 훨씬 더 편안한 기분으로 잠을 청할 수 있을 것입니다. 또 아이가 몇 시간 동안 계속해서 뛰어다니는 등 운동량이 평소보다 많아진다 싶으면, 활동을 자제시키는 것이 다리 통증을 예방할 수 있는 방법입니다.

류머티스성 관절염

무릎이나 발목에 류머티스 질환이 침범되었을 경우 아이는 심한 다리 통증을 호소하게 되는데 손으로 살짝 건드리기만 해도 아픔을 느낀다는 점이 성장통과 다릅니다. 또 손·발의 관절 부위가 빨갛게 붓고, 열이 동반됩니다. 특히 아침에 일어나면 관절이 뻣뻣하고 통증이 생기는 것이 특징입니다.

따라서 아이가 다리가 아프다고 할 때 관절염인지 아닌지를 판단하려면 일단 다리를 주물러 주면서 아이의 반응을 살피도록 합니다. 마사지를 해주면 오히려 통증을 심하게 느끼는 것은 물론 담요와 같이 가벼운 물건을 올려놓기만 해도 아플 수 있으므로, 아이가 조금 부딪쳐도 인상을 찌푸리거나 울고 보챌 때는 관절염이 아닌지를 생각해 보고 진찰을 받는 편이 좋습니다.

또 아이를 눕혀 놓고 자전거를 타는 동작처럼 아이의 다리를 움직여 보는 것도 자가진단을 할 수 있는 방법입니다. 염증이 있다면 다리의 움직임은 뻑뻑합니다. 아이의 다리가 자연스럽게 돌아가지 않는다는 느낌이 들면 관절 부위를 중심으로 빨갛게 부어오른 곳은 없는지 먼저 살펴보도록 하세요.

일과성 고관절 활막염

일과성 고관절 활막염이란, 고관절의 활막(관절을 싸고 있는 두 겹의 막 중에 안쪽에 위치한 막) 부위에 염증이 생기는 증세를 말합니다. 주로 4~8세의 남자아이들에게 갑자기 찾아오는데, 여느 관절 염과는 달리 그 주변이 눈에 띄게 붓거나 열이 나지는 않습니다.

하지만 엉덩이 부분에 통증이 생기기 때문에 걸을 때 다리를 절룩거리는 것은 물론, 심하면 걷지 못하는 경우도 있습니다. 따라서 건강하게 잘 놀던 아이가 갑자기 다리가 아프다고 보채거나 다리를 절 때, 아침에 잠자리에서 일어나지 못할 때, 옷을 입히기 위해 세웠는데 서지 못하고 힘없이 주저앉으려 할 때는 일과성 고관절 활막염이 아닌가 체크해 볼 필요가 있습니다.

특히 감기를 앓은 다음이나 기관지염에 걸린 후에 많이 나타나므로, 그런 감염성 질환 후 다리를 잘 움직이지 못하면 이 병을 의심해 보세요. 별도의 치료를 받지 않아도 안정을 취하면서 쉬면 1~2주만에 자연스레 낫기 때문에 크게 걱정하지 않아도 됩니다. 아픈 부분에 무리가 가지 않도록 주의해야 하며, 절대 안정이 일과성 고관절 활막염을 치료하는 최상의 방법입니다.

결핵성 고관절염

결핵균은 신체 어느 부위라도 침입할 수 있지만 아이들의 경우 특히 척추나 고관절 부위에 들어가 문제를 일으키는 수가 종종 있습니다. 결핵

성 고관절염에 걸리면 일단 다른 관절염처럼 다리에 통증을 느끼게 되는
데, 조금이라도 걷거나 뛰고 난 후에는 고관절은 물
론 무릎·허벅지·사타구니로도 통증이 옵니다.
결핵성 관절염의 경우 미열이 올랐다내렸다를 반
복하기도 하며, 아이가 갑자기 쇠약해지면서 식욕
이 떨어집니다. 우리 나라는 생각보다 결핵 발생률
이 높아, 그 만큼 결핵균으로 인한 고관절염의 발생
가능성도 많기 때문에 각별한 주의가 필요합니다.

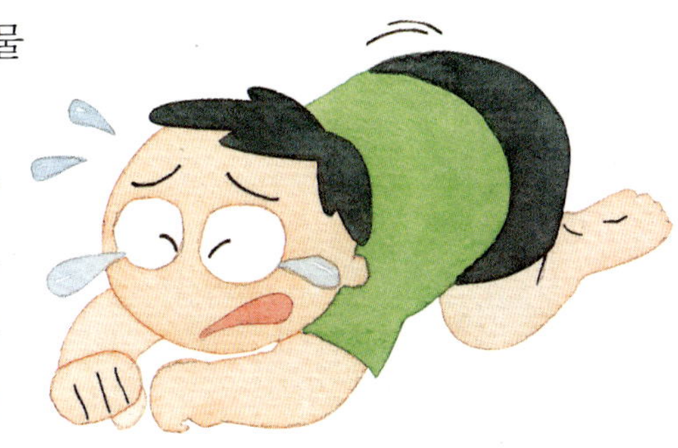

백혈병

　흔히 영화에서 불치의 병으로 등장하는 백혈병 역시 다리에 통증
을 동반하기도 합니다. 백혈병이라면 다리의 통증 외에 두통, 피로, 출혈의
증세를 동반합니다. 얼굴이 창백하고 피가 났을 때 잘 멎지 않으며 경우에 따
라 목 뒷부분에 조그만 멍울이 만져지기도 합니다.
　여느 질병과 마찬가지로 백혈병 역시 초기에 발견하는 것이 중요합니다.
아이가 다리 아프다는 말을 반복해서 할 때 의례적인 일이겠거니 하며 흘려
듣지 말고 혹 다른 증세는 없는지를 꼼꼼하게 살펴보도록 합니다.

외상

　아이들은 놀다가 발목을 삐거나 뼈에 금이 가는 일이 종종 생기곤
합니다. 하지만 아이들은 아직 충분한 의사 표현 능력이 없기 때문에 그러한
상태를 부모에게 제대로 알리지 못하는 게 현실입니다. 따라서 평소 아이의

행동에 달라진 점이 없는지 눈여겨볼 필요가 있습니다.

일단 아이의 걸음이 편안해 보이지 않고 걸으면서 인상을 쓰거나 절룩거릴 때는 혹시 어디에 부딪치거나 넘어진 적이 있는지 물어보세요. 그리고 아파하는 부위가 부어오르고, 손으로 살살 눌러봤을 때 인상을 찡그리거나 아파한다면 염좌나 골절 상태를 생각해 볼 수 있습니다.

만약 골절 상태라면 골절된 뼈 끝에 신경이나 근육, 혈관 등이 다칠 수 있으므로 심하게 당기거나 밀지 않도록 주의합니다. 또 높은 곳에서 떨어졌다거나 책상 모서리 같은 곳에 부딪쳤을 때는 상처가 없는지 곧바로 체크하세요.

부모의 관심을 끌기 위한 방법

간혹 부모의 관심을 끌기 위해 다리가 아프다는 핑계를 대는 아이들이 있습니다. 별다른 증세도 없고 멀쩡하게 잘 놀다가 갑자기 아프다는 말을 하는 경우가 바로 그렇습니다. 거짓말로 다리가 아프다고 하기도 하지만 아이 스스로 다리가 아프다고 믿는 경우도 적지 않습니다.

이럴 땐 부모의 따뜻한 애정 표현이 최상의 치료제입니다. 아이의 다리를 부드럽게 마사지해 주면서 재미있는 이야기를 해주거나 노래를 불러주면, 아이는 훨씬 편안한 기분을 느낄 수 있을 것입니다.

늘 피곤해서 축 늘어져 있어요

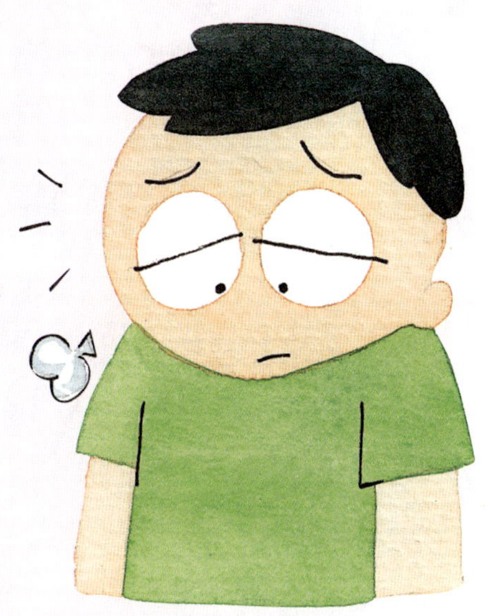

아이가 '늘 축 늘어져 있어요', '밥을 잘 안 먹고, **편식과** 밥투정이 심해요', '잔병치레가 잦아요', '또래에 비해 발육이 늦어요', '너무 말랐어요', '**의욕이 없고** 집중력이 떨어지는 것 같아요' 라며 걱정스레 한의원을 찾는 엄마들이 많습니다. 대체적으로 **허약하고** 피로를 잘 느끼는 아이는 한의학적으로 오장육부(五臟六腑)나 기혈(氣血) 중 어딘가가 허약하다고 볼 수 있으므로, 아이들이 밥투정을 하거나 학교에 가기 싫어하면 괜히 꾀병을 부린다고 생각하지 말고 아이를 유심히 관찰할 필요가 있습니다.

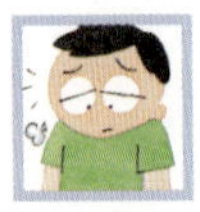 # 아이가 늘 피곤해 하는데요?

과거에는 워낙 먹을 것이 부족하고 환경 또한 불결해서 허약한 아이들이 많았습니다. 그러나 요즘은 아이들의 영양 상태가 개선되고 부모가 아이를 위생적이고 청결하게 키우기 때문에 예전에 비해 허약한 아이들이 적습니다. 이처럼 육아 환경이 개선되었는데도 불구하고, 늘 피곤함을 호소하고 체력이 약한 아이들이 있어요.

아이들이 피로를 호소하는 경우에는 우선 아이의 성장 상태를 또래아이들과 비교해 보세요. 키와 몸무게가 또래보다 떨어진 경우에는 병원을 찾아가서 검사를 해볼 필요가 있습니다. 검사에서 특별한 질환이 발견되면 그것을 치료하면 되지만, 피곤함을 호소하는 아이들의 대부분은 정상인 경우가 많아서 그냥 지켜보라고 할 것입니다. 하지만 아이는 계속 기운이 없고 맥을 못추어 부모님의 속을 상하게 하는 경우가 많을 텐데요. 이럴 땐 허약 체질이 의심되므로 한의원을 찾아 치료를 받아보는 것이 좋습니다.

특히 뚱뚱한 아이는 워낙 잘 먹고 성장 발육도 왕성하여 부모님들이 별로 신경쓰지 않고 지나치는 경우가 대부분입니다.

그러나 한의학적인 관점에서 기(氣)가 부족하면 섭취한 영양분을 활동 에너지로 바꾸지 못하여 체력은 떨어지고, 남는 영양분은 자꾸 몸에 쌓여 살이 찐다고 볼 수 있습니다. 따라서 부모님께서는 아이가 뚱뚱하다고 해서 무심하게 방관하지 말고, 기운을 보강하기 위해 더욱더 신경을 써줄 필요가 있습니다.

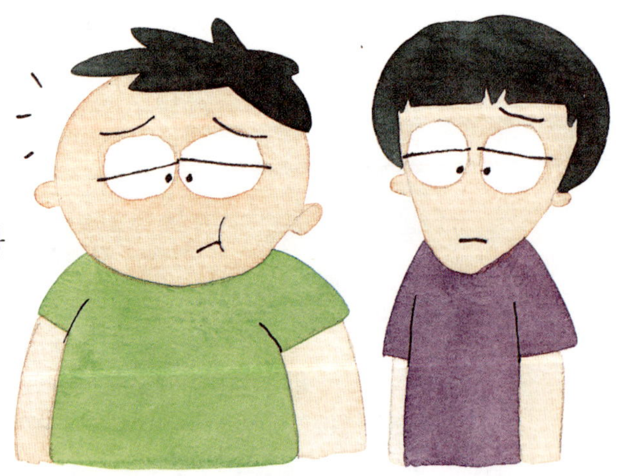

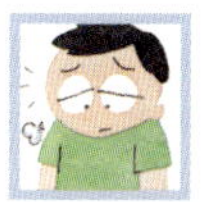

늘 피곤해 하는 아이를 어떻게 할까요?

1. 흉골을 마사지해 주세요

아이의 몸 전체에 베이비 오일을 바르고, 머리끝에서부터 발끝까지 구석구석 부드럽게 마사지해 주세요. 아이에게 마사지를 해줄 때는 손·발의 끝에서부터 심장을 향해 마사지해 주어야 말초혈액순환이 촉진되어 전신의 피가 맑아질 뿐만 아니라, 말초신경 하나하나의 자극이 뇌에 전달되어 뇌신경이 발달되고 뇌의 호르몬 분비가 잘 되어 건강하게 자랄 수 있게 된답니다.

특히 잔병치레가 잦고, 피로를 잘 느끼는 아이에게는 흉골 마사지가 큰 도움이 됩니다. 흉골은 양쪽 가슴 사이에 세로로 있는 뼈로, 이 부분에 오일을 발라 손바닥의 두꺼운 부분으로 부드럽게 돌려가며 마사지해 주세요. 흉골의 아랫부분에는 면역 물질을 분비하는 '흉선' 이 있는데, 이것은 어릴 때는 점점 커지다가 12세 이후부터는 크기가 서서히 줄어들어 퇴화합니다. 따라서 흉선이 계속 발달하는 12세 이전까지 꾸준히 마사지해 주면 면역 물질이 활발하게 분비되어 잔병치레를 덜 하게 되고 건강하게 자랄 수 있답니다.

2. 일광욕을 시켜주세요

매일 따뜻한 햇볕을 쬐어주세요. 사람의 몸에는 햇볕을 쬐면 비타민 D로 변하는 전구체가 있어서 햇볕을 쬐면 비타민 D가 만들어져 뼈의 성장이 왕성해집니다. 또한 면역 성분의 분비가 활발해져서 병을 이기는 힘이 강해지고, 우울증을 일으키는 멜라토닌이라는 호르몬의 분비가 억제되어 정서적으로 밝고 긍정적인 아이로 성장할 수 있게 됩니다.

건강한 아이로 자라게 하는 일광욕!

생후 1주일~1개월까지는 창문과 베란다 문을
닫은 상태에서 커튼을 살짝 가린 채 간접적으로
일광욕을 시키고, 본격적인 일광욕은 1개월 이후부터
시작하세요.

① 일광욕 시간은 햇빛이 너무 강하지 않은 오전 10
시와 오후 4시가 좋아요.
② 햇빛이 가장 좋은 베란다 문이나 창문의 커튼을
열고 창문 가까운 곳에 아이를 편히 눕히세요.
③ 아이에게 모자를 씌워서 눈에 햇빛이 비치지 않도록 해
주세요.

3. 가벼운 운동을 시켜주세요

운동을 하면 체력을 기르면서 식욕도 북돋워 줄 수 있기 때문에, 적당히 뛰
놀 수 있는 운동을 하도록 유도해 주세요. 다만 너무 힘든 운동은 오히려 몸
에 피로 물질을 쌓이게 하고, 위장의 기운을 떠오르게 하여 구역질이나 구토
를 일으킬 수 있고 그로 인해 입맛도 떨어지게 할 수 있으므로 오랫동안 땀을
뻘뻘 흘릴 정도로 운동하지 못하게 해주세요.

4. 낮잠을 재우세요

매일 30분에서 1시간 정도 규칙적으로 낮잠을 자게 해주세요. 아이가 낮잠
을 자면 몸의 피로가 풀어지고, 정신적인 스트레스가 해소되어 육체적 · 정
신적인 건강을 유지할 수 있게 됩니다.

5. 질 좋은 비타민 C와 단백질이 풍부한 식품을 먹이세요

세포에 쌓인 피로를 풀어주는 비타민 C와 근육과 살의 구성 성분이 되는 질
좋은 단백질을 많이 먹이도록 하세요. 비타민 C가 많이 함유되어 있으면서

피로를 잘 풀어주는 식품으로는 미역, 다시
마, 감, 귤, 오렌지, 딸기, 토마토, 당근, 양
배추, 오이 등이 있어요. 그리고 콩, 해삼,
전복, 새우, 등푸른 생선에는 질 좋은 단백
질이 많이 함유되어 있어서 아이들의 체력
보강과 면역력 강화에 큰 도움이 됩니다.

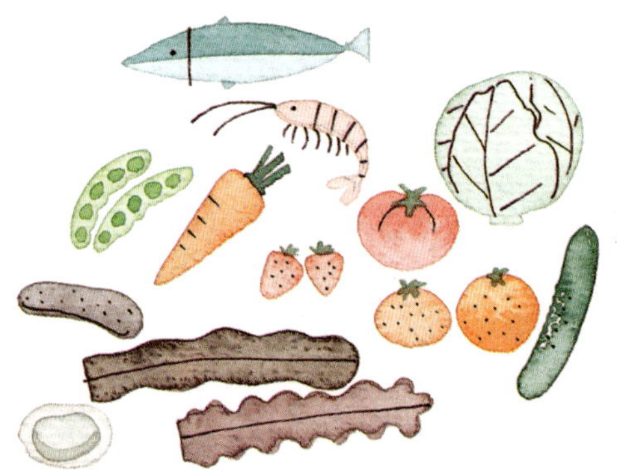

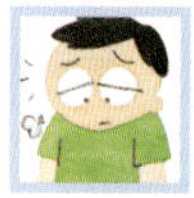 허약 체질인 아이에게 좋은 음식은요?

1. 당근구이 · 당근죽

체질이 허약하여 기력이 없고 감기에도 잘 걸리는 아이는 당근을 꾸준히
먹이면 좋은데, 당근에는 사람의 몸에 꼭 필요한 비타민과 미네랄이 거의 모
두 들어 있을 뿐 아니라 그 영양분들이 균형을 이루고 있는 좋은 채소이기 때
문입니다.

당근에는 미네랄 가운데서도 특
히 이온과 염소, 인이 많이 들어 있
어 위장과 간장을 튼튼하게 만들어
주므로 위장이 쇠약하여 식욕까지
없을 때 불에 당근을 구워 식사 전
에 1/2개씩 먹이면 좋습니다.

또 당근즙에 벌꿀을 조금씩 넣으면
먹기 싫어하는 아이도 잘 먹으므로 하루에 1컵씩
마시게 하는 것도 좋은 방법입니다. 특히 위가 약한
아이라면 당근 주스를 만들 때 양배추를 함께 섞어주면 더욱 좋은 효과를 볼
수 있어요.

2. 밤암죽

밤은 그냥 먹어도 맛이 좋지만 꿀물에 재어 먹거나, 밤즙에 녹말과 꿀을 섞어서 조린 다음 떡처럼 만든 밤편을 해먹어도 좋습니다. 생밤을 물에 담갔다 갈아서 즙을 낸 다음 불에 올려 저으면서 묵처럼 익혀 먹을 수도 있는데, 이를 밤즙이라고 합니다.

고려시대 이후부터는 약밥에 밤을 넣었으며 특히 병으로 쇠약해진 몸을 회복하는 데 좋다 하여 밤암죽을 많이 애용했습니다. 밤암죽은 밤 껍데기를 벗기고 물에 불렸다가 강판에 갈아 물을 조금 넣고 체에 거른 다음 불에 천천히 끓여 익힌 죽을 말합니다.

예로부터 배탈, 설사, 식욕부진, 요통 등에 밤을 약으로 썼으며 소화불량에도 좋습니다. 또 아이가 만성 허약증으로 기침을 할 때도 밤암죽이 잘 듣습니다. 그러나 감기처럼 외부로부터 감염된 질환 때문에 기침을 하는 경우에는 쓸 수 없습니다.

밤꿀경단

재료 밤 1되, 잣 1컵, 꿀 반컵, 소금 조금.

만드는 법 밤은 푹 삶아 살만 발라놓고, 잣은 고깔을 떼고 헝겊으로 닦아서 곱게 다진다. 삶은 밤이 식기 전에 곱게 찧어 식힌 다음 체에 내려 꿀을 섞고 소금으로 간한다. 체에 내린 밤을 새알 크기 경단으로 빚은 후 잣가루에 굴린다.

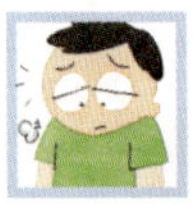

아이들의 피로를 풀어주는 약차!

1. 인삼 · 대추차

인삼의 사포닌은 비(脾)와 폐(肺)의 기운을 돋우는 효과가 있어 입맛이 없고 땀이 많이 나며, 조금만 운동을 해도 숨이 차는 아이에게 좋아요.

대추는 약해진 위장의 기능을 회복시켜 밥을 잘 먹지 않는 아이의 입맛을 돌게 하며, 원기를 북돋워줌으로써 포동포동 살이 오르게 도와줍니다.

인삼 1뿌리, 대추 5개를 2컵의 물을 붓고 중불에서 뭉근하게 끓여 물이 반으로 줄면 하루 동안 여러 번으로 나누어 먹이세요.

2. 구기자 · 오미자차

오미자는 새콤한 맛이 있어서 입맛이 없는 아이의 식욕을 돋우어 주며, 신진대사를 촉진시켜 피로 물질의 배설을 도와주는 효능이 있어요. 또한 뇌파를 자극하는 성분이 있어서 기억력을 증진시키고 순발력을 높여줍니다. 구기자 또한 피로를 풀어주는 효과가 있으며, 근육과 뼈에 집중적으로 영양분을 공급하여 아이들이 잘 성장할 수 있도록 도와줍니다.

낮에 뛰어놀고 나서 밤이면 곯아떨어지고 다음 날 아침이면 일어나기 힘들어 하는 아이, 근육이 단단하지 않고 물러 보이는 아이, 책이나 텔레비전을 많이 봐서 눈이 피로한 아이에게 구기자 · 오미자차를 달여 먹이세요.

구기자 6g에 물 2컵을 붓고 끓여 물이 반으로 줄면 오미자 6g을 넣어 한소끔 끓어오르면 불을 끄고 하루 동안 여러 번으로 나누어 먹이세요.

3. 생맥산

여름철에 아이가 땀을 많이 흘려 기운이 없거나 더위를 먹었을 때, 갈증이 나서 계속 물을 들이킬 때 『생맥산(生脈散)』이 아주 좋아요. 여름철이 다가오면 생맥산을 끓여 냉장 보관해 두고 온 가족이 음료수 대신 먹을 수 있게 해주세요. 여름 타는 것을 막고, 기운을 돋워주어 여름을 좀 더 수월하게 날 수 있답니다.

맥문동 8g, 오미자 4g, 인삼 4g을 준비하여 깨끗하게 씻으세요. 일단 맥문동과 인삼에 물 5컵을 붓고 센 불로 끓이다가 물이 끓어오르면 약한 불로 줄이세요. 물이 반으로 줄면 오미자를 넣고 살짝 끓인 후 불을 끄고 식히세요. 생맥산이 식으면 유리병에 담아 냉장고에 넣어두고 수시로 먹이세요.

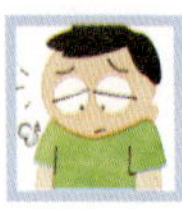 # 피로를 풀고 기운을 돋아주는 처방은요?

아이들의 피로를 풀어주면서 잔병치레를 예방하는 좋은 처방으로 『소건중탕(小建中湯)』이 있어요. 『소건중탕(小建中湯)』은 너무나 허약하여 조금만 움직여도 피로하여 금방 곯아떨어지고, 눈동자에 기운이 없고, 얼굴에 마른 버짐이 피고, 감기에 잘 걸리고, 걸핏하면 배가 아프다고 하며, 밥을 잘 먹지 않는 아이에게 먹이면 아주 효과적이에요.

이러한 증세와 함께 잘 때 땀을 뻘뻘 흘리고, 낮에 조금만 뛰어도 땀이 송글송글 맺히고, 얼굴에 핏기가 없고, 목소리가 약해지는 등 더욱 심한 기혈(企血) 부족 증세가 보일 때는 황기와 당귀를 가미한 『귀기건중탕』을 먹이면 체력이 잘 회복된답니다.

그런데, 어떤 엄마들은 혼자 한의원에 와서는 '아이가 늘 피로해하고 힘이 없어보인다' 며 보약을 지어달라고 하는 경우가 종종 있어요. 대부분의 엄마들이 보약은 다 같은 것인 줄 알고 말만 하면 처방이 가능하다고 생각하기 때문이에요. 하지만 아이가 피로하고 허약한 것도 여러 가지 원인이 있을 수 있으므로, 한약을 지을 때는 반드시 아이를 한의원에 데리고 가서 오장육부(五臟六腑) 중 어디가 허약한지를 진찰한 다음 약을 짓도록 하세요.

소건중탕

구성약재

백작약, 계지, 감초, 교이, 생강, 대추.

귀기건중탕

구성약재

황기, 당귀, 백작약, 계지, 감초, 교이, 생강, 대추.

잠시도 가만 있지 못하고, 산만해요

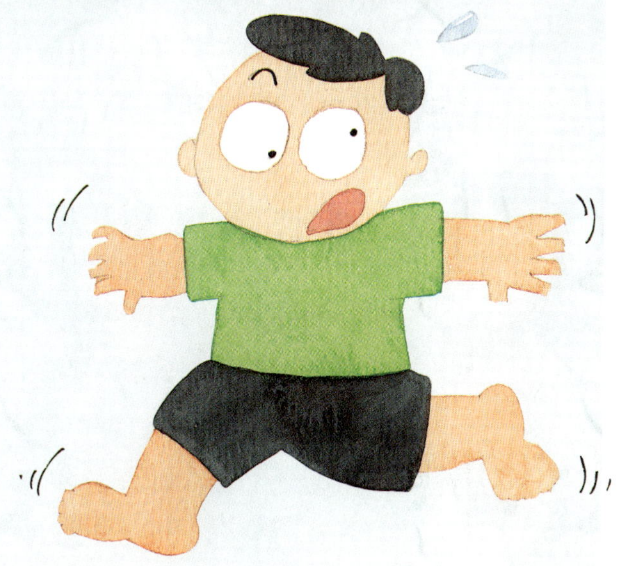

잠시도 가만 있지 못하고 쉴새없이 부산하게 움직이는 장난꾸러기. 한 가지 놀이에 10분 이상 **집중**하지 못하고, 누가 있든없든 아랑곳하지 않고 이리 저리 뛰어다니는 아이. 아직 어려서 그러려니 했는데, 유치원을 다니면서도 친구들과 어울리지 못하고 수업을 진행할 수 없을 정도로 **산만한** 아이가 있어요. 이른바 '**주의력 결핍 과잉행동 장애(ADHD)**' 아이입니다.

다른 아이에 비해 좀 더 활동적이리라 생각하고 내버려두었다가는 자칫 사회생활에 적응하지 못하고 학습부진, 왕따, 우울증 등의 문제로 진행할 수 있으므로 행동을 유심히 관찰할 필요가 있습니다.

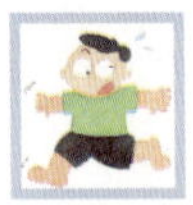

'주의력 결핍 과잉행동 장애' 도 병인가요?

'주의력 결핍 과잉행동 장애' 란 주의 산만, 집중력 결핍, 과잉행동, 충동적인 행동 등을 특징으로 하는 자기조절 능력의 장애를 말합니다. '아이가 지나치게 부산하다, 수업시간에 집중하지 못한다, 갑자기 충동적인 질문을 한다, 혼자서 소리를 지른다, 자기 물건을 잘 챙기지 못한다, 또래들이 할 수 있는 쉬운 과제를 잘 해결하지 못한다' 등의 문제를 보인다면 이런 장애를 의심해 보아야 합니다.

보통 집에 있을 때는 심각하게 받아들이지 않았던 행동들이 아이가 집단생활을 하면서부터 그 심각한 문제점이 드러나게 됩니다.

문제는 이런 아이들의 절반 정도가 품행 장애를 갖고 있다는 것입니다. 거짓말을 하고, 다른 사람을 속이며, 싸움을 걸고, 다른 사람을 괴롭히는 경향을 보입니다. 어른에게 반항을 하거나 대들고, 규칙을 어기는 행동을 서슴지 않으므로, 정상적인 집단생활이 불가능해집니다.

아이는 선생님께 야단맞는 것이 버릇이 되고, 친구들 사이에서도 지진아와 문제아로 낙인이 찍히게 되어 자신에 대한 이미지가 부정적으로 굳어질 수 있습니다.

더 심각한 것은 이들 중 1/4 정도가 커서 반사회적 인격 장애를 갖게 될 수 있다는 것입니다. 이들은 범죄를 저지르고, 약물을 남용하며, 사회규범에 반하는 충동적인 행동으로 사회에 심각한 문제를 낳을 수도 있습니다.

따라서 부모는 자녀를 세심하게 관찰하여 이런 문제가 의심된다면 적절한 지도와 치료를 받도록 하여, 청소년기나 성인기에 더 큰 문제로 진행하는 것을 막아야 할 것입니다.

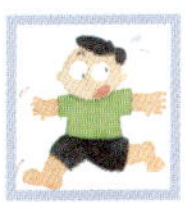

왜 이런 장애가
생기는 것일까요?

유전적으로 부모가 주의력 결핍 과잉행동 장애를 갖고 있었다면 아이도 장애를 가질 확률이 57% 정도입니다. 심각한 뇌 질환으로 뇌에 손상을 입은 아이, 또는 산모가 임신중 흡연·음주·약물 복용을 한 경우에 아이가 주의력 결핍 과잉행동 장애가 될 확률이 높습니다. 환경 오염으로 인한 독소들이 뇌 작용과 뇌의 발달을 해쳐

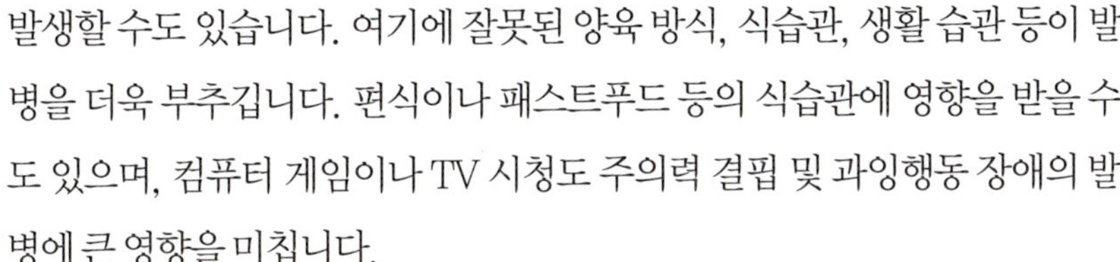

발생할 수도 있습니다. 여기에 잘못된 양육 방식, 식습관, 생활 습관 등이 발병을 더욱 부추깁니다. 편식이나 패스트푸드 등의 식습관에 영향을 받을 수도 있으며, 컴퓨터 게임이나 TV 시청도 주의력 결핍 및 과잉행동 장애의 발병에 큰 영향을 미칩니다.

외동이로 키워진 아이, 맞벌이 부부에게서 자란 아이, 오냐오냐 사랑만 받고 자란 아이들이 자기조절 능력을 배우지 못해 주의력 결핍 과잉행동 장애로 발전하게 됩니다. 하지만 선천적으로 주의력 결핍 과잉행동 장애 아이로 태어났다고 하더라도 환경이나 양육에 세심한 신경을 써준다면 성인이 되어서도 별다른 문제없이 살아갈 수도 있으므로, 무엇보다 부모님이 자녀 양육관을 올바로 수정할 필요가 있습니다.

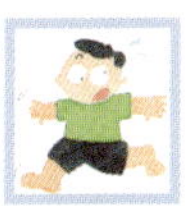

'주의력 결핍 과잉행동 장애'의
자가진단법은요?

대부분의 아이들은 어른들처럼 집중력이 좋을 수가 없습니다. 그렇지만 심하게 산만한 경우에는 부모님께서는 한 번쯤 '주의력 결핍 과잉행동 장애'가 아닌지 의심을 해볼 수 있습니다.

다음은 〈집중력 테스트〉 방법입니다. 평소 아이의 행동을 가장 잘 묘사하고 있는 곳에 해당 점수를 표시하세요.

내 용	전혀 그렇지 않다 (0점)	조금 그렇다 (1점)	많이 그렇다 (2점)	매우 많이 그렇다 (3점)
1. 엄마와 눈을 맞추기가 쉽지 않다.				
2. 같은 자리에 한동안 가만히 앉아 있질 못한다.				
3. 외부 자극에 쉽게 산만해진다.				
4. 엄마의 지시를 잘 따르지 못한다.				
5. 나이에 맞게 적당한 행동을 잘 하지 못한다.				
6. 또래의 다른 아이들과 잘 어울리지 못한다.				
7. 과제나 놀이 활동에 지속적으로 집중하지 못한다.				
8. 하나의 활동을 채 마치기 전에 다른 활동을 시작한다.				
9. 차분하고 조용하게 놀지 못한다.				
10. 말을 많이 하고 소리가 크다.				
11. 다른 사람에게 자주 방해가 된다.				
12. 다른 사람이 자기에게 하는 말에 귀를 기울이지 않는다.				
13. 앞뒤를 생각하지 않고 위험한 행동을 자주 한다.				
14. 가족 놀이에서 자기 차례를 기다리지 못해 놀이가 안 된다.				
15. 손을 만지작거리거나 발을 움직이는 등 몸을 가만히 두지 못한다.				

※ 2점 이상(많이 그렇다)에 표시한 항목이 최소한 8가지 이상이고, 이러한 모습이 6개월 이상 지속되면 주의력 결핍 과잉행동 장애일 가능성이 높습니다. 이럴 경우 먼저 전문기관을 찾아 정확한 검사를 받아봐야 합니다.

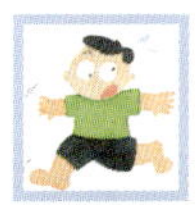

'주의력 결핍 과잉행동 장애' 일 때는 아이를 어떻게 돌봐야 할까요?

1. 생활 규율을 만들어 주세요

주의력 결핍 과잉행동 장애 아이는 야단맞을 일이 많기 때문에, 오히려 부모님이 아이의 특성을 잘 파악하여 행동 특성을 배려한 규율을 만들어 주는 것이 좋아요. 예를 들어 아이가 놀다가 끝날 때가 되면 '이제 장난감을 어떻게 해야 할까?' 라며 미리 신호를 준다든가, 아이가 15분 정도 앉아 있다가 부산히 돌아다닌다면 14분마다 '얌전히 있어야지!' 라며 신호를 주어 야단맞을 일을 줄여주는 것이 좋아요. '식사 중 돌아다니지 않기, 동생이나 동물을 때리지 않기, 남의 말에 끼어들지 않기' 등 구체적인 규율을 만들어 주면 아이가 자신을 통제할 수 있는 여유가 생기게 됩니다.

2. 얘기할 때는 아이의 눈을 보며 말하세요

주의력 결핍 과잉행동 장애를 보이는 아이들은 남의 말을 주의깊게 듣지 않습니다. 따라서 아이의 머리나 어깨를 붙잡고 눈을 마주보며 천천히 말을 해서 아이가 관심을 갖고 끝까지 들을 수 있도록 도와줄 필요가 있습니다. 단호하면서 명료하게 아이가 해야 할 행동을 강조하면서 지시하되, '하지 마!' 가 아니라 '해보세요' 라는 긍정적인 문장을 쓰도록 하세요. 한 번에 여러 가지 말을 하면 아이가 모두 수행해 내기 어려워 좌절해 버리므로, 한 번에 한 가지 행동만 지시하세요.

3. 정당한 처벌과 보상을 해주세요

아이에게 '~하면, ~할 수 있어!' 라고 행동에 따른 정당한 보상을 말해주면, 아이가 부모님의 지시를 따르게 되고 또한 보상을 받을 때마다 자신감을 얻을 수 있습니다. 그리고 칭찬을 할 때 따뜻하게 스킨십도 함께 해주면 아이의 자존심이 더욱더 높아집니다. 반대로 규칙을 어겼을 때에는 벌칙을 받도록 정해두어야 합니다. 예를 들어 아이는 부모와 떨어져 있는 것을 두려워하므로, 자기 방에서 5분 동안 반성하라고 하는 등의 방법이 적절합니다.

4. 가상문제 해결놀이를 해보세요

사람의 지시를 잘 따르지 못하는 아이는 심부름을 시켜, 작업수행 능력을 길러주세요. 예를 들어 '1,000원을 가지고 가서 500원짜리 과자와 300원짜리 공책을 사고, 200원을 거슬러와야지.' 라는 등 지시사항에 따라 순서에 맞게 일을 끝내면 심부름이 완성된 것으로, 잘 했을 때에는 상을 주고 실수했을 때에는 문제를 지적하고 다시 한번 만회할 기회를 주도록 하세요.

5. 선생님께 도움을 요청하세요

아이가 닮을 수 있는 모범생의 옆자리에 앉혀 주도록 유치원이나 놀이방 선생님께 양해를 구하세요. 그리고 시선을 분산시키는 것들이 있는 곳을 피해, 외부의 자극이 적으면서 선생님이 관찰하기 쉬운 자리를 지정해 주도록 하세요. 수업중 적당한 간격을 두고 칠판을 지운다거나 숙제를 걷어오는 등의 일을 시켜 돌아다닐 수 있게 배려해 주세요. 친구들 앞에서 난처하거나 창피당하는 일이 없도록 너무 어려운 문제를 물어보지 말도록 하고, 숙제도 다른 아이보다 적게 시키도록 부탁하세요. 그리고 숙제를 잘 해왔을 때에는 칭찬을 하여 성취감을 주도록 해주세요. 칠판을 지우거나, 심부름을 시키는 등 특정한 일은 계속 시켜서 그 분야에서는 아이가 가장 잘 한다는 생각을 갖도록 해주면 긍정적인 성격 형성에 큰 도움이 됩니다.

6. 단맛이나 자극성이 강한 음식을 먹이지 마세요

요즘 주의력 결핍 과잉행동 장애 아이가 많은 것은 단 음식과 패스트푸드

일색인 식습관 탓도 있습니다. 특히 꿀·사탕·초콜릿·파이·껌·케이크·아이스크림 등에 들어 있는 설탕류, 콜라와 같은 탄산 음료에 들어 있는 카페인은 뇌신경을 흥분시켜 집중력을 떨어뜨리므로 가급적 먹이지 않는 것이 좋습니다.

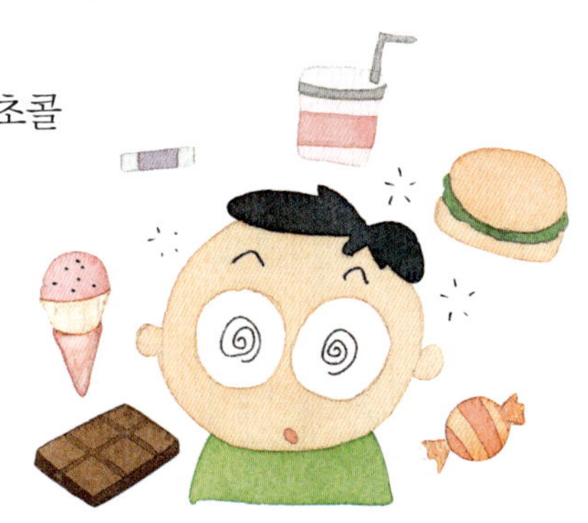

7. 숙면을 취할 수 있도록 도와주세요

잠자기 전에는 자극적인 영상물을 보지 못하게 하고, 거칠고 격렬한 놀이는 삼가도록 해주세요. 그리고 아이의 방은 길가에서 먼 곳으로 정하여 소음이 적게 들어오도록 하고, 가족들도 밤에는 조용한 환경을 유지해 주세요.

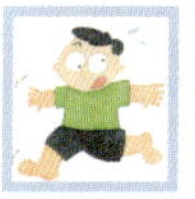 '주의력 결핍 과잉행동 장애' 를 치료하는 처방은요?

한의학에서는 심장(心臟)과 비장(脾臟)이 허(虛)하여, 기운이 중심으로 모이지 못하고 여러 곳으로 흩어짐으로 인해 주의력과 집중력이 떨어진다고 여깁니다. 따라서 심장(心臟)과 비장(脾臟)을 보(補)하면서, 정신을 안정시키는 치료를 시행합니다.

그 대표 처방으로 『귀비탕(歸脾湯)』이 있는데, 흩어진 기운을 심장과 비장으로 모이게 하여 정신력을 강화시켜 주고 마음을 안정시켜 주는 효능이 있어 주의력 결핍 과잉행동 장애 아이의 행동 개선에 큰 도움이 됩니다.

귀비탕

구 성 약 재

당귀, 용안육, 산조인,
원지, 인삼, 황기, 백출,
백복신, 목향, 감초,
생강, 대추.

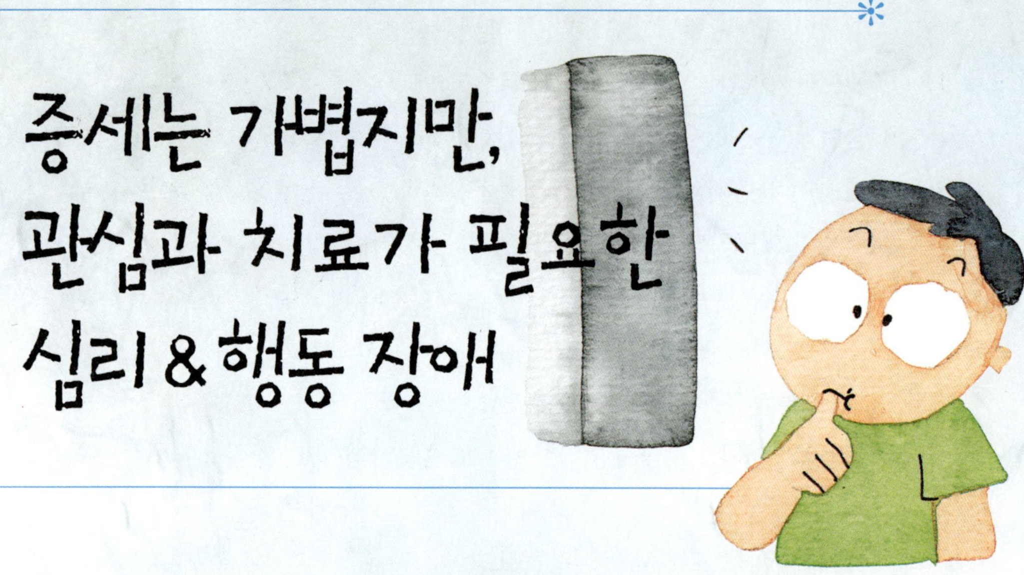

아이들의 신경질적인 반응이나 비정상적인 습관도 알고 보면 정신이나 행동에 장애가 있어 일어나는 경우가 많습니다. 몸이 아플 때 병원에 가는 것처럼 아이의 정신에 문제가 있을 때도 빨리 발견해서 치료를 받는 것이 좋습니다. 중요한 것은 정신 장애도 빨리 발견하면 거의 정상으로 고칠 수 있다는 것입니다. 엄마들도 쉽게 진단할 수 있는 정신 및 행동 장애의 원인과 치료법을 살펴보세요.

 손가락 빨기

① 원인

정상적인 발달을 하는 아이들도 손가락을 빠는 경우를 흔히 볼 수 있죠. 이때의 아이는 발달 과정이 구강기에 있어 입으로 모든 사물을 탐색하기 때문입니다. 어떤 아이는 텔레비전에서 재미있는 장면이 나올 때, 잠들기 전, 배고플 때, 아플 때, 또는 정서적으로 다소 불안할 때 손가락을 빨기도 합니다.

동생이 생긴 아이가 일시적으로 손가락을 빠는 경우도 있습니다. 하지만 유치원에 들어갈 나이가 되어서도 계속 손가락을 빨 때는 세심하게 관찰할 필요가 있습니다. 불화가 잦은 가정에서 자란 아이의 경우에는 더 심하게 손가락을 빠는 경향이 나타납니다.

이외에도 정신적인 긴장 상태에 있거나 정서적으로 안정되지 않을 때 이런 증세가 나타나므로 빨리 치료해 주는 것이 좋습니다.

② 증세

구강 탐색기인 생후 15개월이 지났는데도 계속 손가락을 빨거나, 지속적으로 심하게 손가락을 빨아 손가락 끝 부분에 옹이가 박히기도 합니다. 담요나 장난감, 옷깃을 빨기도 하는데, 빨지 못하게 하면 지나치게 불안해 하거나 잠을 못 잘 수도 있습니다.

③ 치료법

아이가 손가락을 빤다고 벌을 주거나, 손가락을 빨지 말라는 식으로 타일러서 빨지 못하게 하는 것은 좋지 않습니다. 또한 필요한 경우도 있지만, 손가락에 쓴 약을 바르거나 반창고를 감거나 장갑을 끼워 손가락을 빨지 못하게 하면 아이는 더 불안해하며, 나중에 더 심하게 손가락을 빨게 됩니다.

우선 엄마는 아이가 어떤 때에 손가락을 빠는지를 세심하게 살펴봐야 합니다. 아이가 손가락을 심하게 빨 경우에는 무언가 욕구불만이 있거나 정서적으로 불안하다는 증거이기 때문이죠. 이 증세는 엄마가 세심하게 돌봐주면 대부분의 경우 사라지게 되므로 크게 걱정하지 않아도 됩니다.

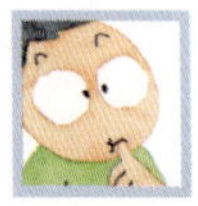

머리를 부딪치는 버릇

① 원인

이유 없이 머리를 반복해서 부딪치는 버릇을 '헤드뱅잉'이라고 합니다. 돌 이전의 유아에게서도 가끔 이 버릇을 볼 수 있는데, 부모로부터 충분히 사랑을 받지 못하는 아이나 가정 불화가 많은 집안의 아이, 혹은 발달지체 아이에게서도 찾아볼 수 있습니다. 여자아이보다는 남자아이들에게 이 증세가 많이 나타나고 있습니다.

② 증세

꼿꼿이 앉은 자세에서 머리를 방바닥에 부딪치거나, 벽에 자신의 이마를 계속 부딪칩니다. 밤에 잠들기 바로 전이나 낮잠 자기 바로 전에 더 심하게 머리를 부딪칩니다. 이 버릇이 있는 아이는 이마에 피가 맺히고 멍이 들어도 울지 않고 계속해서 반복하는 경향이 있습니다.

③ 치료법

이 버릇이 있는 아이들은 일반적으로 행복해 보이지 않습니다. 아이가 잘 때 혼자 자게 두지 말고, 잠들 때까지 곁에서 자장가를 불러주거나 재미있는 이야기를 해주는 것이 좋습니다. 또한 스킨십을 많이 해주는 것이 중요합니다. 아이가 자는 잠자리나 침대 주위에는 두꺼운 패드 등을 깔아 다치지 않도록 해주는 것도 필요합니다. 아이가 계속적으로 헤드뱅잉을 하면 발달전문가를 찾아가 정확한 원인을 알아보고 심리치료, 행동수정 혹은 행동치료를 받아야 합니다.

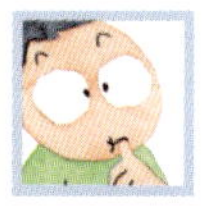
말더듬

① 원인

생리적 · 기질적 · 심리적 · 환경적 · 학습적 요인들이 복합적으로 상호 작용하여 나타납니다. 정상적으로 발달하고 있는 아이의 경우에도 일시적으로 말을 더듬는 경우가 있는데, 이는 아이가 생각하는 힘은 많이 생기지만 아직 어휘가 풍부하지 않아 나타나는 것입니다. 이런 경우에는 그냥 놔두면 자연스럽게 사라지게 됩니다. 이 때 엄마가 심각하게 걱정하여 꾸중하거나 주의를 주면 더 심해질 수 있으므로 꾸중보다는 격려와 위로가 필요합니다.

② 증세

대개 3가지의 유형으로 나타나는데 말소리를 반복하거나, 말소리를 늘리거나, 말소리가 막히는 것 등입니다.

말소리가 막히는 경우는 아이들에게 많이 나타나는 증세로, 한 단어의 말소리를 계속 반복하고 다음의 소리로 넘어가게 됩니다. 예를 들면 '아버지가 오신다' 라고 말을 해야 하는데 '아버지' 라고 말하는 대신 '아-아-아-아버지' 식으로 '아' 자를 몇 번 반복하고 나서 나중에 연결지어 말을 합니다. 말소리를 늘리는 경우는 '아---버지' 식으로 말합니다. 말소리가 막히는 상태는 말더듬이 상당히 진전된 상태이므로 즉시 치료를 받아야 합니다.

③ 치료법

정상적인 언어 발달 과정에서 생길 수 있는 말더듬은 대부분 자연스럽게 없어집니다. 그러나 5~6세가 지난 이후에도 계속 말을 더듬으면 언어치료실이 있는 병원이나 기관에서 말더듬 진단을 받아보고, 언어교정 전문가의 언어교정 치료도 받아야 합니다. 필요에 따라서는 정신과 전문의의 도움이 필요하기도 합니다.

학습 장애

학습 장애는 다른 말로 '미세 뇌기능 장애'라고 하며, 원인은 지능은 정상인데 중추신경계에 어떤 장애가 있을 것으로 추정되고 있으며, 학습에 관련된 읽기·산술·쓰기 능력이 다른 아이들에 비해 현저하게 떨어지는 장애를 말합니다. 학습 장애는 학습지진이나 학습부진과 구별해야 합니다. 학습지진은 지능이 떨어져 정상 아이와 같이 학습을 하기 어려운 경우를 말하며, 학습부진은 정상적인 지능과 읽기·쓰기 능력을 갖고 있는데 학습 습관이 안 잡혀 있거나 공부 방법을 모르거나 학습할 환경이 갖추어지지 않아 정서적 불안 등으로 인해 학업 진행이 매우 떨어진 경우입니다.

대개 다음의 경우에는 학습 장애를 의심해 볼 수 있습니다. 어릴 때 언어 발달이 조금 느렸거나 문장이나 어휘를 사용하는 것이 유치한 경우, 시각·촉각·청각 등에 있어서 과민반응이나 과소반응을 보이는 경우, 만들기 등을 할 때 손을 사용하는 것이 서툰 경우 등입니다. 이외에도 주의집중이 어렵거나 과잉행동의 특징을 보입니다.

즉 너무 많이 움직이거나 행동한 다음에 무엇을 해야 할지 모르고, 충동적으로 행동을 하며 일을 끝까지 마무리짓지 못하는 경우가 많습니다. 이야기를 할 때도 끝까지 듣지 않고 중간에 대답하기도 합니다. 또한 친구와 잘 놀지 못하고, 규칙 지키기, 차례 지키기, 나누기 등의 능력이 떨어집니다.

학습 장애는 읽기 장애, 쓰기 장애, 산술 장애로 나누어 볼 수 있습니다.

1. 읽기 장애

읽기 장애가 있는 아이는 읽을 때 띄어읽기에 어려움이 있고, 단어를 바꾸거나 생략해서 읽는 것이 특징입니다. 또한 소리내서 읽거나 속으로 읽을 경우나 눈으로 읽을 때 이해 속도가 느리고 이해를 잘 하지 못합니다.

이 증세의 진단은 초등학교 1~2학년이 되어서야 가능한데, 그 전에는 정규 읽기 교육이 들어가 있지 않기 때문입니다. 지능이 높은 아이의

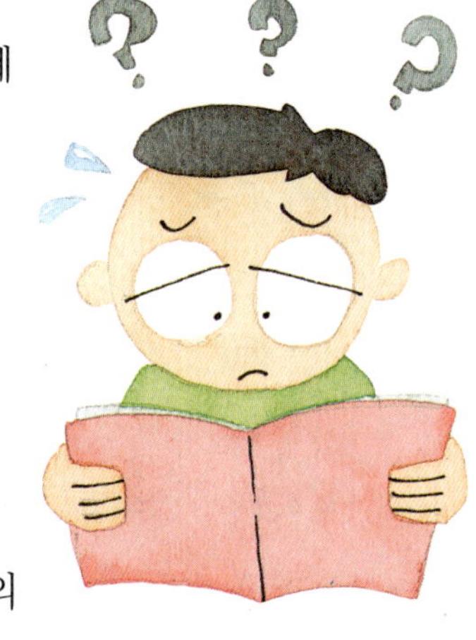

경우에는 초등학교 저학년에서는 읽기 수준이 다른 아이와 같거나 비슷한 수준이므로 초등학교 4학년 이후에 진단되기도 합니다.

읽기 장애는 조기 발견하여 특수 교육을 해주면 많이 좋아질 수 있습니다.

2. 쓰기 장애

쓰기 장애의 아이는 정상적인 아이와 달리 문장 내의 문법이나 구두점을 잘못 쓰거나 띄어쓰기를 전혀 하지 않습니다. 글짓기를 할 때도 문법적으로 많이 틀리고, 문장을 제대로 구성하지 못합니다. 그리고 철자법이 아주 많이 틀려 있거나 글자를 쓸 때 순서가 뒤죽박죽입니다. 만약 쓰기를 할 때 다른 장애가 없고 단지 철자법 실수나 필체만 나쁠 경우에는 이 진단이 내려지지

않습니다.

쓰기 장애의 경우도 우선적으로 특수 교육을 받아야 하며, 엄마가 도와주면 증세가 더욱 빨리 호전됩니다. 정상적인 아이들이 하는 베껴쓰기나 반복 쓰기의 방법으로는 좋아지지 않으며, 여러 감각을 이용해서 훈련시켜야 합니다. 글씨 쓰는 것을 눈으로 쫓아서 보거나, 청각적으로 듣기, 모래 글씨나 샌드페이퍼 글씨 만져보기 등의 방법이 있습니다.

3. 산술 장애

아이의 교육 정도나 지능, 연령에 비해 산술 능력이 아주 떨어지는 경우를 산술 장애라고 합니다. 산술 장애아는 수 개념에 혼란을 보이며 정확하게 셈을 하지 못합니다. 자신만의 독특한 방법으로 셈을 하며, 합해진 수가 넘어가거나, 수의 자릿수를 맞추는 데 어려움을 보입니다. 진단은 보통 초등학교 2학년이나 3학년이 되어서야

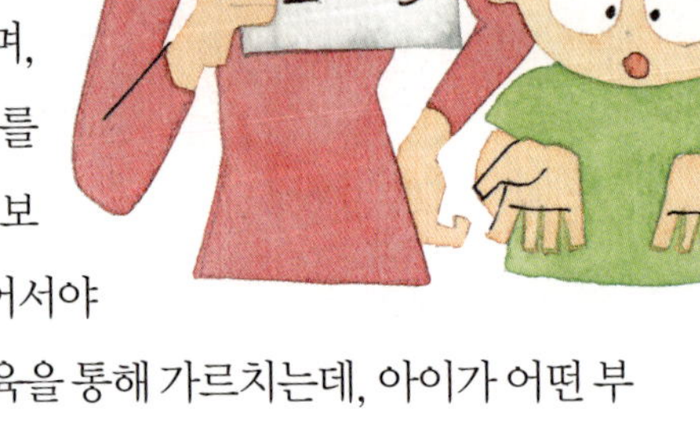

가능합니다. 조기에 발견하여 특수 교육을 통해 가르치는데, 아이가 어떤 부분에서 어떻게 공통적으로 오류를 보이는지를 정확하게 파악해야 합니다.

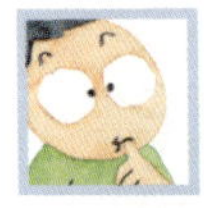 틱 장애

① 원인

틱 장애는 영·유아나 학동기 아이들에게 흔하게 나타나지만, 대부분 1~2개월이 지나면 없어지게 됩니다. 그러나 지속 기간이 6개월 이상이 되면 전

문가와 상의해서 심리치료 혹은 행동치료를 받아야 합니다. 대부분의 원인
은 긴장이나 과도한 스트레스로 인해 나타나게 됩니다.

② 증세

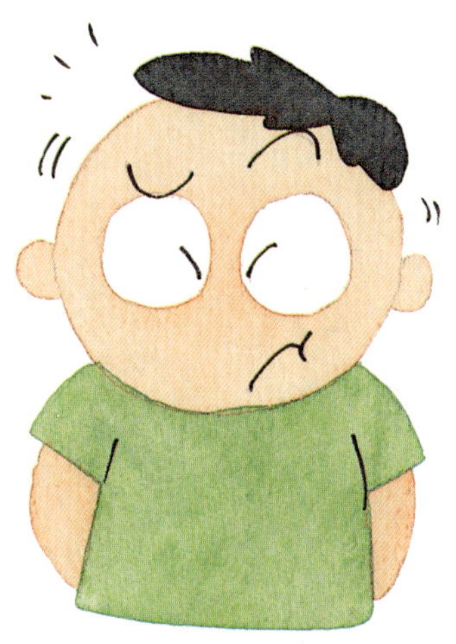

틱 장애는 예측할 수 없이 갑자기 시작해서
잠시 동안 계속하다가 갑자기 끝나는 식으로 반
복됩니다. 증세로는 눈을 깜빡거리거나 얼굴의
근육 일부를 실룩거리기도 합니다. 틱 장애는 신체
의 한 부위에만 생길 수도 있고, 여러 부위에 동시
에 생길 수도 있습니다.

③ 치료법

틱 장애가 계속 심해지고 공부나 일상생활에 지장을 주면 적극적으로 치료
를 해주는 것이 좋습니다. 의식적으로 중지하려고 할 때는 더욱 심해질 수 있
으므로 놀리거나 꾸짖으면 안 됩니다. 틱 장애를 고치기 위해서는 먼저 원인
이 되는 문제 상황을 고쳐줘야 합니다. 가정이 불안할 경우 이 상황을 먼저
해결해야 아이의 틱 장애를 고칠 수 있습니다. 심리치료와 행동치료를 통해
고치도록 합니다. 또한 아이의 주장을 인정해 주고, 잔소리를 하기보다는 좋
은 점을 칭찬해 주는 것이 좋습니다.

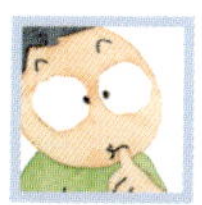

분리불안 장애

① 원인

분리불안 장애는 친척이나 애완동물의 죽음, 전학, 새로운 곳으로 이사를

하는 등 아이가 감당하기에는 과도한 스트레스로 인해 발생하기 쉽습니다. 엄마와의 애착관계가 잘 형성되지 않은 경우나, 엄마가 아이와 무의식적으로 떨어지기를 거부하는 경우에도 나타납니다. 보통 학령기 이전에 발생하며, 악화되는 기간과 호전되는 기간이 반복됩니다.

② 증세

분리불안 장애가 있는 아이들은 집이나 애착 대상에서 떨어질 때 극도의 불안감을 보입니다. 아이들의 경우에는 심한 울음을 터트리거나 부모를 붙들고 매달리기도 합니다. 항상 부모와 가까이 있으려고 하고 그림자처럼 따라다니려고 합니다. 분리가 일어날 때나 예상될 때 복통, 두통, 오심, 구토 같은 증세도 나타날 수 있습니다.

③ 치료법

친근한 대상, 그 중에서도 특히 엄마로부터 분리된 아이는 위축되거나 슬퍼보이고, 일과 놀이에 집중을 하지 못합니다. 분리가 예상되어 기분이 상할 때는 화를 내거나 때로는 분리를 강요하는 사람을 때리기도 합니다. 놀이치료와 행동수정을 통해 고쳐주는 것이 바람직합니다.

똑똑하고 지혜롭게 키우는 두뇌 계발

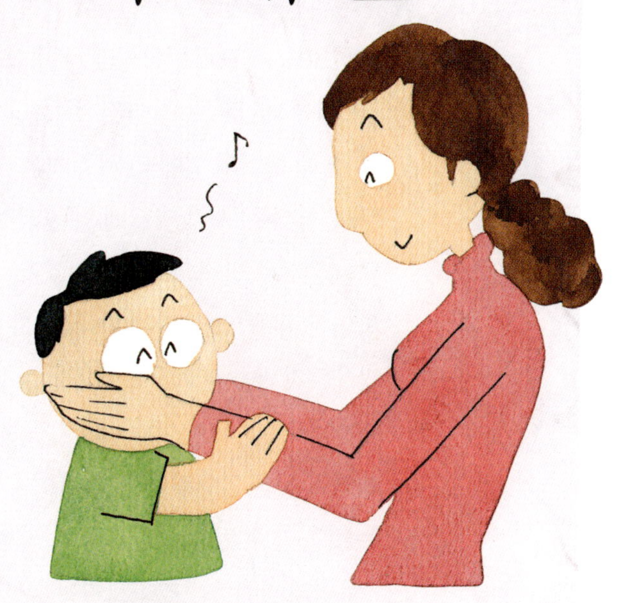

아이는 태어날 때부터, 배우겠다는 자세가 갖추어진 두뇌가 형성되어 있습니다. 그러나 수십 억 개의 복잡한 **신경회로**를 연결시키려면 아이는 여러 해 동안 **경험**을 쌓아야만 합니다. 그 경험이란 보고, 듣고, 놀면서 부모와 상호 작용을 하는 것입니다. 아무 생각도 없는 것 같은 신생아의 두뇌 속에서는 전자활동이 활발합니다. 부모의 얼굴을 보는 순간, 아이의 망막신경은 그 영상을 두뇌의 시각 피질에 있는 신경과 연결시키고 그 같은 연결은 평생 지속되어, 아이는 부모의 얼굴 생김새를 영원히 기억하게 되는 것입니다.

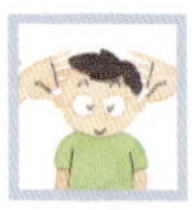

경험이라는 자극이 없으면
두뇌 연결망은 소멸돼요

아이는 태어날 때부터, 배우겠다는 자세가 갖추어진 두뇌가 형성되어 있습니다. 그러나 언어와 수학, 음악, 논리, 감정 등을 지배할 수십 억 개의 복잡한 신경회로를 연결시키려면 아이는 여러 해 동안 경험을 쌓아야만 합니다. 그 경험이란 보고, 듣고, 놀면서 부모와 상호 작용을 하는 것입니다.

아무 생각도 없는 것 같은 신생아. 그러나 그 신생아의 두뇌 속에서는 전자 활동이 활발합니다. 부모의 얼굴을 보는 순간, 아이의 망막신경은 그 영상을 두뇌의 시각 피질에 있는 신경과 연결시킵니다. 그 같은 연결은 평생 지속되어, 아이는 부모의 얼굴 생김새를 영원히 기억하게 되는 것입니다.

소리에 대한 반응은 어떨까요? 아이를 보며 '엄마, 엄마' 라는 소리를 반복해 줄 때 아이의 귀에 있는 신경은 '엄마' 라는 말을 전자적으로 암호화합니다. 그 암호는 시각 피질에 있는 신경과 연결이 되는데, 이 때 두뇌의 신경전달 물질이 폭발적으로 방출되죠. 소리와 눈앞에 있는 형상을 연결하여 기억하면서 이제 '엄마' 라는 단어는, 그 아이가 살아 있는 한 다른 소리에는 전혀 반응하지 않을 세포를 모아들이는 것입니다.

아이의 두뇌는 손이나 발처럼 크기만 커지는 것이 아닙니다. 느낌과 학습, 기억력 등을 책임질 각종 피질이 활발하게 활동하며 그 연결망을 넓혀나가는 것을 알 수 있습니다.

두뇌의 연결망을 강화시키는 방법은 자극입니다. 그렇다면 어떻게 자극을 주어야 할까요? 부드러운 억양으로 옛날 이야기를 해준다든지, 노래를 불러 준다든지, 까꿍을 하는 등의 전통적인 자극 방법이면 충분합니다.

아이는 수천 번 들은 소리에 대해서만 음소(음절의 최소단위)를 골라낼 수 있고, 그렇지 못한 경우에는 음소를 골라내지 못합니다.

이유는 간단합니다. 그 같은 소리에 반응하도록 임무를 부여한 신경덩어리가 없기 때문입니다.

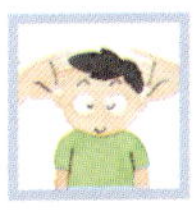

어린 시절의 충격이나
폭력적 체험은 두뇌 영역을 파괴해요

두뇌가 뛰어난 유연성을 가지고 있다는 것은 충격에도 대단히 민감하다는 뜻입니다. 어른들도 체험에 의해 행동에 변화를 가져오는 경우가 있습니다. 이처럼 두뇌 구조가 체험에 따라 바뀔 수 있다면 아이들에게 충격을 주는 공포, 불안감 등은 얼마나 크게 작용될까요?

무서운 체험을 반복하게 되면 두뇌의 구조 자체가 변합니다. 충격은 '코티졸' 이라는 스트레스 호르몬을 증가시켜요. 이는 감정과 애정을 책임지는 두뇌 영역을 파괴하기 때문에, 정상적인 아동보다 학대받은 아동이 이 영역이 30% 정도 작고 시냅스의 숫자도 적습니다. 성인이더라도 어릴 적 학대받은 경험이 있는 경우, 기억을 만드는 뇌의 주름이 일반인보다 작습니다.

또한 충격은 신경전달 물질의 신호를 마구 헝클어 놓기도 합니다. 제멋대로 어떤 것은 증가시키고 어떤 것은 억압합니다. 화가 나면 폭력을 휘두르는 아버지나, 기분 내키면 잘해 주었다가 어떤 날은 학대하는 엄마 등에 노출된 아이들은 학습 장애를 겪을 확률이 높을 뿐 아니라, 능력의 몇 퍼센트를 상실하고 맙니다. 아이의 어느 부분이 영원히 없어져 버리는 것이죠.

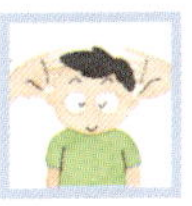

두뇌 계발을 위해 아이에게
어떤 자극을 줘야 할까요?

1. 아이가 좋아하는 것을 알아둔다

모든 아이들에게 똑같은 자극을 준다고 해서 아이들의 두뇌가 똑같아지는 것은 아니에요. 아이들마다 각기 적합한 자극이 있는데, 이것을 찾아내는 것이 부모의 역할입니다. 아이가 좋아하는 것이 무엇인지를 알아내는 것이 방법입니다.

내 아이가 유난히 관심을 보이는 것은 무엇일까요? 말을 못하는 갓난아이라도 엄마의 눈으로 말을 한다면, 틀림없이 그것을 발견할 수 있을 것입니다. 음악이나 옛날 이야기를 들려주거나 플래시 카드를 보여주거나 그 어느 것이라도 아이가 좋아하는 자극은 두뇌 계발에 도움을 줍니다.

2. 말을 많이 해준다

전세계적으로 엄마들은 자연스럽게 엄마만의 억양으로 말을 합니다. 단어와 단어 사이에는 짬을 두어 아이가 엄마의 소리에 집중할 수 있게 해줍니다. 엄마의 음성은 높은 소리이고 리듬은 거의 멜로디컬하죠. 엄마라면 누구나 힘들이지 않고 그렇게 할 수 있을 것입니다.

엄마의 이런 음성은 아이에게 훌륭한 자극제이며 마음을 편안하게 안정시켜 줍니다. 아이를 바라보면서 그 아이가 말을 다 알아듣는 것처럼 이야기를 해보세요. 아이가 옹알이라도 하면 "오, 그랬어? 그래 그래……" 등의 추임새를 넣어주면 그야말로 대화가 되는 셈입니다. 높은 목소리로 리드미컬하게 말하는 것을 아이들은 좋아합니다.

3. 매일 책을 읽어준다

책 읽어주기는 우리가 생각하는 것보다 훨씬 더 아이에게 좋은 영향을 끼칩니다. 서로 주장이 다른 아동학자들이 의견일치를 보는 부분이 바로 책 읽어주기입니다. 기왕이면 그냥 무덤덤하게 읽지 말고 감정을 넣어서 실감나게 읽어보세요. 아이의 표현력, 상상력, 논리력을 자극합니다.

4. 적절한 놀잇감을 제공한다

아이들은 발달에 따라 흥미를 느낄 수 있는 놀잇감을 원합니다. 하루 종일 빈 방에서 아무것도 없이 앉아 있는 아이를 상상해 보세요. 과연 아이의 두뇌가 발달할 수 있을까요? 아이들은 끊임없이 놀잇감을 원합니다. 비싸고 교육적인 놀잇감에 집착할 필요는 없습니다. 블록, 구슬, 공 등의 일반적인 장난감도 아이가 잘 가지고 놀면 됩니다.

밖에 나가 자연물을 가지고 놀아도 좋고 숟가락으로 프라이팬을 두드리고 놀아도 좋습니다. 보고, 만지고, 먹어보고, 소리를 듣고, 냄새를 맡으며 아이는 두뇌의 어느 부분인가에 모든 것을 저장하고 있습니다. 음악을 들려주고 저녁노을이 지는 멋진 풍경을 보여주는 것도 감성적인 두뇌를 자극하는 방법입니다. 하지만 밤새워 자극을 가한다고 해서 아이의 머리가 더 좋아지는 것은 아닙니다. 원하고 흥미를 느낄 때 연령에 맞는 놀잇감을 제공해 주는 것이 중요합니다.

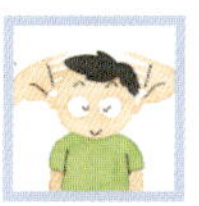

아이의 뇌를 건강하게 하는 마사지

1. 귀 막고 뒤통수 두드리기

손바닥으로 아이의 귀를 눌러 막은 후, 손가락으로 뒤통수를 탁 탁 두드리다가 양손을 재빨리 떼어 낸다. 막았다 떼어냈다 하는 동작을 10회 반복한다.

2. 어깨 · 등 두드리기

양 손바닥을 둥글게 쥐어 숟가락 같은 모양을 만든 뒤, 각각 어깨와 등을 두드리는 방법이다. 우선, 오른쪽 손바닥으로 왼쪽 어깨를 두드린다. 다음에 왼쪽 손바닥으로 오른쪽 겨드랑이 아래를 두드리고, 교대로 연속하여 20회 두드린다. 이어서 똑같이 왼쪽 손바닥으로 오른쪽 어깨를 두드리고, 오른쪽 손바닥으로 왼쪽 겨드랑이 아래를 20회 두드린다.

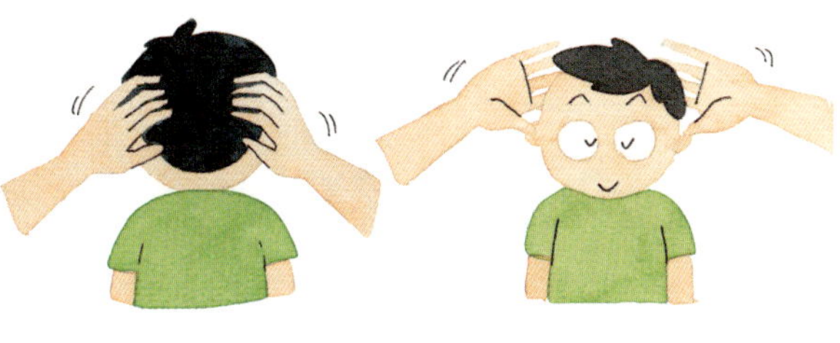

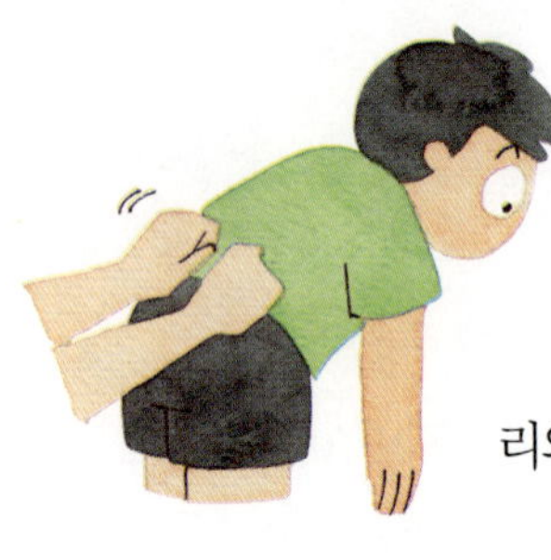

3. 허리와 엉덩이 두드리기

상체를 약간 앞으로 구부린 다음, 가볍게 양 주먹을 쥐고 허리와 엉덩이를 교대로 20번씩 두드려 준다.

4. 아랫배 두드리기

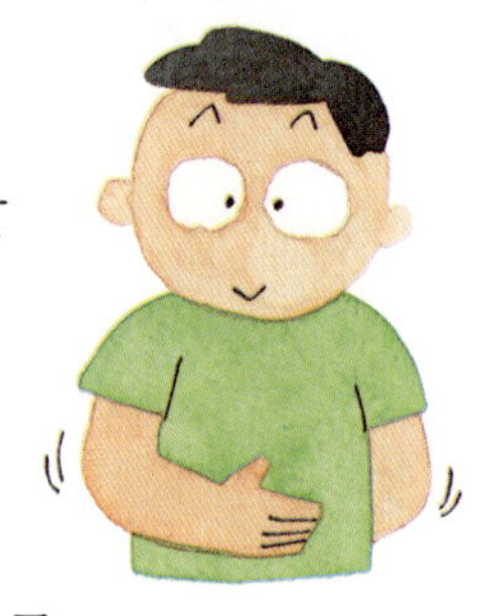

아이가 상체를 똑바로 펴고 앉은 상태에서 엄마가 양손을 살짝 주먹을 쥐고 교대로 아랫배를 가볍게 20회 두드려 준다.

5. 전신 두드리기

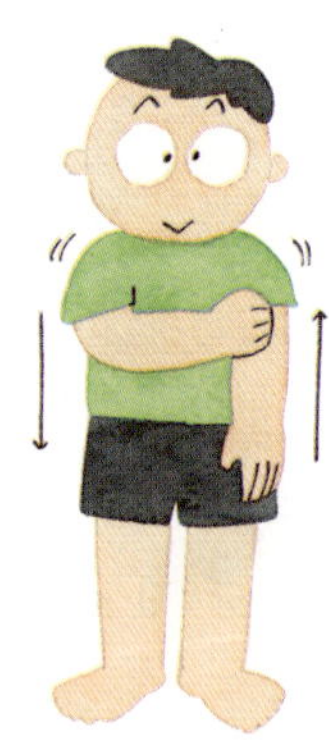

양 손바닥을 오므려 머리 뒤쪽–목–양팔(오른손으로 왼쪽 팔, 왼손으로 오른쪽 팔)–가슴–배–허리–엉덩이–다리 뒤쪽의 순서로, 위아래로 가볍고 리듬감 있게 탁탁 두드려 나간다. 발꿈치까지 두드린 다음, 발 앞쪽–허리–배–가슴–얼굴–머리 순으로 아래위로 가볍게 두드린다. 3회 실시한다.

6. 이마 문지르기

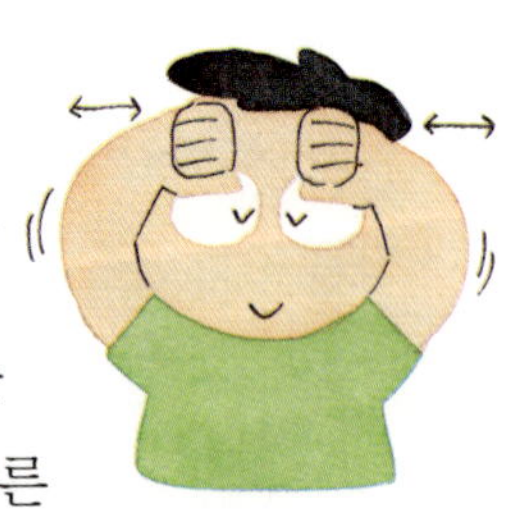

양 주먹을 쥐어 손등을 얼굴로 향하게 한 다음, 집게손가락과 가운뎃손가락 관절로 이마를 좌우로 문질러 준다. 다음으로 이마 양쪽의 들어간 부분을 돌리면서 주무른다. 문지르고 주무르기를 20회 실시한다.

7. 목덜미 문지르기

네 손가락을 깍지껴서 손바닥을 뒤통수에 대고 엄지손가락을 아래로 향하게 한다. 그리고 목덜미의 튀어나온 뼈가 있는 곳까지 가볍게 문질러 준다. 뒤통수에서 목덜미까지 20회 왕복한다.

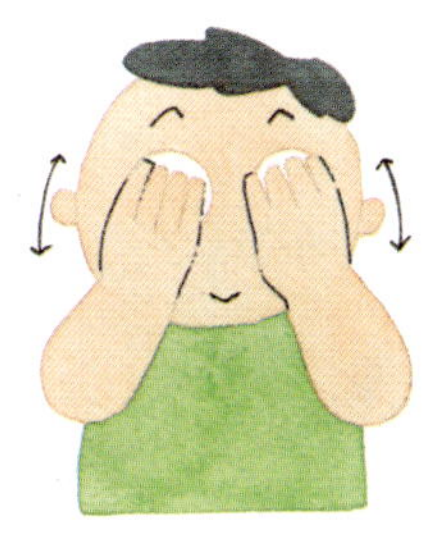

8. 얼굴 문지르기

양손을 비벼 열을 낸 후 가운뎃손가락을 코 양쪽에 대고, 다른 손가락과 함께 아래위로 순환시키면서 문지른다. 위로는 이마, 아래로는 양 볼 밑에까지 문지르는 것을 20회 반복한다.

9. 귀 문지르기

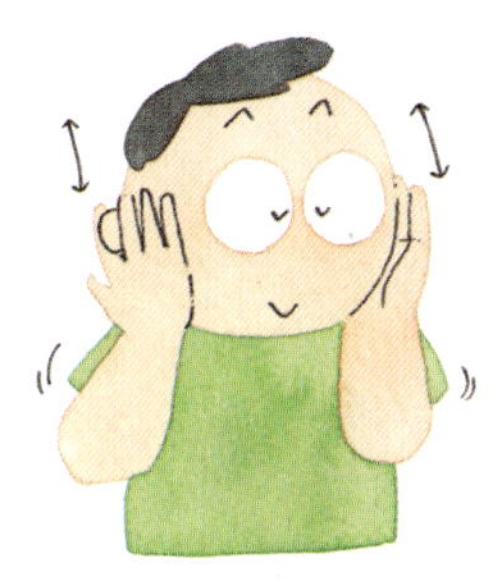

가운뎃손가락과 집게손가락 사이에 귀를 끼우고 위아래로 세게 문지른다. 귀 앞쪽은 세 손가락, 뒤쪽은 두 손가락으로 귀 안쪽을 끼우고 문지르는 모양이 되도록 한다. 양쪽 귀를 동시에 문지르며 20회 실시한다.

10. 코 양쪽 문지르기

양손을 가볍게 주먹쥐어 엄지손가락 등쪽으로 코를 끼운 뒤, 코 양쪽을 아래위로 10회 왕복한다.

11. 손 문지르기

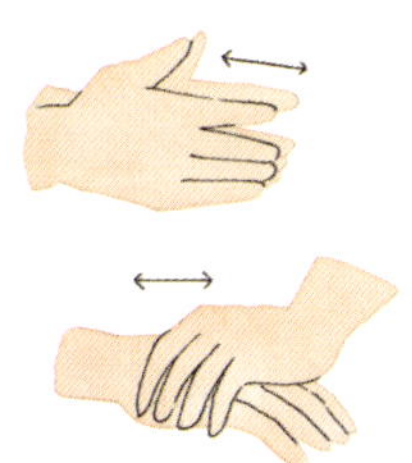

양손을 비벼 열을 낸 후 왼손으로 오른손 손등을 1회 마찰시키고, 이어서 오른손으로 왼손 손등을 1회 마찰시킨다. 이런 식으로 교대로 10회 정도 마찰시킨다.

12. 팔 문지르기

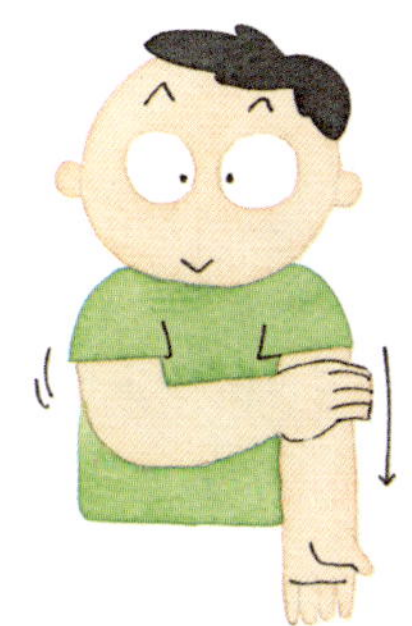

오른손을 왼쪽 팔 안쪽에 대고 힘을 주어 겨드랑이의 파인 곳까지 문지르며 올라간다. 그 다음 어깻죽지에서 손등까지 팔 바깥쪽을 문지르며 내려간다. 10회 반복, 같은 방법으로 왼손으로 오른팔을 10회 마찰시킨다.

13. 가슴 문지르기

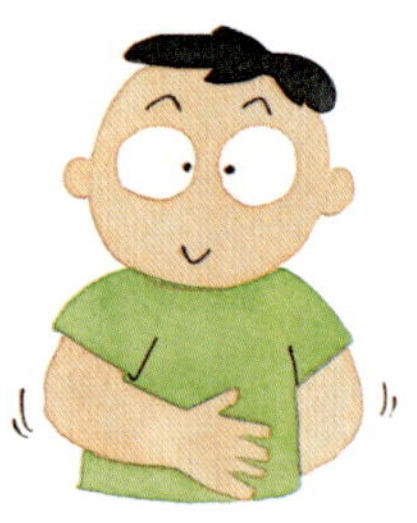

왼손을 허리에 댄 채, 오른손 손바닥으로 가슴을 누르면서 원을 그리듯이 시계 방향으로 문지른다. 20회 반복한다.

14. 배 문지르기

왼손을 허리에 댄 채, 오른손으로 복부를 누르면서 시계 방향으로 원을 그리듯이 문지른다. 천천히 20회 반복. 시계 방향으로 돌리되, 절대 반대로 돌려서는 안 된다.

15. 허리 문지르기

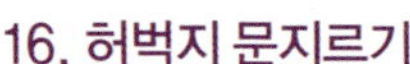

양손을 비벼 열을 낸 후 배꼽 뒤쪽(허리)에 갖다 댄다. 그대로 엉덩이뼈까지 힘을 넣어 문지르며 내려간다. 이번에는 척추를 따라 누르며 올라간다. 올라갔다 내려가기를 40회 왕복한다.

16. 허벅지 문지르기

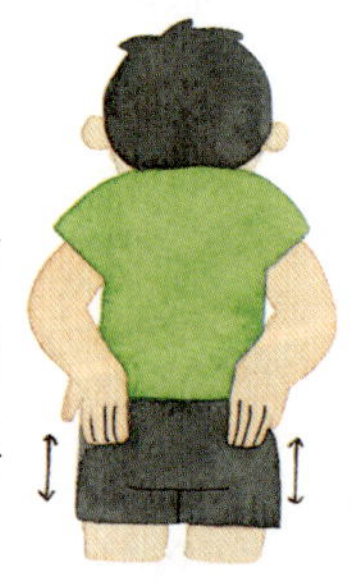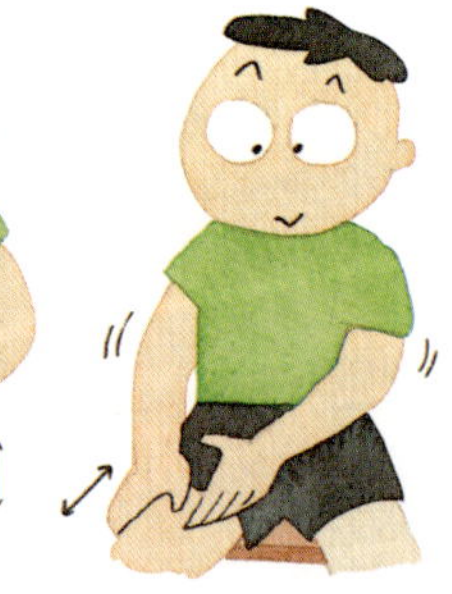

양손으로 한쪽 허벅지 시작 부위를 세게 누른 다음, 힘을 주어 무릎까지 문지른다. 다시 허벅지 시작 부위까지 문지르며 올라간다. 이것을 10회 반복하고 반대쪽 허벅지도 똑같이 실시한다.

17. 종아리와 발목 문지르기

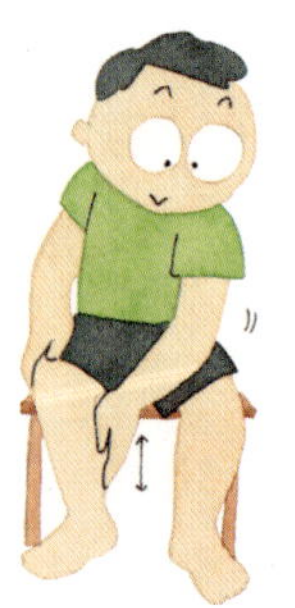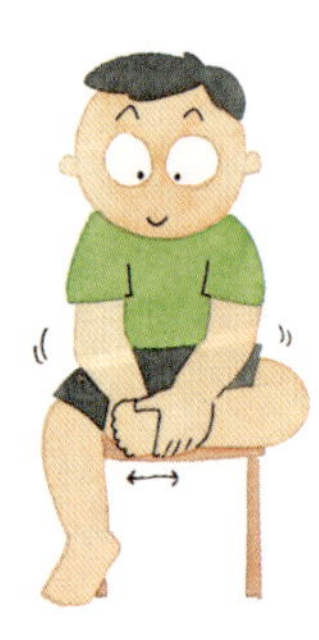

엄지손가락과 집게손가락 사이에 종아리를 끼우고 꼭 쥔다. 왼손으로 오른발 무릎 관절의 움푹 파인 곳을 세게 누르면서 힘을 주어 발목까지 문질러 내려갔다 다시 한 번 무릎관절까지 문지르며 올라간다. 이것을 10회 반복, 왼쪽 다리에도 똑같이 실시한다.

우리집 구급상자 만들기

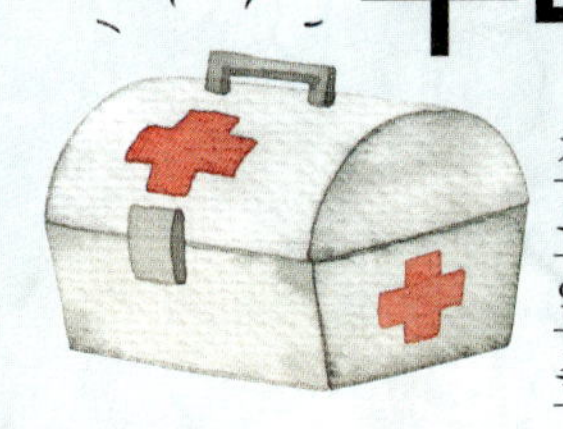

체했다, 입속에 염증이 생겼다, 국에 데었다…… 등등 아이는 언제든 가벼운 부상을 입을 때가 많다. 그 때마다 온 서랍을 뒤지며 약이나 연고를 찾지는 않는지……. 구급약과 도구를 바로 꺼내서 이용할 수 있도록 구급상자를 준비하자.

구급상자에 넣어둘 수 있는 구급용품 & 사용법

① 얼음주머니, 물베개 얼음을 넣어서 사용하는 경우가 많지만 아이가 얼음 부딪치는 소리를 싫어할 때는 찬물만 넣어도 무방하다. 하지만 아이에게 사용할 경우에는 반드시 부드러운 타월로 싸서 머리에 받치거나 상처 부위에 대주도록 한다.

② 체온계 수은 체온계는 깨뜨릴 염려가 있기 때문에 전자 체온계가 안전하다.

③ 가제 가제는 적당한 크기로 잘라두는 것이 편리하다. 상처 부위에 사용한다는 점을 생각하여 청결에 유념하도록 한다.

④ 삼각건 삼각건은 아이의 팔이 빠지거나 골절상을 입었을 경우에, 또는 다리에 골절상을 입은 경우에 부목을 대거나 움직이지 못하도록 고정시키는 데 요긴하게 사용할 수 있다.

⑤ 가위 가능한 한 잘 들고 끝부분이 뭉뚝하게 둥글려진 것을 준비한다.

⑥ 압박붕대 사용에 익숙하다면 신축성이 있는 것이 좋겠지만, 아무래도 압박붕대 사용에 서투른 초보 엄마라면 신축성이 없는 단단한 것을 이용하는 편이 수월하다.

⑦ 핀셋, 족집게 끝부분이 섬세해야 하지만, 너무 뾰족한 것은 사용하지 않도록 한다.

⑧ 약솜 약솜의 경우에도 시용하기 편리하게 적당한 크기로 잘라두면 좋다. 물론 손을 깨끗하게 닦고 소독된 가위로 자르도록 한다.

⑨ 면봉 면봉은 구급약품이라기보다 아이에게는 일상적인 용품으로 사용되고 있다. 목욕 후에 귀의 물을 흡수시키는 데, 또 아기의 코를 청소하는 데 주로 사용된다. 또 아주 작은 상처를 치료할 때, 소독을 하거나 약을 바를 때에도 요긴하게 사용된다.

⑩ 소독면 한 개씩 멸균처리해서 포장해 둔 것을 구입하면 상처의 부위가 넓어 감염되기 쉬운 곳을 치료할 때 요긴하다. 주로 지혈이나 치료 후 상처를 덮어두는 용도로 사용된다.

⑪ 바셀린 화상이나 찰과상 등으로 피부에 딱지가 앉으면 무척 가렵다. 특히 팔꿈치나 무릎처럼 굽혔다 폈다 하는 부위는 딱지가 갈라지는 현상이 반복되기 십상. 이런 부위를 부드럽게 만들기 위해서 사용하면 좋다. 하지만 진물이 흐르는 부위에는 바르지 않도록 한다. 끈적거리는 바셀린 위로 세균이 침투되기 쉽기 때문이다.

⑫ 1회용 밴드 1회용 밴드는 통기성이 좋지 않기 때문에 오랜 시간 붙이고 있는 것은 좋지 않다. 특히 돌 전 아이의 경우에는 1회용 밴드의 가장자리 부분에 긁힐 수도 있기 때문에 가능하면 붕대를 사용하는 편이 좋다.

⑬ 포룡환 예전에 아이에게 만병통치약처럼 사용되던 포룡환. 흔히 기응환이라고도 하는데 역시 준비해 두면 안심이다. 주로 아이 경기에 이용되는데, 때로는 아이가 놀라서 넘어져 크게 운 다음에 먹이는 일도 있다. 역시 남용은 절대 금물!

냉장고에 넣어 두어야 할 구급약＆사용법

① 해열제

집에서 사용할 수 있는 해열제로는 좌약과 먹는 약이 있다. 두 가지 모두 빠른 효과를 보이지만 심하게 열이 나는 아이라면 좌약을 사용하는 편이 효과적이다. 집에 준비해 두는 구급약이 모두 그렇듯이 함부로 남용해서는 안 된다.

한밤중이거나 휴일 등 병원에 가기에 불가능할 때 한두 번 사용하는 것으로 그치는 것이 현명하다. 또 평소라도 해열제를 사용해서 열이 내리지 않거나 일시적으로 내렸다가 다시 오른다면 주저하지 말고 병원을 찾도록 한다.

② 감기약

모든 감기약은 정확하게 말하자면 치료약이라고는 볼 수 없다. 다만 감기에 동반되는 여러 가지 증세를 진정시켜 아이 스스로가 바이러스를 퇴치할 수 있도록 도와주는 약이다. 감기약은 기침약, 콧물약 등으로 나뉘어지기도 하지만 요즘에는 종합감기약이 시판되기 때문에 이것을 준비해 두면 된다. 병원을 찾기에는 다소 가벼운 듯한 감기에 사용하거나 병원에 가는 것이 불가능할 때에 사용하도록 한다.

③ 소화제

아이가 지나치게 과식을 했다거나 젖을 토할 때 먹이는 간편한 소화제는 물약 형태로 약국에서 판매되고 있다. 하지만 아이가 토한다고 해서 무작정 소화제만을 먹이는 것은 금물. 아이는 열이 높아도 토하고 목에 이물감이 느껴질 때도 토하기 때문에 왜 토하는지에 대한 원인을 제대로 먼저 찾아야 한다.

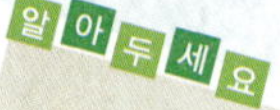

구급약은 보관에 충분한 신경을 쓴다

집에 준비해 두면 안심이 되는 아기용 구급약의 대부분은 먹이는 형태의 물약이나 좌약. 때문에 보관에 주의가 따른다. 대부분이 냉암소에 보관하는 것이 원칙이므로 냉장고의 한쪽을 정해 보관 장소로 활용하는 것이 좋다. 또 사용은 그야말로 비상시에 한두 번에 그치는 것이 좋다. 의사의 처방 없이 먹이는 약이라는 사실을 항상 염두에 두고 사용하도록 한다.

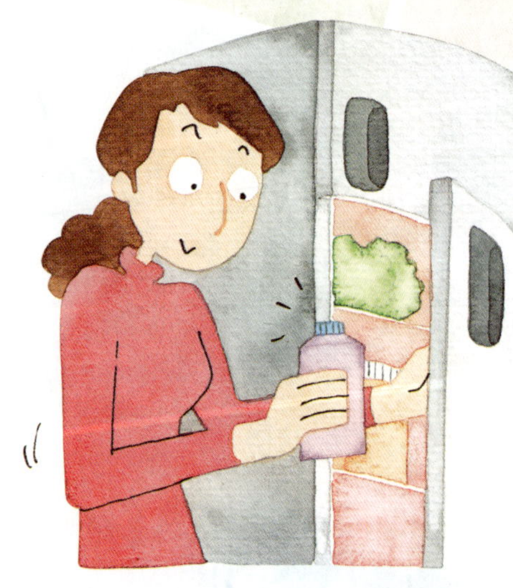

대수롭지는 않지만 엄마의 가슴을 졸이게 하는

아이의 작은 상처·트러블

아이들은 '눈 깜짝할 사이에······' 라는 말이 정말 실감날 정도로 "못 말리는 사고뭉치"이기도 하다. 아무리 신경써서 돌본다 해도 사소한 상처부터 트러블까지, 엄마의 가슴이 철렁 내려앉게 만드는 장면들이 수도 없이 전개된다. 대수롭지 않은 아이의 상처, 어떻게 돌볼까?

베었어요 · 살이 까졌어요
→ 일단 상처 부위를 깨끗하게 씻어주세요

상처가 난 부위에 흙이나 모래 등이 묻어 있는 경우에는 물에 적신 가제수건으로 부드럽게 닦으면서 흐르는 물로 깨끗하게 씻어내도록 한다. 깨끗하게 씻어졌다면 청결한 가제수건으로 눌러준다. 가제수건을 대기 전에 소독약으로 먼저 소독을 하는 것이 좋다. 시판되는 일회용 반창고는 공기가 원활하게 소통되지 않아 상처를 습하게 만든다. 더 쉽게 감염을 일으키기 때문에 곪을 수도 있으므로 가능하면 붙이지 말도록 한다.

이럴 때는 병원으로… 아이가 무척 괴로워하거나 상처가 난 부위를 물로 씻어내려도 이물질이 깨끗하게 씻기지 않을 때는 병원에 가도록 한다.

크게 또는 깊게 베어서 피가 많이 나요
→ 베인 부분을 강하게 눌러 압박하세요

먼저 베인 부분은 흐르는 물에 깨끗하게 씻어주어야 한다. 물로 씻어낸 후에는 가제수건을 대고 3~5분 정도 힘을 주어 압박한다. 피가 멈추도록 지혈이 되면 소독을 하고 덧나지 않도록 연고를 발라준다.

이럴 때는 병원으로… 5분 이상 압박하고 있어도 출혈이 그치지 않을 경우에는 깨끗한 가제수건으로 누르면서 출혈 부위를 가능한 한 심장보다 높은 위치로 들어올리고 외과 병원을 찾는 것이 바람직하다. 지혈을 하기 위하여 베인 부위나 그 위쪽을 손수건이나 끈 등으로 동여매는 것은 절대로 금물. 혈액의 원활한 흐름을 방해하기 때문이다.

눈에 이물질이 들어갔어요
→ 깨끗한 물로 씻어주세요

아이가 아무 이상이 없고 가려워하거나 문지르지 않을 경우에는 눈물과 함께 자연스럽게 흘러나오도록 놔둔다. 하지만 가려워한다면 물로 눈을 씻어낸다. 눈을 씻어낼 때는 엄마의 무릎 위에 아이가 움직이지 않도록 고정시키는 자세를 취한다.

이렇게 하면 안돼요! 어른이 사용하는 안약을 함부로 넣는 것은 절대 금지. 약국에서 시판되는 안약은 어른 역시 함부로 넣어서는 안 되는 것으로, 아이에게 맞지 않는 성분이 들어 있다. 단, 렌즈 세척제로 사용되는 생리식염수로 씻어주는 것은 괜찮다.

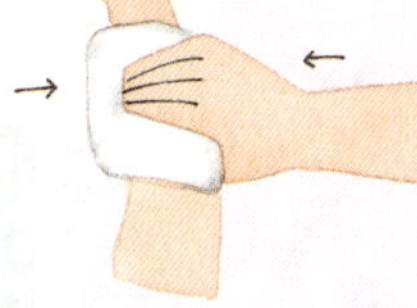

귀·코에 이물질이 들어갔어요
→우선 무엇이 들어갔는지 확인하세요

벌레가 들어갔을 때에는 손전등을 귓속으로 비추어 벌레를 밖으로 유인해 낸
다. 만약 귀에 벌레가 들어간 경우라면, 벌레가 들어간 귀가 위로 오도록 아이
를 옆으로 눕혀 놓고 따뜻한 식촛물이나 베이비 오일을 3방울 정도 떨어뜨려 벌레가 떠오르게 하는 방법
도 있다. 단추나 구슬 등의 이물질이 들어간 경우에는 그대로 이비인후과로 가는 것이 현명한 방법이다.
꺼내려 하다가 오히려 더욱 깊게 들어가는 경우가 더 많기 때문이다.
코에 들어간 이물질은 더 이상 깊게 들어가지 않도록 신경쓰면서, 티슈를 돌돌 만 것으로 반대쪽 콧속을 살
살 간지럽힌다. 그 자극으로 재채기를 하게 만들면 이물질이 나오는 경우가 많다.

이럴 때는 병원으로… 귀에 손전등을 비춰 벌레를 밖으로 유인하려 했지만 좀처럼 나올 생각을 하지 않는다면
이비인후과를 찾는다. 또 벌레가 들어가 고막에 붙은 경우에는 아기가 많이 고통스러워하거나 크게 울기 때
문에 지체없이 이비인후과로 데려가야 한다. 코에 들어간 이물질도 나오지 않는 경우에는 무리하게 꺼내려
하지 말고 이비인후과로 데려간다.

이렇게 하면 안 돼요! 면봉 등으로 귀의 이물을 무리하게 꺼내려는 응급처치는 금물. 말귀를 못 알아듣는 아이
는 끊임없이 몸을 움직이기 때문에 고막을 상하게 할 염려가 있다. 이물질이 코에 들어갔든, 귀에 들어갔든
무리하게 꺼내려 하지 않도록 한다.

벌레에 물렸어요
→물로 깨끗하게 씻고 연고를 발라주세요

모기처럼 일반적인 벌레에 물
렸을 때에는 물로 깨끗하게 씻은
뒤에, 벌레 물린 데 바르는 연고를 바르도록 한다.
그밖의 독충에 물렸을 때는 역시 물로 씻어내고 연
고를 바른 뒤에, 가제수건 등으로 덮어 반창고로
고정시킨다. 독충의 경우에는 시간이 흐를수록
통증이 심해지고 가려움도 심해지기 때문에 아
이가 긁기 쉬우므로 이렇게 덮어두는 것이다.
일단 긁어서 상처가 생기면 덧나기 쉽다.

이럴 때는 병원으로… 아이가 긁어서 덧난 경
우, 또는 2~3일이 지나도 부기가 가라앉
지 않는 경우에는 소아과나 피부과의 치
료를 받도록 한다.

개·고양이에게 물렸어요
→흐르는 물에 깨끗하게 씻은 다음
병원으로 가세요

개나 고양이가 살짝 물어서 별다른 증세
없이 이빨 자국만 났다면, 흐르는 물에
씻은 후에 아이의 상태를 잘 지켜보도록
한다. 그러나 개와 고양이의 이빨 자국
이 선명하게 났거나 상처가 생겼을 때는
지체없이 외과로 가도록 한다. 개나 고
양이 등의 애완동물의 이빨에는 여러 가
지 나쁜 세균들이 잔뜩 붙어
있기 때문에 곪거나 크게
덧날 우려가 있다. 빨
리 병원에 가서 적절한
조치를 받는 것이 좋다.

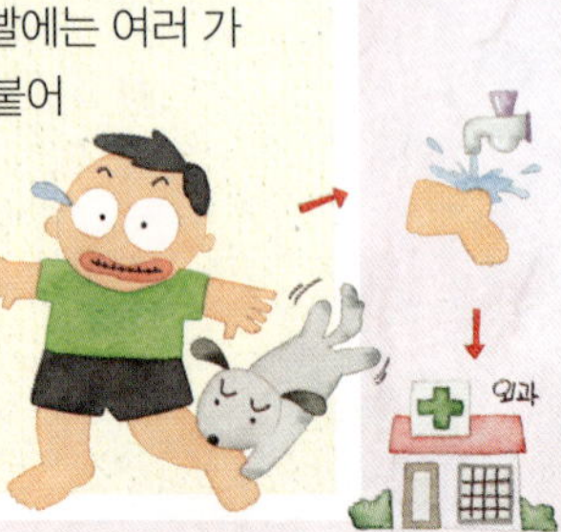

가시나 바늘, 유리조각이 박혔어요

→박혀 있는 것이 있는지 없는지 확인하세요

핀셋이나 족집게로 뽑아내고 소독을 한다. 손끝에 박혀 있는 경우에는 아기의 손끝을 엄마의 엄지와 집게손가락을 이용해서 짜듯이 강하게 쥔다.

 박힌 물체가 완전히 빠지지 않았을 가능성이 있을 때에는 주저하지 말고 외과를 찾도록 한다. 면봉으로 소독을 할 때 면봉 끝에 무엇인가 걸리는 느낌이 든다면, 눈에 보이지 않는 이물질이 남아 있을 가능성이 있는 것. 이 때도 병원에 가도록 한다.

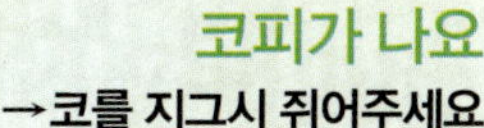

코피가 나요

→코를 지그시 쥐어주세요

아이의 양쪽 콧볼을 전체적으로 부드럽게 잡는다. 코뼈가 아니라 코 앞쪽 콧망울 부위라는 것을 명심한다. 너무 강하게 힘을 주면 아이가 고통스러워하게 된다. 대개 5분 정도가 지나면 코피는 멎게 되지만, 멎지 않을 경우에는 다시 5분 정도 더 쥐고 있는다.

 아이의 코를 잡고 있는 응급처치를 3번 정도 반복했지만 코피가 그치지 않을 때는 바로 이비인후과로 가도록 한다.

 아이가 코피가 날 때 아이의 머리를 뒤로 젖히는 것은 절대로 금지. 코피가 목으로 넘어가기 때문이다. 아이에게 불쾌감을 안겨줄 뿐만 아니라 구토를 일으키게 하는 원인이 될 수도 있다. 또 코피가 흐르는 것을 막기 위해 솜으로 코를 막는 경우도 있는데, 이 역시 좋은 방법은 아니다. 코피가 멎은 뒤에 솜을 빼내면서 점막을 자극하여 지금 당장은 아니더라도 나중에 코피가 나올 수 있는 원인을 제공하기 때문이다.

손가락을 찧었어요 · 손톱이 일어났어요

→냉찜질을 해주세요

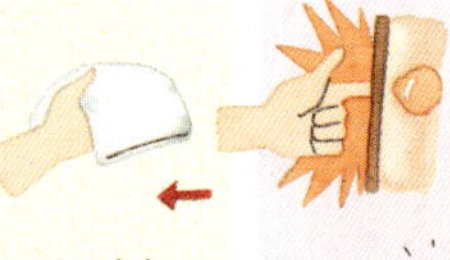

무거운 물체로 내리찧었거나 문틈에 손가락이 끼어 찧인 경우에는 찬물에 적셔서 꼭 짠 타월이나 얼음주머니로 5~10분 정도 냉찜질을 해준다. 얼음주머니를 사용할 경우에는 지나치게 차가운 것이 아이 피부에 직접 닿지 않도록 한다. 아이는 살이 무척 연약하기 때문에 '동상'의 증세가 나타날 수도 있다. 따라서 살에 직접 닿지 않도록 타월에 싸서 이용한다. 이렇게 5~10분 정도의 냉찜질 뒤에 손가락의 불그스름한 색이 없어지고 붓지 않았다면, 그리고 손가락을 정상적으로 움직인다면 걱정하지 않아도 된다.

손톱이 일어났을 경우에는, 우선 들린 손톱이 걸리적거리지 않도록 잘라낸다. 젖은 타월과 얼음주머니를 타월에 싸서 2~3분 정도 상처 부위에 냉찜질을 해준 뒤에 소독약으로 소독한 뒤 붕대로 감싼다.

 찧인 손가락을 10분 이상 냉찜질한 뒤에, 처음 빨갛던 부분이 자색으로 변했다면 외과 치료를 받아야 한다. 손톱은 자연스럽게 자라나기 때문에 일어났을 경우에는 들린 부분을 잘라주고 곪지 않도록 신경을 써주는 것으로 완치가 가능하다. 하지만 상처 부위가 곪을 것 같다고 판단되면 외과를 찾도록 한다.

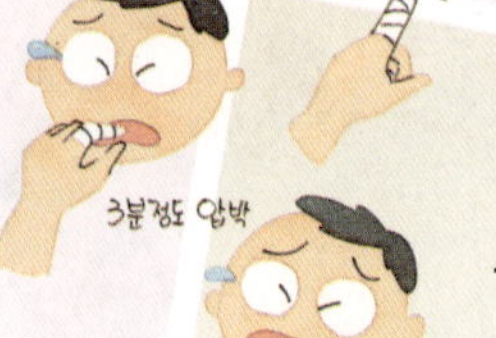

입속·입술이 찢어졌어요
→엄마의 손가락에 가제수건을 감고 상처 부위를 압박하세요

깨끗한 가제수건을 엄마의 손가락에 감고 3분 정도 상처 부위를 압박한다. 만약 입술이 찢어진 경우라면, 엄지와 검지손가락을 이용해서 꼬집듯이 잡아 눌러준다. 입속의 작은 상처라면 소독할 필요가 없다. 입안에 고여 있는 침에 의해서 상처 부위가 씻어지는 동시에 침의 성분에 의해서 살균되기 때문이다.

이럴 때는 병원으로… 상처가 난 부위를 압박해도 피가 멈추지 않는 경우, 또는 넘어지면서 이로 혀를 강하게 깨물어 피가 날 때는 외과를 찾도록 한다.

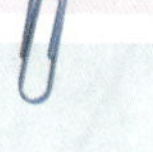

뜨거운 것에 데었어요
→화상 정도와 범위를 확인하고 우선 흐르는 찬물에 대주세요

화상을 입은 부위는 통증과 열기를 가라앉히는 것이 가장 시급한 문제이다. 그리고 열을 식히기에 가장 좋은 것은 흐르는 찬물. 하지만 팔이나 다리인 경우에는 흐르는 물에 대거나 담그기에 불편함이 없지만, 얼굴이나 머리 부분 등 흐르는 물에 대기에 불가능한 부위도 있다. 이런 경우에는 찬물에 적셔서 짠 수건이나 얼음주머니를 타월에 싸서 대도록 한다.

20분 정도 차갑게 식힌 뒤에, 환부에 직경 1cm 정도의 작은 수포가 생겼거나 붉은 색이 선명하게 나타났다면, 아무 것도 발라주지 말고 가제로 덮어 모양을 관찰하도록 한다.

이럴 때는 병원으로… 화상을 입어 피부가 벗겨져 하얗게 되었다면 환부를 가제로 덮고 나서, 젖은 수건이나 얼음주머니를 싼 타월로 덮은 후 바로 병원으로 가도록. 또 환부에 직경 3~4cm가 넘는 크기의 수포가 생겼다면 열기를 식힌 뒤에, 마찬가지로 외과나 성형외과로 서둘러 가도록 한다. 죽이나 국 등 비교적 저온에 데인 화상의 경우에도 시간이 지남에 따라 쿡쿡 쑤시거나 화농을 일으키는 등 점점 상태가 악화되는 일도 있기 때문에, 범위가 적더라도 아이가 보챈다면 빨리 외과나 성형외과를 찾는 것이 현명하다.

아기의 화상, 이렇게 예방하세요 아기의 화상은 엄마나 아빠 등 어른들의 보살핌이나 배려에 의해서 예방하는 일이 가능하다. 아기가 주로 활동하는 공간에 뜨거운 주전자, 스토브, 토스터 등을 놓지 않도록 한다. 또 테이블 위에 있는 뜨거운 차가 들어 있는 찻잔이나 국 등에도 반드시 주의하도록.

특히 아이가 있는 집에서는 식탁이나 탁자 위에 늘어지는 테이블보를 덮지 않는 것이 기본적인 상식이다. 끝을 잡아당기는 것으로 식탁에 있는 모든 물건들이 아이의 앞으로 떨어지기 때문에 화상의 염려뿐만 아니라 타박상, 자상 등의 염려도 있다. 손잡이가 긴 냄비도 주의해야 한다. 가스레인지 위에서 뭔가를 끓일 때 냄비 손잡이는 안쪽으로 돌려놓자. 바깥쪽으로 놓을 경우 아이가 까치발을 들고 손잡이를 잡아당길 염려가 있다.